校企（行业）合作
系列教材

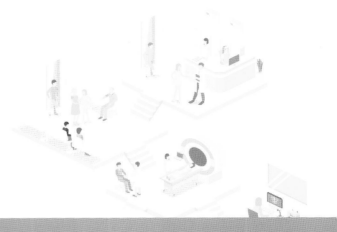

现代医院市场营销

主　编　陈丽群　　林鸿熙

参　编　曾建山　　郑斌斌

　　　　陈彦楠　　谢　凡

厦门大学出版社　国家一级出版社
XIAMEN UNIVERSITY PRESS　全国百佳图书出版单位

图书在版编目(CIP)数据

现代医院市场营销/陈丽群,林鸿熙主编.—厦门:厦门大学出版社,2019.12
ISBN 978-7-5615-7693-9

Ⅰ.①现…　Ⅱ.①陈…②林…　Ⅲ.①医院－市场营销学　Ⅳ.①R197.322

中国版本图书馆 CIP 数据核字(2019)第 297904 号

出 版 人	郑文礼
责任编辑	陈进才　黄雅君

出版发行	厦门大学出版社
社　　址	厦门市软件园二期望海路 39 号
邮政编码	361008
总　　机	0592-2181111　0592-2181406(传真)
营销中心	0592-2184458　0592-2181365
网　　址	http://www.xmupress.com
邮　　箱	xmup@xmupress.com
印　　刷	虎彩印艺股份有限公司

开本	787 mm×1 092 mm　1/16
印张	14.25
插页	1
字数	348 千字
版次	2019 年 12 月第 1 版
印次	2019 年 12 月第 1 次印刷
定价	39.00 元

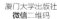

厦门大学出版社
微信二维码

厦门大学出版社
微博二维码

内容简介

　　本书全面系统地介绍了现代医院市场营销的基本内容，全面深入阐述了现代医院市场营销的原理和知识。从我国的医疗体制改革出发，以 4P 理论为构架，分别介绍了医院市场营销的内涵、医院营销环境、医疗服务市场、医院的 STP 战略等内容。本书结构规范、内容新颖、案例广泛、科学实用、针对性强，体现了理论性和实践性的统一。本书可作为医院营销管理人员的参考书，也可作为管理专业和营销专业教师的参考书，还可作为医学院管理专业学生的教材。

前　言

　　市场营销学是一门以经济学、行为科学、管理理论和现代科学技术为基础,研究以满足消费者需求为中心的企业市场营销活动及其计划、组织、执行、控制的应用学科,具有综合性与交叉性的特点。市场营销学在各个领域都有广泛的应用。现代医院的市场营销,是市场营销理论在医院的运用与拓展。医院的市场营销有着其特殊的复杂性,首先,我国社会经济不断发展,人们生活水平不断提高,国民的健康意识不断增强,对医疗服务的需求与要求不断提高;其次,全球化和一体化使医院面临着在管理体制、经营理念、医疗技术等各方面的冲击;最后,随着医改的不断推进,医院本身也在不断地进行自我探索和变革。因此,医院的市场营销才显得尤为重要和必要,特别是对民营医院来说。

　　本书不仅立足于市场营销学的理论,还结合医院经营管理的实际,在每章都引用了大量的案例。本书共分为十一章。第一章“医疗体制改革”阐述了医疗体制改革的历史和深化方向以及当前国内外的医疗体制现状,分析了我国医疗体制存在的问题及改革的方向。第二章“医院市场营销概述”阐述了我国医院发展的概况、医院市场营销的演变与发展、医院市场营销的内涵。第三章“医院营销环境”对医院的宏观环境和微观环境进行了详细的分析。第四章“医疗服务市场”阐述了医院的营销观念、我国医疗服务市场的特点以及医疗服务市场的需求。第五章“医院的STP战略”从医疗服务市场细分、目标医疗市场选择、医院市场定位来阐述医院的战略管理。第六章、第八章、第九章和第十章,分别详细地论述了医院的产品策略、价格策略、渠道策略、促销策略,将4PS营销理论结合医院的实际情况,阐述了医院市场营销策略的选择和运用。第七章阐述了医院的品牌战略,从医院品牌的内涵、医院品牌资产、医院品牌战略等方面论述了医院品牌的意义。第十一章阐述了民营医院网络营销的发展现状与展望。

　　本书的顺利编写,得力于校企合作单位——莆田市中医医院、某大型医疗整形集团、某大型眼科集团的鼎力配合。本书在准备编写之前和校企合作单位充分讨论沟通,结合医院经营发展的历史经验及其医院市场营销的实践经验,进行整本书的编排;在编写的内容上,结合校企合作单位的具体营销实践来使读者对现代医院市场营销的每个知识点产生更加直观、深入的认识。在第一章中,结合校企合作单位的历史沿革、发展目标、医护团队等让读者对现代医院的医疗改革有着更直观的认识。在第二章中,通过对校企合作单位的营销实战经验的阐述,来说明市场营销对医院的重要作用。在第三章中,通过校企合作单位发展的宏观环境来进一步了解医院的市场营销环境。在第四、五章中,通过对校企合作单位的科室设置及其建设来进一步认识医疗服务市场及医疗服务市场需求。在第七章中,结合校企合作单位品牌建设及其维护的具体战略来加强读者对医院品牌战略的认识。在第六、八、九、十章中,从4PS营销理论的角度结合校企合作单位的营销实际来加深读者对医院的产品策略、价格策略、渠道策略、促销策略的理解。非常感谢校企合作单位——莆田市中医医院、某大型医疗整形集团、某大型眼科集团在百忙之中依然不吝啬时间,为本书的编写提供宝贵的意见,并且提供所在医院的实战素材。

本书由陈丽群、林鸿熙主编,参与编写的主要成员有:曾建山、郑斌斌、陈彦楠(莆田市中医医院)、谢凡(某大型医疗整形集团)。本书在编写过程中,参考和借鉴了许多学者的著作、文献材料及相关的网络资料,业界人士也提出了许多宝贵的意见,同时还得到了校企合作单位的大力支持,在此一并表示衷心感谢!尽管如此,书中仍难免存在偏差和不足,敬请广大读者提出宝贵的意见。

本书可作为医疗机构营销管理人员的参考书,也可作为管理专业和营销专业教师的参考书,还可作为医学院管理专业学生的教材。

编著者
2019 年 7 月

目　录

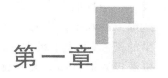

第一章
医疗体制改革

　　中国医疗体制改革,简称医改。1994 年,国务院决定在江苏镇江、江西九江进行社会统筹与个人账户相结合的社会医疗保险制度的试点,为全国医疗保险制度改革探索经验,由此揭开医改序幕。

　　中国医疗体系的改革变化迅速且复杂。长期以来,中国医疗体制改革经常作为一个笼统的概念出现在人们的视野中,其实这里面包含着丰富而具体的内容。1998 年开始推行"三项改革",即医疗保险制度改革、医疗卫生体制改革、药品生产流通体制改革。2000 年,国务院专门召开会议就"三改并举"进行部署,在这期间,有关部门对中国医改的构成以及具体内容进行探讨,以期界定具有中国特色的医改范畴。2007 年 1 月,全国卫生工作会议提出四大基本制度,即基本卫生保健制度、医疗保障体系、国家基本药物制度和公立医院管理制度。2007 年 10 月,中共十七大报告中首次明确提出卫生医疗领域的"四大体系",即"覆盖城乡居民的公共卫生服务体系、医疗服务体系、医疗保障体系、药品供应保障体系","四大体系"的提出不仅系统总结了以前的研究,还为今后的改革构建了崭新的框架。

第一节　我国医疗体系历史沿革

　　对许多国家来说,中国的医疗体系给人的第一印象是缺乏参考价值。中国所处的地缘政治背景太特殊了:超过 13 亿人口,幅员辽阔,地域差距大,处于权威政治体系治理下,这个国家还正在从"第三世界"向"第一世界"快速的进展当中。但是,上述第一印象可能是错的。从 1949 年成立以来,中华人民共和国进行了一系列大规模医疗体系改革实验,这些实验在许多方面都有指导意义。从中国的经验中我们获得的最有趣的教训之一就是:它提醒我们"医学专业主义精神"(medical professionalism)有多么重要;在别的国家这种精神已经牢牢建立并被视为理所当然。

　　——选自 2015 年 4 月医学顶级期刊《新英格兰医学杂志》在头版发表的文章

一、医疗卫生体制改革

　　1949 年至 1978 年,我国模仿其他国家(如苏联)建立了全国性的医疗体系。政府拥有并运营所有医院,所有从业人员都是政府雇员。这个阶段根本不需要医疗保险,因为几乎所有的医疗服务都是免费的。这一阶段中国的医疗体系创造了辉煌的历史,1949 年的时候,我国平均预期寿命只有 35 岁,到 1978 年的时候,平均预期寿命达到 68 岁,68 岁当时是发达国家的水平。当时我国被国际组织,如世界银行、国际卫生组织等,树立成典范,因为用最少的资源,解决了最大人口的基本医疗服务,创造了中国模式。中国之所以能够以非常少的资源投入取得如此大的成就,主要原因在于政府的主导,也就是政府高度重视,而且把资源重点用在了预防公共卫生,而不是治病这一块。在城镇施行的是公费医疗和劳保医疗,而且依托的是单位。例如一个 1000 多人的单位,一位医生就能把一千多人的基本医疗解决了,重病才需要转到上级医院去,所以当时成本非常低,而效率又非常高。在农村培养赤脚医生,应该说是中国的创举,这是一种互助医疗。当时的中国,在经济水平那么低下的条件下,实际上探索到了一条合适中国当时发展阶段的低成本、高效率的医疗服务体系。因此很多国家都在学中国的经验。

(一)第一阶段:1978—1984 年

在"文化大革命"时期,卫生事业发展受到了严重的影响。20 世纪 80 年代,随着改革开放带来的经济体制的市场化转向,医疗体制改革也随之推进。这一阶段的改革主要针对"十年浩劫"对卫生系统的严重损害进行调整、建设,也包括培养相关人员业务技术、加强卫生机构经济管理等内容。在加强医院管理的同时,也开辟了医疗主体多元化的先河。1980 年,卫生部《关于允许个体开业行医问题的请示报告》得到国务院批准,这为转变国有、集体医院一统天下,形成多种所有制形式并存的医疗服务机构奠定了基础。同时,也一定程度上弥补了国家对医疗资源投入的不足,促使国有医院的改革更加顺利地进行。1981 年 3 月,卫生部下发了《医院经济管理暂行办法》和《关于加强卫生机构经济管理的意见》,开始扭转卫生机构不善于经营核算的局面。在此基础上,1982 年卫生部颁布《全国医院工作条例》,以行政法规形式明确了对医院相关工作的要求。这一阶段是恢复与改革之间的过渡时期,1980 年之前基本上完成了恢复性质的建设工作,1980 年之后向改革转移,其中主要的工作是医院内部的一些调整,但是这些调整都只是管理上的修修补补,并没有涉及体制上的变革。

(二)第二阶段:1985—1992 年

1985 年可谓是医改元年,在这一年我国正式启动医改,核心思想是放权让利,扩大医院自主权。1991 年,全国人大第七次会议提出了新时期卫生工作的方针:"预防为主,依靠科技进步,动员全社会参与,中西医并重,为人民健康服务,同时把医疗卫生工作重点放到农村。"这可以看作是对这一阶段卫生政策的高度总结。这一阶段的改革主要关注管理体制、运行机制方面的问题,政府的主导思想在于"给政策不给钱"。伴随着各个领域经济体制改革的深入发展,卫生领域不可避免地受到国有企业改革的影响,政府直接投入逐步减少,资金锐减,卫生从业人员丧失财政补贴,市场化逐步进入医院,政府拥有产权但干预甚少。总的来说虽然涉及体制问题,但是这一阶段的改革更多是模仿了其他领域的改革,对卫生事业发展自身特性了解和认识不足。

（三）第三阶段：1992—1999 年

1992 年 9 月，国务院下发《关于深化卫生医疗体制改革的几点意见》，卫生部贯彻文件提出的"建设靠国家，吃饭靠自己"的精神，卫生部门工作会议中要求医院要在"以工助医、以副补主"等方面取得新成绩。这项卫生政策刺激了医院创收，弥补收入不足，同时，也影响了医院公益性的发挥，酿成"看病问题"突出，群众反映强烈的后患。针对医院注重效益而忽视公益性的倾向，卫生部门内部也展开了一系列争论。从此以后，医改领域内对政府主导或市场主导的争论几乎就没有停止过，而且逐步成为一个焦点问题而被社会各界所讨论。1993年中共十四届三中全会通过了《中共中央关于建立社会主义市场经济体制若干问题的决定》，进一步明确了社会主义市场经济体制和社会主义基本制度密不可分的关系，同时指出要建立适应市场经济要求，产权清晰、权责明确、政企分开、管理科学的现代企业制度。在卫生医疗领域，继续探索适应社会主义市场经济环境的医疗卫生体制。1997 年 1 月，中共中央国务院出台《关于卫生改革与发展的决定》，明确提出了卫生工作的奋斗目标和指导思想，提出了推进卫生改革的总要求，在医疗领域主要提出了改革城镇职工医疗保险制度、改革卫生管理体制、积极发展社区卫生服务、改革卫生机构运行机制等，这些指导思想成为这一轮改革的基调和依据。这一阶段仍处于改革探索中，伴随着医院市场化的是与非的争议，各项探索性改革仍在进行。总体来看，主要问题是缺乏整体性、系统性的改革，一些深层次的问题有待下一阶段解决。

（四）第四阶段：2000—2004 年

2002 年中共十六大提出了全面建设小康社会的奋斗目标，将社会更加和谐、人民生活更加殷实作为小康社会的重要指标。2003 年中共十六届三中全会召开，提出科学发展观。随着市场化的不断演进，政府卫生投入绝对额逐年增多，但是政府投入占总的卫生费用的比重却在下降，政府的投入不足，再加上卫生政策失当，在 2000 年之前就有一些地方开始公开拍卖、出售乡镇卫生院和地方的国有医院。这一阶段城市社区卫生服务工作受到重视，连续密集出台的这些文件为社区卫生组织发展提供了政策支持。这一阶段存在的社会问题，尤其是看病问题突出。2003 年，SARS 事件又是一次对卫生体系的严峻考验，这一事件直接暴露出了公共卫生领域的问题，促使人们反思现行卫生政策，客观上影响和推动了卫生体制的改革。这一阶段是各种趋势交叉最多的一个时期，随着改革的不断深入，市场化在发挥了很大作用的同时也显露出了一些弊端，尤其是非典暴发以后，对市场主导或政府主导的争论也更加深入，这为下一个阶段的到来埋下了伏笔。三改并举也在这一阶段确立并开始大规模实施，医院产权改革是本阶段最为明晰的脉络。从中央文件的印发到地方政府的尝试，改革的领域和层次在不断提高，同时操作的方法和手段也日益纯熟。

（五）第五阶段：2005—2008 年

随着市场化和产权改革的不断深入，公立医院的公益性质逐渐淡化，追求经济利益导向在卫生医疗领域蔓延开来。"看病难，看病贵"的问题虽然早就存在，但是在科学发展观和小康社会的背景下表现得尤为突出，卫生部开始尝试制定《关于深化城市医疗体制改革试点指导意见》，明确规定了卫生事业的性质，即更加强调公立医院的公益性质。2005 年 7 月 28

日,《中国青年报》刊出由国务院发展研究中心负责的最新医改研究报告,通过对历年医改的总结反思,提出:目前中国的医疗卫生体制改革基本上是不成功的。同年9月,联合国开发计划署驻华代表处发布《2005年人类发展报告》,指出中国医疗体制并没有帮助到最应得到帮助的群体,特别是农民,所以结论是医改并不成功。这种结论主要建立在市场主导和政府主导争论基础之上,这份报告让2005年成为新一轮医疗体制改革的起点。除了对公益性质的关注、医院服务质量管理的关注,对医务人员的管理方面也进行了一些相应的改革。2008年是第二个医改元年。公立医院重回政府主导,健全基层医疗卫生服务体系,逐步实现公共卫生服务均等化,并明确医保覆盖将遍及城乡;政府将以8500亿元新增资金,补充城镇普通居民和农民的医疗保障,用于县、乡、村和城市社区的医疗卫生设施和人员队伍建设,且将向中西部重点倾斜。这一阶段主要是从反思争论中不断地总结经验和教训,同时让医改又上了新的台阶,尤其是2006年医改协调小组成立以后,各方积极分析准备,医改的具体方案也在一次次协调和调研中得到了细化。

（六）第六阶段:2009年至今

2009年3月17日中共中央国务院向社会公布《关于深化医药卫生体制改革的意见》（以下简称《意见》）。《意见》提出了"有效减轻居民就医费用负担,切实缓解'看病难、看病贵'"的近期目标,以及"建立健全覆盖城乡居民的基本医疗卫生制度,为群众提供安全、有效、方便、价廉的医疗卫生服务"的长远目标。《意见》全文有13000余字,共分六个部分,包括:

①充分认识深化医药卫生体制改革的重要性、紧迫性和艰巨性;

②深化医药卫生体制改革的指导思想、基本原则和总体目标;

③完善医药卫生四大体系,建立覆盖城乡居民的基本医疗卫生制度;

④完善体制机制,保障医药卫生体系有效规范运转;

⑤着力抓好五项重点改革,力争近期取得明显成效;

⑥积极稳妥推进医药卫生体制改革。

新一轮医改启动以来,药品行业改革逐步深化,公立医院取消以药补医、药品集中采购;控制医疗费用,探索几种不同的支付模式;探索分级诊疗体系;推动人工智能技术在医疗领域中应用;不断加强人才队伍建设。新医改以来取得了很大成效,然而,政府投入加大但病人负担未减;药品行业"多、小、散、乱、差"的局面没有得到根本改变;分级诊疗尽管方向正确,但要想短期内马上下沉到社区并不容易,因为家庭医生队伍尚未形成;公立医院改革中的逐利机制破除难。因此,新医改仍在深水区,中国医疗卫生体制改革仍然在路上。

二、医疗保障制度改革进程

中共十一届三中全会确立了改革开放的主旋律,在计划经济向市场经济的转变过程中,中国医疗保障的制度背景开始经历重大变化,传统的医疗保障制度逐步失去了自身存在的基础。城镇基本医疗保障制度改革与财政体制改革、医疗体制改革、现代企业制度的建立和所有制结构的变化都有着密切的关系。随着改革开放后各个相关领域改革的进行,医疗保障制度的改革也是顺理成章的事情。公费和劳保医疗制度主要出现在改革开放之前,这里不做过多说明。中国医疗保障制度改革的发展进程,撮其要津,大体可划分为4个时期。

（一）探索试点时期（从 20 世纪 80 年代中期至 1998 年年底）

这个时期又可分为三个阶段。

1. 地方自发试验探索阶段（1994 年前）

一些地方（如吉林省四平市、湖北省黄石市等）目睹公费、劳保医疗制度日益突显的弊端和难以为继的情状，自发探索改革，其内容主要是医疗费用与个人适当挂钩等，以遏制医疗费用不合理增长和医疗资源的严重浪费。

2. 有组织有领导地进行城镇职工基本医疗保险制度改革试点阶段（1994 年至 1996 年）

国家经济体制改革委员会等四部委出台"试点指导意见"，成立国务院医保改革领导小组及办公室，组织指导在江苏省镇江市、江西省九江市进行试点（简称"两江试点"）。具体探索如何建立职工基本医疗保险制度的路径和办法。

3. 扩大试点阶段（1996 年 4 月至 1998 年 12 月）

以国务院办公厅《关于职工医疗保障制度改革扩大试点的意见》为指导，将试点的范围由"两江"扩大到全国 40 多个城市。主要目的是：在更大的范围内检验"两江试点"的成果，深入研究、发现问题、总结经验、把握规律、完善政策、比选和确定制度模式。

（二）建立城镇职工基本医疗保险制度时期（从 1999 年至 2003 年）

经过 4 年多的试点和扩大试点的探索，各部门、各方面对改革方向和改革的重要性、迫切性，改革的任务、目标、路径和制度模式、政策框架等重大问题基本形成共识。在此基础上，1998 年 12 月，国务院做出《关于建立城镇职工基本医疗保险制度的决定》，正式启动了在全国普遍建立城镇职工基本医疗保险制度的历史性变革。44 号文件还明确规定，鼓励企业建立补充医疗保险、实施公务员医疗补助、支持发展商业健康保险等作为新制度的补充和配套措施。自此，已实施 40 多年的公费、劳保医疗制度结束了，将单位（企业）保障制度转变为现代社会保障制度（"单位人"变为"社会人"）。

（三）建立全民医疗保障制度时期（从 2003 年至 2017 年）

这一时期主要是为全民医保制度夯基垒台、立柱架梁、构建框架并逐步健全完善，各项制度建设和改革举措相互交织、头绪繁多、任务艰巨。由于有了建立职工医保的经验和在实践中历练出来的医保队伍，这个时期也是全民医保制度建设高歌猛进、发展最快、取得成就最显著的时期。大体可划分为六个各有侧重的阶段：

1. 建立新型农村合作医疗制度（简称"新农合"）阶段（从 2003 年起）

这一阶段主要是通过政府财政补助，将过去的农村合作医疗转变为"新农合"，解决广大农村居民的基本医疗问题（到了 2010 年，在社保法中才将其定义为基本医疗保险制度）。

2. 建立社会医疗救助制度阶段（从 2003 年起）

这一阶段主要是解决特困人群（诸如城市中的"低保户"、农村中的"五保户"、重度残疾人等）的基本医疗保障问题，体现社会政策的兜底功能和政府责任。

3. 建立城镇居民基本医疗保险制度阶段（从 2007 年起）

从国务院《关于进行城镇居民基本医疗保险制度试点的指导意见》（国发〔2007〕20 号）开始试点，一年后便全面推开。主要是解决城镇中没有就业能力人员（俗称"一老一小"）

的基本医疗保障问题。

4. 建立重特大疾病保障和救助制度（机制）阶段（从 2012 年起）

党的十八大明确提出，建立重特大疾病保障和救助制度，十八届三中全会"决定"又做了进一步明确。后来，在实际操作中却演变为"大病保险制度"〔2012 年国家发展和改革委员会等六部委的《关于发展城乡居民大病保险工作的指导意见》（发改社会〔2012〕2605 号）〕。这就在概念内涵、功能定位和实施办法等方面产生了不同的认识和评鉴，有待进一步匡正和完善。

2013 年，国务院总理在《政府工作报告》中正式宣布：我国全民医保制度基本建立。基本形成了以基本医疗保险为主体，以企业补充医疗保险、公务员医疗补助、商业健康保险等为补充，以社会医疗救助为托底的全民医疗保障格局。

5. 整合城乡居民基本医疗保险制度阶段（从 2013 年起）

在党的十八大以后，中央就提出了整合城乡居民医保制度的要求，2013 年国务院也确定了整合的"时间表"（当年 6 月底落实到位）。但是，由于各种阻力和干扰，直到 2016 年国务院出台"3 号文件"后才"驶入快车道"。到 2017 年年底，全国大多数省份（共有 24 个省市）都将其业务管理划归人社部门，实现了"六统一"，只有少数几个省市的"新农合"仍在卫生部门。

6. 探索建立长期照护保险制度阶段（从 2016 年起）

根据党的十八届五中全会精神，人社部出台了开展长期照护保险制度试点的"指导意见"。从 2016 年起，在全国 15 个城市进行试点。目前已取得初步成效，为全面建立这项新型保障制度，完善社会保障制度体系，化解老龄社会风险，探索了路径、积累了经验。

（四）全面建成中国医疗保障体系时期（2017 年起）

以"健康中国"战略的实施为标志，中国医疗保险制度改革进入了以全民健康为中心的新的发展阶段。以党的十九大为标志，中国医保改革发展进入了全面建成中国特色医疗保障体系时期。截止到 2018 年，我国基本医疗保险参保人数超过 13.5 亿人，参保率稳定在 95% 以上，我国正在织密织牢全球最大规模的基本医疗保障网。

中国医保改革取得的成就是多方面的，国际社会保障协会（International Social Security Association,ISSA）给予了高度赞誉（其独立评审团的评语是中国"取得了举世无双的杰出成就"），并授予中国政府社会保障杰出成就奖。中国医保改革最根本、最杰出的成就是建立起了世界上最大的覆盖人数最多的全民基本医疗保障制度，让 13 亿多中国人民的基本医疗需要和健康权益有了可靠的制度保障。制度保障是具有根本性、稳定性和可靠性的保障，正是因为建立起全民基本医疗保险制度，中国的医疗保障事业、中国人民的医疗保障状况和健康水平等，才发生了前所未有的历史性巨变。

三、药品生产流通体制改革

众所周知，药品是一种特殊的商品，事关人体健康与安危，需要特殊的机构与体制进行管理。为此，中华人民共和国成立之初，就成立了主管药业的药政机构，并形成了计划经济体制下特有的药品管理体制。这种体制的特点是条条分割，机构变动频繁，这一体制一直持续到 1978 年。改革开放以后，我国越来越重视药品的生产流通管理，2000 年国务院部署

"三改并举"(即医疗保险制度改革、医疗卫生体制改革、药品生产流通体制改革)以后,药品生产流通体制改革与医疗体制和医疗保障体制改革的联系也越来越紧密。2009年新医改后,我国在药品企业的准入机制、药品价格管理体制、药品流通体制(即集中招标、医药分家)、药品分类管理体制、基本药品目录的形成机制等方面,进行了一定程度的改革,取得了一定进展。

(一)药品生产管理体制改革

药品生产流通体制改革是整个卫生医疗体制改革中的一个重要部分。改革开放以后,随着市场经济体制的逐渐完善,我国医药工业快速发展,各类药厂大量涌出,药品生产的准入和新药的审批成为药品管理制度中的重点。1978年国务院批准发布的《药政管理条例》和1979年卫生部制定的《新药管理办法》,搭建了我国药品生产市场准入、质量监管和新药注册审批的基本监管框架。1984年,我国首次颁布了《药品管理法》,这部法律被看作是中国药品管理制度的雏形。1985年,卫生部根据1984年的《药品管理法》制定颁布了《新药审批办法》,宣告我国新药的管理审批进入了法制化阶段。1988年,卫生部又颁发了《关于新药审批管理若干补充规定》,进一步完善了新药审批制度。1992年,卫生部再次颁发了《关于药品审批管理若干问题的通知》,对中药和生物制品也分别做了补充规定。由于这一时期制售假劣药品的违法犯罪活动屡禁不止,生产秩序混乱,因此1994年国务院又发布了《关于进一步加强药品管理工作的紧急通知》。1996年,国务院办公厅颁发了《关于继续整顿和规范药品生产经营秩序加强药品管理工作的通知》,要求各地严格执行药品市场准入"两证一照"规定,并取缔了一批证照不全、违法经营的企业,同时还对进一步理顺药品管理体制做出了相关规定;1998年又颁布了我国《药品临床试验管理规范(试行)》,同年8月,国家药品监督管理局正式成立。1999年,国家药品监督管理局正式颁布了《新药审批办法》《新生物制品审批办法》《进口药品管理办法》《仿制药品审批办法》《新药保护和技术转让的规定》5个法规。这些法规参考了国际上通用的做法,标志着我国的药品管理不仅在进行创新尝试,也在逐步向着国际标准靠拢。2001年,中华人民共和国第九届全国人民代表大会常务委员会通过了修订后的《中华人民共和国药品管理法》;2002年8月颁布的《中华人民共和国药品管理法实施条例》,进一步细化了《药品管理法》中的相关规定。2002年12月,国家药品监督管理局新修订的《药品注册管理办法(试行)》开始执行,1999年发布的《新药审批办法》《新生物制品审批办法》《新药保护和技术转让的规定》《仿制药品审批办法》《进口药品管理办法》5个行政规章同时废止。此外,针对长期以来药品注册管理存在的问题,2005年5月1日,国家食品药品监督管理局颁布的《药品注册管理办法》开始施行;同年10月,《药品生产质量管理规范认证管理办法》开始施行。2007年,《药品注册管理办法》经过再一次的修订,并于同年10月1日施行。为了进一步提高药品生产质量管理水平,2011年3月,国家食品药品监督管理局发布《药品生产质量管理规范(2010年修订)》。2015年,国务院发布了《关于改革药品医疗器械审评审批制度的意见》,2017年发布了《关于深化审评审批制度改革鼓励药品医疗器械创新的意见》(厅发42号),这两个文件的核心就是"保证药品有效安全、满足公众临床用药需求",通俗来讲,就是要"有药""有好药"。2018年4月3日,国务院办公厅发布了《国务院办公厅关于改革完善仿制药供应保障及使用政策的意见》(国办发20号文),在促进仿制药研发上提出了三大举措,在提升仿制药质量疗效上提出了五大措施,在完善仿制药政策上提出了六大支持。

(二)药品价格管理体制改革

1.第一阶段(1978—1995 年)

由于改革开放初期计划经济依然存在,同时市场经济作用也在不断强化,因此,这一时期的药品价格受到计划调节和市场调节的双重影响,原有药品价格由国家统一定价的格局发生改变。政府开始放松对药品价格的管制,部分药品价格由市场调节。药品价格监管方面的部分放开和医院按差率定零售价的浮动管理政策,导致药品价格上涨。但这一时期药品价格体系中国家定价依然占主导地位,通过出厂价、批发价和零售价进行管制。这一阶段医药行业投资的多元化、国外新技术的引进及竞争的日趋激烈,促使我国药品行业进行技术革新,药品的产量和品种的多样性均得到了提升。然而,在药品市场繁荣的同时,完全放开的药品价格和政府的管制缺失使药品市场陷入市场失灵的混乱当中:制药行业盲目扩张,各地新建药厂的数目激增,导致部分药品生产过剩,供过于求;同一时期的医疗体制改革形成了医疗机构"以药养医"的制度;药品流通领域层级多且不正当竞争普遍存在,使得药品价格因为流通成本叠加而不断攀升,同时也破坏了药品市场秩序和竞争氛围。这一时期在引入市场机制的同时,政府的管理与监督并未跟上,市场失灵造成了多方面的混乱,其最终表现为药价失控,居高不下。

2.第二阶段(1996—2015 年)

我国于 20 世纪 90 年代末起对药品价格重新加强了规制,此后的近 20 年里,相关部门对药价的管理进行了艰难的摸索和试错。药品价格管理体制改革开始于 1996 年 8 月下发的《药品价格管理暂行办法》,这时主要围绕"降低药品虚高价格,减轻患者药费负担"的目标整改药品价格,为此国家计划委员会下发了《药品价格管理暂行办法的补充规定》。1998 年年底,国家计委又出台了《关于完善药品价格政策改进药品价格管理的通知》,促使各地物价部门先后多次降低药品价格。2000 年是我国药品价格深入整顿的一年,随着国务院体改办等部门发布了《关于城镇医药卫生体制改革的指导意见》,同年 7 月国家计委印发了《关于改革药品价格管理的意见》。此时,关于药品价格的文件还有《医疗机构药品集中招标采购试点工作若干规定》《药品招标代理机构资格认证及监督管理办法》《药品政府定价办法》《国家计委定价药品目录》《药品政府定价申报审批办法》《药品价格监测办法》等,这些政策进一步推动了我国药品价格管理体制改革。然而,药品价格虚高问题仍然存在,为此,国家不断推出药品降价政策:2001 年 5 月,国家计委发出通知,宣布了 69 种药品的最高零售价;2004 年,国家发改委、卫生部联合发布《关于进一步加强医药价格监管减轻社会医药费负担有关问题的通知》,要求各部门继续降低政府定价药品价格等;2005 年 8 月,国家制定新《政府定价药品目录》,定价的范围和内容发生变化,再次降低 22 种药品的最高零售价;2007 年 1 月,国家发改委又发布了降低药品价格的通知,同年 5 月,又调整了 260 种药品的最高零售价。在不断降价的同时,也对药品定价进行了相应的改革。2006 年,国家发改委在《政府制定价格成本监审办法》的原则下,制定了针对医药行业的《药品定价办法》。2005 年,国家发改委发布《药品差比价规则(试行)的通知》,2011 年修订为《药品差比价规则》,目的在于解决以变换药品剂型、规格或包装等方式提高药价的问题,但结果并不理想。总的来说,尽管我国连续多次降低药品价格,但是由于多方面的原因,我国药品"价格虚高""看病贵"的问题尚未得到根本解决。

在这一阶段,政府对药品价格管理方式进行了各种尝试,然而效果并未达到预期,这些企图通过直接对药品价格进行管理从而解决药价虚高的政策大多未取得成功,反而使我国药品市场呈现出市场失灵与政府失灵同时存在的现象,各种利益相互交错的复杂局面极大地抵冲了这一轮药价改革的正面效应。

3. 第三阶段(2015 年至今)

2015 年 5 月 5 日,国家发改委、国家卫计委、人社部等 7 个部门联合印发了《推进药品价格改革的意见》,规定自 2015 年 6 月 1 日起,取消实行近 20 年的药品定价制度,标志着药品价格改革启动。2015 年 5 月,国务院发布《关于城市公立医院综合改革试点的指导意见》,明确提出到 2017 年年底之前城市公立医院的药占比要下降到 30%。2018 年至今,国家及地方政府出台了多项政策,如构建医联体、鼓励社会办医、促进诊所发展试点、实施"4+7"带量采购、开展疾病诊断相关分组(diagnosis related groups,DRGs)试点、建立医保支付体系、制定重点监控目录、调整医保目录、建设医保信息化和标准化等,这些政策的实施,使部分产品的价格降幅效果显著。

(三)药品流通体制改革

伴随着药品生产管理体制的改革,在药品流通领域,打破医药产品市场分割、地方保护,推动药品流通企业跨地区、跨所有制兼并重组,培育大型现代药品流通骨干企业的改革也在轰轰烈烈地进行。除了对药品市场的监管,改革还包括制定药品的集中招标政策以及解决医药关系的问题。1999 年 8 月《药品流通监督管理办法(暂行)》实施,对药品生产企业的销售、经营、采购以及药品销售人员的经营行为和条件等进行了规范。2000 年 7 月,卫生部、国家计委等部委印发了《医疗机构药品集中招标采购试点工作若干规定》,确定河南等省市为国家试点地区。2000 年 9 月,国家药品监督管理局、卫生部发布了《药品招标代理机构资格认定及监督管理办法》。为了促进药品集中招标采购试点工作的顺利进行,2001 年 1 月,国家计委又下发了《关于集中招标采购药品有关价格政策问题的通知》,对药品招标采购中有关药品价格问题做了进一步的明确规定,同年 7 月又下发了《关于进一步规范医疗机构药品集中招标采购工作的通知》;同年 11 月,全国药品集中招标采购会议决定在全国普遍推行药品集中招标采购制度;同年 12 月,中国药学会在上海召开了"全国首届药品集中招标采购专题研讨会"。2004 年 9 月,卫生部下发《〈关于进一步规范医疗机构药品集中招标采购工作的若干规定〉的通知》;2006 年 12 月,国家食品药品监督管理局局务会审议通过了《药品流通监督管理办法》,2007 年 5 月 1 日起施行;2007 年 7 月,又下发了《关于进一步加强医疗器械集中采购管理的通知》,加强对医疗器械采购的管理。

(四)药品分类管理与药品目录管理改革

从 2000 年 1 月起,我国开始实施《处方药与非处方药分类管理办法(试行)》,规定消费者有权自主选购非处方药,并按非处方药标签和说明书所示的内容使用。2006 年,有关机构提出了《处方药与非处方药分类管理条例》(征求意见稿)并上报国务院。实行药品目录管理也是政府干预市场的重要手段。随着我国的改革开放,国家药品目录也在不断增加,现有的主要药品目录包括以下几种:《国家基本药物目录》《国家非处方药品目录》《基本医疗保险药品目录》《新型农村合作医疗药品目录》《社区卫生服务机构用药参考目录》《乡村医生基本用药目录》《国家中药保护品种目录》《药品储备目录》。《国家医药储备管理办法》规定："中央医药储备主要负责储备重大灾情、疫情及重大突发事故和战略储备所需的特种药品、专项药品及医疗器械;地方医药储备主要负责储备地区性或一般灾情、疫情及突发事故和地方常见病防治所需的药品和医疗器械。"此外,某些地方还沿用了《公费医疗用药目录》《离退休人员用药目录》等。这些目录有的相互交叉、执行不严,有的失之过宽,需要进一步规范和整合。

我国药品管理体制经过 40 多年的改革与创新,走过了一条艰辛曲折的道路,取得了一些成果,但仍然存在一些体制性、制度性障碍和问题。由于药品生产流通体制改革涉及利益主体多,事关人民群众用药安全,事关医药产业健康发展,事关社会和谐稳定,党中央、国务院高度重视药品领域改革。2016 年,党中央国务院又将研究制定药品生产流通使用政策列为年度重点改革任务。2017 年 2 月,国务院办公厅印发了《关于进一步改革完善药品生产流通使用政策的若干意见》(以下简称《意见》)。《意见》包括三个方面:一是提高药品质量疗效,促进医药产业结构调整;二是整顿药品流通秩序,推进药品流通体制改革;三是规范医疗和用药行为,改革调整利益驱动机制。此《意见》旨在进一步破除"以药补医"机制,坚持医疗、医保、医药联动,统筹推进取消药品加成、调整医疗服务价格、鼓励到零售药店购药等改革,落实政府投入责任,加快建立公立医院补偿新机制,大力推进医药分开。同时要求医疗机构须按药品通用名开具处方,并主动向患者提供处方,而门诊患者可以自主选择在医疗机构购药或到零售药店购药,医疗机构不得限制门诊患者凭处方到零售药店购药,并且鼓励具备条件的地方可探索将门诊药房从医疗机构中剥离出去,等等。以上各项措施,正在推动我国药品生产流通体制改革沿着正确的轨道前进。

第二节　国外医疗卫生制度发展现状

就医疗卫生体制而言,按照提供主体和提供模式的不同,主要有以英国为代表的福利国家型、以日本为代表的社会参与型、以美国为代表的市场主导型三种模式。

一、英国的福利国家模式

英国长期以来推行"从摇篮到坟墓"的福利国家政策,英格兰的医疗服务主要是由公立的英国国家医疗服务(National Health Service,NHS)系统来提供,而 NHS 的经费直接由政府的税收来提供。其医疗体系的核心有两点,一是以社区医院为主体的医疗服务体系——90％以上初级医疗服务,30％资金;二是医疗作为社会福利由政府提供给国民,实行以公平为基础的全民免费医疗。

NHS 体系分两大层次。第一层次是以社区为主的初级医疗服务,如全科医生(general practitioner,GP)、牙医、药房、眼科检查等。每一个英国居民都得在家居附近的一个全科医生诊所注册,看病首先约见全科医生。任何进一步的治疗都必须经由第一层次的初级医疗转介。NHS 中 90％的初级医疗服务由全科医生来提供,而全科医生的收入来源通过签约病人来实现,多签一个病人就多一份钱。全科医生作为最基层的医疗服务提供者,大多以地区为界,为其在册医疗消费者提供 24 小时的咨询、诊疗和预防服务。99% 以上的英国人都在全科医生处登记,和全科医生建立对口固定的长期联系,因此,全科医生也被称为"家庭医生"(family doctor)。社区医院一般规模很小,只有 50 个床位左右,一般用于全科医生临时安排病人,尤其是需要长期护理的老年医疗消费者。全科医生还在 NHS 体系中充当"守门人"作用,医疗消费者去医院就诊必须获得全科医生的推荐。第二层次医疗以医院为主,包括急症、专科门诊及检查、手术治疗和住院护理等。二级医疗服务由政府所有的区综合性医院提供,有门诊部和住院部,覆盖专科诊疗和急症住院。区综合性医院是 NHS 医院体系的主体。三级医疗服务则由更高级的区域或跨区域医院提供,包括癌症治疗、器官移植等更高技术的内容。到三级医院就诊往往需由二级医疗服务医院的医生推荐,少数的也可以由全科医生直接推荐。二、三级医院内的医生及其他职员都直接受雇于医院,按月领取固定工资,属于 NHS 雇员。

整个体系以英国卫生部为主导,医疗设施绝大多数为公立,由英国各级公立医院、各类诊所、社区医疗中心、养老院等医院组成,为国民提供日常的医疗服务。凡有收入的英国公民都必须参加社会保险,按统一的标准缴纳保险费,按统一的标准享受有关福利,而不问收入多少,福利系统由政府统一管理实行。医疗消费者在 NHS 就医只需负担处方费,而诊疗费、住院费、产前检查与生产监护费用等均由 NHS 承担,低收入和社会弱势群体还能在药费、交通费等方面享受更多优惠。英国实行"医药分家",NHS 不负担药费。医疗消费者可以持医生处方到药店购药,药费由个人负担。英国医疗卫生机构均为政府所有,统一受卫生部全权管理,经费亦来源于政府的公共财政拨款,其比重占整个城市医疗经费的 85%。

NHS 一直被视为全世界最优秀的医疗系统之一,在 2013 年全球权威评级机构联邦基金会(Commonwealth Fund)发布的报道中,NHS 被评为全世界最优秀的医疗系统。联邦基金会的报告中特别强调,NHS 系统能够以较低的人均医疗费用取得很高的医疗质量,这是非常难得的。

NHS 也存在不少缺陷和问题,最突出的就是资金不足和公立医院效率低下,加上人口老龄化和对医疗要求的提高使得 NHS 越来越难以满足医疗消费者的需求。

首先,有上百万等候住院就医的医疗消费者数量。2015 年 7 月的一份报告指出,有 340 万医疗消费者正在排队轮候去公立医院就医,这个数字是 2010 年的 3 倍。NHS 法定最长等待周期是 18 个星期。近年,越来越多英国人开始青睐私人医疗保险,接受私营医疗服务,出国看病的居民也大大增加。

其次,削减了新药、贵药,引起轩然大波。英国《卫报》2015 年 9 月 10 日报道,英国 NHS 药物名单里去掉了癌症药物中的新、贵药物,这类药物主要用于延长生命周期,医疗消费者将要为此自付费用,每年费用高达 9 万英镑。削减的原因是癌症药物基金(Cancer Drugs Fund)超支,2015 年 1 月份基金开支达到 3.8 亿,而 2011 年基金建立的时候筹资才 2 亿。2015 年 3 月份,NHS(England)去掉了 16 种药物,这些药物分别和 35 种癌症的治疗相关。这意味着,这些癌症服务将有可能被医院砍掉。

再次,NHS 财政压力加大。英国支持给医疗的费用是非常慷慨的。NHS 数据显示,每年财政拨付给 NHS 的费用约为 1070 亿英镑,教育是 530 亿英镑。NHS 有 47% 花费在急症和急诊,有 10% 花费在初级卫生保健服务(Primary Care),但依旧顶不住费用开支压力。

2015 年,三分之二 NHS 供应商出现了赤字,上个财政年度的所有供应商综合赤字为 25 亿英镑。2015 年,英国政府减少了 NHS 外的项目支出,减少了地方议会的公共医疗服务项目预算。

最后,医护的执业环境越来越差。英国医学协会(British Medical Association,BMA)于 2015 年 4 月指出,他们对 15000 名全科医生进行了调查,竟然有 1/3 的医生考虑下一个 5年退休,28% 的医生不愿意全职工作宁愿做兼职,10% 的实习生考虑将来去国外工作,68%的医生工作压力巨大但仍在可控范围,16% 医生认为他们的工作压力无法忍受。影响医生工作的负面因素中压力因素占 71%,和医疗消费者沟通时间不够因素占 43%。2016 年,英国各地共有 4.5 万名初级医生因为薪水改革问题全面罢工。这是 NHS 有史以来首次所有部门都有医生参与的罢工。

二、日本的社会化医疗服务模式

社会化医疗服务模式是一种医疗服务社会化、医疗费用国家化的医疗服务模式,具有两个主要特点:

①医院运营和医生从业的模式以民间为主,但以行业组织进行管理,保证医生和医院的合格和规范。

②政府将医疗服务作为确保项目提供给全体公民,医疗费用大部分由政府负担。日本的医疗服务由人民提供,医疗费用由政府承担,既保证了效率,又解决了看病难、看病贵的问题。只要日本人参加国家医疗保险,即使刚刚进入该国的长期签证的外国人也可以不担心"不可治疗"的疾病。

日本优秀的医疗体系,不仅提高了生活质量,也让日本成为世界上最长寿的国民(根据2018 年的统计,男性平均预期寿命为 82 岁,女性甚至达到了 87.3 岁)。

世界卫生组织(World Health Organization,WHO)在 2016 年的报告 *World Health Report* 中,从"医疗水平""接受医疗服务的难度""医药费负担公平性"等方面对世界各国的医疗体系进行了综合比较。日本因为"高品质的医疗服务""医疗负担的平等程度""国民平均寿命高"等原因,再次蝉联第一位。这已经是日本多次蝉联世界第一。2018 年 5 月 23日,国际权威学术期刊在全球 195 个国家发布了医疗质量排名,日本继西欧和北欧国家排名第 12 位。

荣誉背后是日本政府在医疗保障领域多年的探索和改进。1958 年,日本颁布了新的国家卫生法,规定所有公民都要参加国家保险。1961 年,日本医疗已覆盖全国公民,但当时,自费的医疗消费者比例为 50%,相对较高。随着日本经济蓬勃发展,1973 年这个比例下降到 30%。日本从国家层面开始对国民健康加以管理始于 1978 年,当时日本厚生劳动省(相当于中国的卫生部或者卫健委)首次推出了"国民健康运动计划",重点措施包括"推广健康体检""增加保健护士和营养师数量"等,目的是构建完整的基础医院网络。1988 年后,日本政府又再次推出国民健康对策中的"PLUS 版",包括确保老人健康体检的机制、规范地区保健中心、培养健康运动指导师等目标。此外,还更加注重培养国民的运动习惯,制定运动指南,推进健身设施的建设等。2000 年开始实施的第三次国民健康对策,则颁发了"健康日本 21 计划"。日本政府还在 2002 年颁布了《健康增进法》,旨在为推动国民健康提供法律依据。至此,日本的医疗健康保障制度趋于完善,为其成为世界领先的医疗体系奠定了基础。

日本实行医药分离制度,无论是各类私人医院、小诊所还是大的综合医院,日本的医药实行完全分离政策,除了需要当场注射的针剂外,医院不卖药,医院里也不设有药房。医生在给医疗消费者开药方时,只考虑对症下药。拿着医生的处方,医疗消费者可以去外面的任何一个药房购买药品,而药店则会根据医生的处方,给医疗消费者推荐具体的药品。2008年后,日本医疗消费者虽然只需支付 30％的医疗费用,但重病可能导致高昂的医疗费用。因此,为了不增加生活压力,日本也有很完善的医疗保险制度。根据这个制度,不管发生什么疾病,医疗消费者在医院停留多久,他都只需要支付一笔固定的费用就可以,超过的部分由保险支付,具体区别和责任金额按年收入确定。作为生命和健康安全最重要的方面之一,救护车不收取任何费用,遇到事故、突发疾病,打电话后几分钟就会有专业急救人员赶到指定地点位置。在日本目前的医疗保健制度下,学龄前儿童(至 7 岁 3 个月)的医疗保健负担为 20％,小学一年级以上的儿童为 10％。日本还有一项儿童免费医疗制度,虽然这一项制度没有在全国普及,但是许多财政收入比较好的地方城市都在实施。例如东京,孩子从出生到读完小学期间,看病都是免费的。日本农村的一些孤寡老人,或者收入比较低的家庭,患上癌症等大病以后,如果他个人需要承担的医药费超出了他的支付能力,他可以去市政府申请大病救济。

日本虽然有着几乎被誉为世界最好的医疗体系,但是近年来日本人口老龄化严重和出生率下降,使得投保人数减少而用保人数日益增多,医保基金入不敷出。此外,这种保障体系还容易造成医疗消费者过度使用医疗,导致资源浪费,日本国内曾出现过所谓的"医疗费亡国论"。不管怎样,日本的医疗体制也可谓是一座白色巨塔,医疗水平、效率、公平性等各项指标均居于世界前列。

三、市场化医疗体制(以美国为例)

市场化医疗体制具有两个主要特点:一是医院以私立为主,医疗消费以个人为主,医生以家庭医生为主,保险则以私人保险为主;二是政府提供部分医疗保障资金,主要确保老年、病残、穷困或失业人口的就医。市场化运营减少了国家的包袱,但国家在此过程中充分体现了其作为公权的管理和服务的职责。政府一方面以设立公立医院的形式为社会弱势群体提供医疗保障;另一方面以立法和管理的形式,规范高度市场化的医疗体系。

市场化医疗体制以市场经济高度成熟的美国最为典型。美国医疗体制大体上有以下特征:

①办医主体多元化,同时政府严格把关。美国营利性医院占 70％,办医相当自由,但只有达到政府规定的标准才能开办医院,只有达到执业资质的医生才能行医。此外,占 30％的非营利性医院分别由各类慈善机构和政府出资兴办。这类医院以特定的人群为服务对象,例如政府兴办的医院主要是为军人、老年病医疗消费者、穷困失业者服务,政府对这类医院实行全额免税政策。

②实行"管办分离",全美所有的医院,包括政府兴办的医院,都是如此。医院兴办者全权委托专业的各类医院管理公司,对医院进行全面的经营和管理,医院管理公司需要在市场中运作。医疗保险的保金并不向政府交纳也不由政府支配,而是直接由保险公司运作。这样免除了政府职责的扩大,无须设立专门政府管理机构,从而减少了不必要的管理成本开支,更杜绝了可能产生的腐败行为。美国的医院有治疗诊断权,没有卖药权,也就是说,美国

的医生只负责诊断,医疗消费者拿着医生开的处方到另外的药店买药即可。从根本而言,医药是分开的,所以不存在以药养医的现象。当然,在美国可以单独去药店买药,不过普通药物和国内比起来昂贵很多,但一些新药价格差不多,甚至更便宜。在美国能够获得行医资格至少需要 10 年的时间,不但学费很贵,而且期间要经历无数次大大小小的考试。成为正式的医生以后也会定期参加各种考试,而且每隔几年就要参加一次非常严格的资格考试,考试不及格就会被取消行医资格。在这么高的门槛面前,美国的医生数量并不多,但是薪资待遇远高于普通的工薪阶层。同时,美国的监督机制非常完善,医生的账户大都是被监控的,一旦有违法行为,立即会被银行盘查,记录个人档案。美国医学界的诚信档案制度,对于那些有劣迹的医生,将被全美医师协会打入黑名单,所有黑名单上的人,将不被美国境内的任何医院聘用。所以,几乎没有医生会为了红包而冒着失去高薪职业的风险。

对美国模式来说,它依靠市场化的经营模式和管理模式,既摆脱了福利国家的财政负担过重的困境,又保障了相对的社会公平。公权不干预经济方面的市场运营,但它通过法律规章加以规范和监管,同时使社会弱势群体不至于在高度市场化中失去保护。但美国的医疗体制对政府协调管理的要求较高,一旦政府职能缺位,会极大地损害社会公平,也会使医疗资源配置丧失效率。

"贵"是美国医疗最大的痛点。医疗费用高昂,是各方对美国医疗系统的一致看法。据美国医疗网站 Healthcare Dive 的消息,美国医疗保险和医疗补助服务中心(Centers for Medicare & Medicaid Services,CMS)的一项预估报告指出,2017 年到 2026 年间,美国的医疗卫生支出将平均每年增加 5.5%。由于商业医保覆盖的人口超过一半,对更多人来说,这种费用攀升的压力主要体现在保险金上。

第三节　我国医疗卫生体制存在的问题及改革方向

一、我国医疗卫生体制存在的问题

自 2009 年新一轮医改启动以来,经过近 10 年的探索与实践,已经在几个重要方面取得瞩目成效。例如,三大医保总参保人数从 2004 年的 2 亿飙升至 2017 年的 13.5 亿,实施基本药物制度,取消药品加成,逐步推进现代医院管理制度和分级诊疗制度建设等。但是,老百姓普遍反映没有明显的获得感,少数群众甚至感到看病贵、看病难问题越来越突出,部分地区出现群众不满意、医生不满意、政府也不满意的罕见现象。

(一)资源配置不均衡:城乡、地域、机构类型

从财力、人力、物力三个方面的资源配置比较,城市医疗资源配置明显高于农村医疗资源配置。从区域上看,东部医疗资源配置高于中部、西部。从医疗卫生机构类型上看,医院医疗资源配置高于基层医疗卫生机构。

2009 年以来,我国对卫生领域的投入逐年增加,从 2009 年的 17541.92 亿元增长到 2018 年的 57998.3 亿元,卫生总费用占 GDP 的比重从 5.08%增长到 6.39%。然而从城乡卫生总费

用上看,农村卫生总费用与城市相比,始终有较大差距,虽然从 2010 年以来,农村卫生总费用增速呈现高于城市增速趋势(图 1-1),但是仍无法有效地缩小城乡差距,财力资源配置严重不均衡。

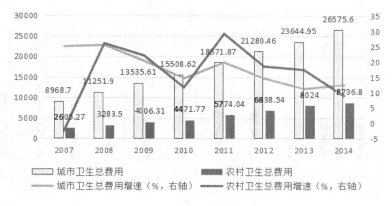

图 1-1 中国城乡卫生总费用

(资料来源:2017 年中国卫生和计划生育统计年鉴)

我国城市和农村每千人口卫生技术人员数均逐年上升,但城市数量远远高于农村。同时,农村卫生技术人员质量也与城市有较大差距,以 2016 年为例,城市医院副高(含)以上卫生技术人员占比 9.5%,而乡镇卫生院副高(含)以上卫生技术人员占比仅为 1.5%(图 1-2)。

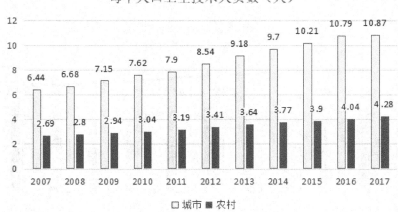

图 1-2 中国城乡每千人口卫生技术人员数

(资料来源:2018 年中国统计年鉴)

从每千人口医疗卫生机构床位数可以看出,城乡之间的差距逐年扩大。城乡每千人口医疗卫生机构床位数差距从 2007 年的 2.9 张增加到 2017 年的 4.56 张(图 1-3),城乡人均基本医疗物力资源配置不均情况日趋严重。

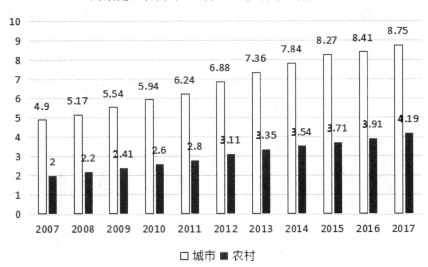

图 1-3　中国城乡每千人口医疗卫生机构床位数

（资料来源：2012 年、2018 年中国统计年鉴）

（二）"大医院病"引发"看病难"

新医改至今，"小病进社区，大病进医院"的就医秩序尚未形成。病人大量涌向三级医院，导致三级医院人满为患，基层医疗卫生服务机构门可罗雀（图 1-4），卫生资源的配置效率大大降低。由此造成三级医院"看病难"，病人看诊、检查、缴费、取药等候时间长，而医生

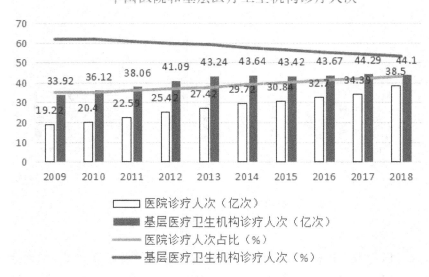

图 1-4　中国医院和基层医疗卫生机构诊疗人次

（资料来源：2010—2018 年中国统计年鉴）

分配给每个病人的看病时间只能大大缩短。

病人流向不合理,主要原因还是医疗卫生资源在经济发达地区、大中城市和综合医院高度集中,二级以上医院规模逐渐扩大,优质医疗卫生人才也被"虹吸"至更高层次医院,本应承担大部分诊疗需求的基层医疗服务机构在整个医疗服务提供体系中最为薄弱,导致公立医院居于垄断地位。

我国目前约70%的医疗服务需求来自基层,但是从我国诊疗人次分布来看,自2009年以来,医院诊疗人次增长速度较为稳定,诊疗人次占比从2009年的35.0%提高到2018年的43.1%,其中三级医院诊疗人次占医院诊疗人次比重逐年上升,到2017年已经超过50%。基层医疗卫生机构诊疗人次自2014年之后增长速度放缓(0.9%),2015年甚至出现负增长,且诊疗人次占比从2009年的61.8%降低到2018年的53.1%。2009年新一轮医改提出,要强基层,采取了很多措施,包括医联体、家庭医生签约服务、医保报销政策倾斜等,但从现有数据来看,大量常见病、多发病、慢性病不在基层就诊而往大医院涌去的现象并没有发生明显的改善。

(三)公益性与市场性界限不清

在20多年的医改进程中,"政府主导还是市场主导"一直是个争论不休的话题。改革以前,医疗体制是由政府主导的计划体制模式,结果遭遇到服务质量低下、医师缺乏积极性、技术创新缓慢等瓶颈。进入20世纪90年代以来,在其他行业和领域市场化改革的激励下,市场主导的声音一直压过前者。在2005年,政府、学界和公众把"医改不成功"的"病因"诊断为"市场化"之后,政府主导自然而然上升为主要的声音。由于"市场化"后,却造成了"看病贵""看病难",因此不得不再次回归到政府主导,这使医改"左支右绌,难以落定"。

(四)基本医疗保障体系不健全

目前,我国医疗保障体系已经基本建立,基本医保覆盖率已经超过95%,但是基本医保体系仍然不够健全,主要体现在保障公平性、适应流动性、保障可持续性不足。

1. 保障公平性不足

三种社会基本医疗保险制度在不同时期建立,目标定位为不同的人群,采用不同的制度和组织架构,因此出现城乡、区域、人群之间的医疗保障水平有差异,城镇居民医保和新农合保障待遇明显低于城镇职工医保。

2. 衔接不足

衔接不足是我国多层次医疗保障体系目前存在的最主要问题,城乡之间、地域之间、不同层级之间的医疗保障不能实现互联共通,对民众就医报销等产生了极大的不便,造成了部分保障真空或断层。

3. 保障可持续性不足

虽然我国医保基金总体盈余,但部分地区已出现了不同程度的收不抵支,主要有三个方面的原因。第一,医保基金统筹层次低,由于基本医疗保障公平性不足,使其只能维持在地市级统筹,甚至是县级统筹,共济性不强,基金抗风险能力较差。第二,人民群众卫生需求的增长以及人口老龄化的加剧导致卫生费用持续增加。第三,按项目付费的支付方式引发诱导消费,医保资金浪费严重,未建立起有效的医疗控费制度。

(五)"医疗、医保和医药"改革不同步

新医改以来,"医疗、医保和医药"三个方面均取得不同程度的进展,但是,三医联动改革一直没有实现真正联动,组织上缺乏统一、协调和领导机构,机制上缺乏统筹设计。主要原因是我国医改在机制设置上,缺失整体统筹和协同推进"医疗、医保和医药"三医的联动机制。另外,改革利益体之间的关系错综复杂,深入改革会触及各个利益体,会引起利益体之间的对抗和阻碍。

实际上,改革利益体之间的复杂关系问题正在得到改善。2018年3月,国务院进行机构改革,决定组建国家医疗保障局,整合人社部、卫计委、发改委、民政部中涉及医保基金、医保目录、价格管理等多项职能,从前分散在各个部门的医疗、医保、医药改革,自此由国家医疗保障局统筹推进。

(六)卫生费用中个人负担比例高:"看病贵"最直接体现

新医改以来,卫生费用中个人支付部分由2009年的40.4%降低到2018年的28.7%(图1-5)。然而,与国际相比,我国个人支付比例仍处于较高水平(图1-6)。个人负担比例高,是病人觉得"看病贵"的最直接原因。

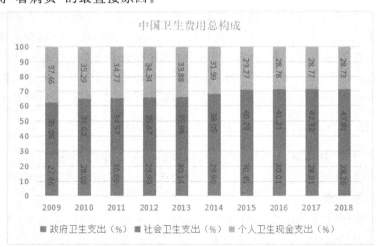

图1-5 中国卫生费用总构成

(资料来源:2018年中国统计年鉴)

个人负担比例高主要有三个方面的原因。第一,医保报销比例原因。基本医疗保险均有起付线和报销比例的限制,医保范围内仍有自付费用。第二,医保报销限制原因。基本医疗保险报销限制较多,医保管理人员在实际行使职权中可人为控制,使病人自费支付部分医疗项目。第三,医保目录原因。医保目录中的药品、耗材以价格低廉、保基本为主,许多高价格药品、耗材被列为自费。

(七)医疗服务价格体系不合理

"以药养医"这一概念最初的提出,正是由于建国初期医疗服务的福利性质,医疗服务价

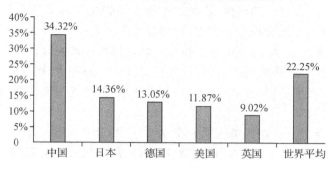

图 1-6　各国个人支付费用占总卫生费用比重

（资料来源：世界卫生统计年鉴 2015）

格低于医疗服务成本，而财政资金不足以支撑医院运行。我国医疗服务项目的收费标准由政府定价，医疗服务价格体系主要存在价格扭曲、价值观念扭曲、调价机制不完善的问题（表 1-1）。

表 1-1　医疗服务价格体系不合理原因及表现形式

医疗服务价格体系不合理原因	医疗服务价格体系不合理表现形式
价格扭曲	①医疗服务定价过低：50% 以上的医疗项目定价低于成本 ②医疗服务项目比价不合理：体现技术劳务价值项目定价偏低，而大型医疗设备检查治疗类项目定价偏高 ③价格差异未拉开：不同等级医院之间、不同难易程度的项目之间、不同职称及技术水平的医生之间的医疗服务价格差异未拉开
价值观念扭曲	①认为低价即福利：导致医疗服务定价过低 ②重实物消耗轻无形消耗：对药品、耗材、设备等有形消耗考虑较多，对医疗技术等无形价值考虑较少 ③忽视医疗服务行业特殊性：卫生技术人员的技术劳务价值被忽略
调价机制不完善	①调价周期长：医疗机构的成本会受到市场的影响，但是医疗服务项目由政府定价，医疗服务价格调整滞后 ②缺乏科学的定价方法：医疗服务定价权限过于集中，医疗服务项目由卫生行政部门制定，收费标准由发改委物价局制定 ③缺乏部门间的联动机制：医疗服务调价应由卫生、物价、医保等部门共同合作，但是在实际工作中，各部门参与积极性不高

资料来源：杨帆，陈丹，罗增永.医疗服务价格体系问题分析[J].中国医疗管理科学，2017,01(05):23-27.

　　医生阳光收入偏低。根据中国医师协会 2017 年发布的《中国医师职业状况白皮书》调查结果，初级职称、中级职称、副高级职称、正高级职称组的平均年收入分别是 57709.35 元、73854.37 元、88638.24 元、107813.18 元，收入水平与社会贡献不相符，30%～40% 的"药品回扣"成为部分医生弥补自身收入的方式之一。

（八）优质医生短缺

　　虽然近年来，中国医学高等教育进行了扩招，扩大了高学历医生的数量和比例，但是由于执业环境、待遇、地位等因素的变化，仍有为数不少的临床专业医学生毕业之后选择了别的行业。缺乏医生，投入再多钱、建再多医院、买再多先进设备、引进再多新技术新药品新器械，都显得回天乏力。没有好的医生，这些东西都不能转化为解决病人痛苦、提高健康水平的资源，这些资源等同于无效投入。在中国，随着经济发展水平、收入水平的提高，居民对高质量医疗的需求越来越旺盛，高学历医生供应短缺的情况更加突显。

人才是医院生存和发展的关键，民营医院更是如此。病源少、医保定点难、管理不善、融资难、诚信度低等方面的原因，直接造成了吸引人才难、医务人员流失突出，严重影响了民营医院的长期、健康发展。

2011年、2017年公立医院医务人员总数为398.09万人、554.87万人。而同期民营医院医务人员总数分别为54.61万人、142.78万人；民营医院医务人员仅占医院医务人员总数的12.06%、20.47%。民营医院医务人员总量仍处于较低水平。伴随着民营医院的发展扩张，民营医院需要吸引到更多人才。民营医院虽然数量多但技术人员（才）少。虽然民营医院的数量占到了6成以上，但是民营医院的卫生服务人员与公立医院相比还存在较大差距，特别是执业医师和注册护士方面。2017年年末，在医院执业的卫生技术人员共有578.5万人，其中，在公立医院的有468.5万人，占80.99%；在民营医院的有110.0万人，占19.01%。人员、人才匮乏仍然是阻碍民营医院发展的主要因素之一。民营医院的人员、人才数量占比与民营医院的数量占比极不相称。同时，三级医院中，民营医院只占10%左右。

二、我国医疗改革的发展方向和改革路径

（一）优化医疗资源配置

加大基层医院软硬件投入，通过制定政府优惠政策，完善基层职称评审、医师培训、薪酬制度，提高基层机构卫生技术人员福利待遇，来实现使优质医疗人才流向基层的目的。加强基层医疗卫生服务机构建设，使基层医疗需求回归基层医疗服务机构，实现病人分流，缓解公立医院"看病难"的困境。鼓励社会资本办医，大力发展民营医院，满足人民群众不同层次的医疗需求。推动医生自由执业，充分调动医生的积极性，提升医生资源配置效率。

（二）完善基层医疗服务体系

逐步完善分级诊疗政策体系，建立"社区首诊、分级诊疗、双向转诊"的新机制。社区里的卫生服务机构应当跟当地的一所有威望的医院联合采取转院诊治，乡村的卫生院或者诊所可以与上级县级医院建立转院诊治，确保人民群众在基层医疗卫生机构看病放心。进一步加大投入，落实基层医疗卫生机构的业务用房、医疗设备等硬件标准，推进达标升级。加大基层医疗卫生机构建设发展的政策支持力度，实行政策倾斜，按规定减免其在基础设施建设项目报建时的行政性收费和服务性收费，在水、电、燃气、网络等费用缴纳价格方面与基层同类事业单位缴纳标准保持一致。管控并重，强化保障，稳定基层医疗人才队伍。

（三）政府导向与市场机制相结合，充分发挥政府的作用

医药卫生事业关系到人民群众的健康，是公共服务的重要内容，必须充分发挥政府在立法、规划、准入、监管、筹资、服务等方面的主导作用，维护公共医疗卫生的公益性，切实维护人民群众健康权益。同时，也要注意发挥市场机制作用，鼓励和引导社会资本发展医疗卫生

事业,形成投资主体多元化、投资方式多样化的办医体制,调动全社会的积极性,促进有序竞争机制的形成,满足人民群众多层次、多样化的医疗卫生需求。

（四）完善基本医疗保障体系,建立多层次医疗保障体系

提高基本医疗保障水平,统筹城乡基本医疗保险制度。大力发展商业医疗保险,在医保定点等方面,赋予商业医疗保险同样的权益,强化基本医疗保险和商业保险的合作与衔接,完善以基本医疗保险为主体、医疗救助兜底、商业保险为补充的多层次医疗保障体系（图1-7）。

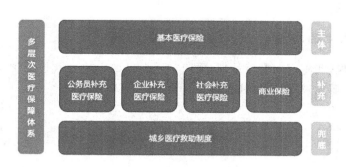

图1-7 多层次医疗保障体系

（资料来源:恒大研究院）

（五）加强"医疗、医保和医药"联动改革

完善医改顶层设计（图1-8）。首先,厘清"医疗、医保和医药"的相互作用关系,在医改总体目标明确的同时,明确各相关机构职责,明确"医疗、医保和医药"在制度推进中的阶段性任务,有规划地齐头并进。其次,建立统一协调机制,协调各方利益主体相互配合,整体统筹和协同推进三医联动改革,减少改革阻力与障碍。

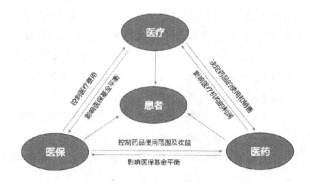

图1-8 医疗、医保、医药作用关系

（资料来源:《中国医院管理》）

（六）医疗服务项目合理定价

合理制定医疗服务项目价格。医疗服务项目价格要能够反映资源的相对稀缺程度,突出医疗服务和医疗技术应有的价值,使医疗服务项目收费成为医院的主要收入来源,使医疗技术成为医生的主要收入来源,提升医生阳光收入,实现"以技养医、以医养医"。

（七）医保支付制度改革

由"按项目付费"的支付方式逐渐向多元复合式支付方式过渡,重点推行按病种付费,开

展按疾病诊断相关分组付费试点,完善按人头付费、按床日付费等支付方式,强化医保作为购买方对供给方医疗行为的监管,通过支付制度改革控制医疗费用,提高医疗资源服务效率和质量。医保报销向基层倾斜,引导病人流向基层医疗卫生服务机构。制定医保药品支付标准,对药品价格形成机制发挥引导作用。

(八)明确政府职责

明确并强化政府自身职责,完善公共财政体制,增加政府对医疗事业的经费投入。建立公共财政长效投入机制,优化医疗卫生投入结构,加强法制建设,规范各方主体的行为,完善医药市场监管体系。

(九)加快医生的培养

扩大招生规模,实施定向委培计划,面向贫困地区的订单式农村医学生免费培训,提高医生的薪资,扩宽职业发展前景,注重医务人员人才梯队的建设。

 案例

福建:积极探索医药卫生体制改革之路

当前,我国医改工作正逐步从试点探索、单向突破转向系统配套、全面推进。福建省三明市作为国家城市公立医院综合改革试点,早从2012年起就以节约使用医保资金作为起点、以降低药品耗材支出为调整医疗服务价格创造改革空间、以医务人员人事薪酬和绩效考核制度改革为实现路径,开展“医药、医疗、医保”三医联动的公立医院综合改革,创造出了有价值的医药卫生体制改革经验。自2015年被列为全国综合医改试点省份以来,福建省在不断总结、推广“三明经验”的基础上,以“三医联动”为抓手,以公立医院改革为切入点,全面统筹推进医药卫生体制改革。全省公立医院改革步伐大大加快,58个县(市)已全部启动县级公立医院综合改革。

一、强化“医药、医疗、医保”三医联动,推动公立医院机制创新

(一)全面实施药品(耗材)“零差率”

(1)政策配套“三合一”。实行医疗服务价格调整、医保支付、财政补助等政策同步出台、同步实施的办法,按照价格由高到低的平移原则,即省、市、县公立医院实行药品零差率,医疗服务价格分别按90%、85%、82%补偿,财政分别按0%、10%、15%补偿;实行耗材零差率,医疗服务价格分别按100%、100%、82%补偿,县级公立医院财政按15%补偿。同时,将调整后的医疗服务项目全部按规定纳入医保(新农合)报销范围,以保证不增加群众负担、医保资金运行平稳和医院收入得到合理补偿。

(2)两零两降“面过半”,即药品、耗材实行零差率,检查、化验降低价格,价格平移调整面必须过半,发挥价格调整的整体效应。

(3)差别化调整“四拉开”,即采取差别化的价格政策,拉开省、市、县价格差距;拉开不同难易程度的诊疗项目价格差距;拉开不同诊疗水平医生的诊疗价格差距;拉开不同等级医院价格水平。从价格政策层面引导患者分流就诊。

（4）突出重点"减负担"。对需常年治疗、原本就医负担较重的部分特殊患者群体,如尿毒症、长期放疗患者等,合理控制调价比例,实行特殊的医保支付政策。

（二）建立药品集中采购新机制

（1）目录"瘦身"。坚持"为用而采、按需而设"原则,由全省各级医院自下而上按需申报药品清单,层层公示"晒清单",并以各医院申报品种最大重合度为主要依据,结合临床实际需求和专家评审意见,经过严格遴选形成最终采购目录,品种由 2654 减少到 1791 种,品规由 11995 个减少到 4917 个,而最终入围的为 1696 个品种和 3376 个品规。目录的"瘦身"从源头上遏止了"带金销售""带金开药"的行为。

（2）分类采购。结合临床实际,将省级目录分为若干个子目录,按计划、分步骤通过公开招标、价格谈判、集中挂网、定点生产、自主阳光等方式开展分类采购;严格执行"双信封"评审,合理控制低价药的涨幅,实行重点药品监控,对公开招标目录中,反映价格虚高明显、临床容易滥用的 34 种中药辅助药品和注射药品实行特定限价谈判,有效挤压药价水分。

（3）集中结算。统一选择,确定药品采购集中结算开户银行,开设结算账户,确保药款及时支付,降低企业生产流通成本。

（4）激励约束。将全省分为 10 个采购片区,医疗机构按采购片区组成采购联合体,按照"单一货源"的原则,在省级药品集中采购入围品规的基础上,开展量价挂钩的药品带量采购,进一步降低药品价格。同时也调动医疗机构参与药品集中采购的积极性。

（5）监督管理。实现省、市、县三级联动的药品采购服务监管机制,加强药品履约监管;全面实行信息公开,实现"以公开促公正、以透明保廉洁";统一公开遴选,确定全省公立医疗机构基本药物配送企业 10 家,提高配送集中度。

（三）实行科学价格补偿

（1）改革期间,利用多渠道"控费"产生的空间,"腾笼换鸟"实现医院价格补偿。今年下半年将以新一轮药品集中采购挤压的药品价格空间,进行医疗诊察费等价格的调整。

（2）日常的价格调整,以医保结余为空间,小步快走、有升有降常态化地调整医疗服务价格。

（3）定期定价,对新增医疗服务项目定价进行及时调整,切实减轻群众不合理的医疗负担。

（四）加快医保整合进程

（1）推动医保管理体制改革。在全国率先成立医保办,将分散在各部门的城乡居民医保、医疗救助、药品采购、医疗价格等职能划归医保办统一管理,并推动全省医保机构整合。

（2）实现医保政策统一。2015 年,福建省已完成了城乡居民基本医保政策一体化和设区市统筹工作,其中近半设区市还整合了经办管理机构,实现了"三保合一"。

（3）实施医保药品支付新标准。以新一轮药品集中采购价作为医保药品支付标准,引导医疗机构控制成本和合理用药。

（4）开展医保支付方式改革。实施以总额控制为基础的按病种、按人头等复合式付费方式改革,职工医保、城镇居民医保各统筹区实行按单病种付费结算的病种 20 多个;新农合77 个统筹县(市)全部开展支付方式改革,12 个县作为省级新农合支付方式改革重点联系县,试点工作取得实质性进展。

二、落实政府投入责任,健全政府投入长效机制

(一)建立差别化补助机制,补助政策向县级公立医院倾斜

由于不同等级医院的卫生资源配置和医疗服务能力存在差别,财政部门对区域内的省级、市级、县级医院实行分类补助:县级公立医院硬件投入由政府承担,人员基本工资由财政托底,建立常态化的办医经费补助制度;市级公立医院硬件投入由政府承担,日常运营经费由医院承担,政府按项目给予补助;省级公立医院硬件投入由政府部分承担,日常运营经费由医院承担,政府按项目给予适当专项补助。

(二)建立"零差率补助"机制,设立政策性亏损补助

对实施药品、耗材零差率改革的市、县两级医疗机构,财政对原药品加成收入分别按10%、15%比例给予补助;财政对县级医疗机构原耗材加成收入按15%比例给予补助,补助资金列入对公立医院的政策性亏损补助,统筹用于公立医院基本建设和设备购置。建立科学的医务人员薪酬制度,切实提高医务人员待遇,试行公立医院工资总额核定办法。建立以公立医院上年工资水平为基础,以床位核定的人员总量为基数(含编内外人员),与院长年薪绩效考核挂钩,并随着经济社会发展和社会平均工资水平的提升,改革期间给予一定增长幅度的动态调节机制。

(三)实行院长目标年薪制

出台了《省属公立医院院长目标年薪制管理办法(试行)》,从医院服务评价、办医方向、平安建设、医院发展等方面设立19条管理细则,从社会效益、医疗服务提供、综合管理、可持续发展4个方面51项指标对院长实施考核。考核结果与医院工资总额相挂钩,以调动所有医务人员参与医院管理的积极性。同时,院长年薪由财政全额负担,体现院长代表政府管理医院,院长待遇不直接与医院收入发生联系。

(四)改革医院编制人事制度

以医院实际开放床位为基数,按照不同等级和类别核定人员控制总量,逐步推进编内外人员同岗同薪同待遇;推进医院职称评聘制度改革,适当放宽县级公立医院高级职称评定标准,提高职称岗位结构比例。

(五)改革内部分配制度

医院在核定的绩效工资总额内,医生(医技)团队、护士团队和行政后勤团队拟按5∶4∶1的比例自主进行分配,体现多劳多得、优绩优酬;严禁给医务人员设定创收指标,严禁把医务人员个人收入与医院的药品耗材、检查化验等业务收入挂钩。

三、合理利用医疗资源,扎实推进分级诊疗制度建立

以"强基层"为路径,合理利用医疗资源,提升基层医疗卫生机构服务能力和水平,引导参保对象按照疾病的轻、重、缓、急及治疗的难易程度,合理选择医疗机构进行分级治疗。

(一)加强管理县域内三级公立医疗卫生机构

(1)强化县级政府办医责任,推动设立县公立医疗机构管理委员会,由县委或县政府主要领导担任主任,县医管委代表政府统一归口管理县域内三级公立医疗卫生机构。

(2)落实院长的办医自主权,让院长真正拥有基层医疗机构人事权、经营权、分配权。推行乡、村医疗卫生一体化改革,按照行政区划,由乡镇卫生院在每个行政村延伸举办一个公益性的村卫生所。

（二）推进以社区卫生服务中心为平台的家庭医生签约服务

（1）重点抓好城市社区家庭签约医生队伍建设、签约激励机制建设、完善绩效考核机制和信息平台支撑建设等要素。

（2）建立健全慢性病患者全程管理体系，以高血压、糖尿病等严重危害群众健康的慢性病为突破口，开展签约患者全程健康管理。

（三）提升县域综合医疗服务整体实力

建设县域医疗技术服务、县域医疗联合体和县域医疗信息服务三大平台，强化县级公立医院龙头作用，增强对农村三级医疗机构的辐射带动。县域技术服务平台指导服务基层诊疗；县域医疗联合体辐射县域内所有基层医疗机构，推进乡镇卫生院和村卫生所医疗一体化，推进优质医疗资源下沉、资源共享、双向转诊；县域医疗信息服务平台运用"互联网＋"，实现县域医疗服务信息互联互通，促进远程医疗，上下联动。

（四）实行有利于分级诊疗的差别化政策

坚持"越往基层，财政要多补一点、医疗价格要低一点、医保报销比例要高一点、医务人员的饭碗要铁一点"的"四个一点"要求，重点改革基层医保、医疗价格和基本药物政策等。

（资料来源：唐金倍,王芬.福建：积极探索医药卫生体制改革之路[J].中国财政,2017(13):54-55.）

第二章
医院市场营销概述

市场营销学是一门研究市场营销活动及其规律的应用科学,市场营销活动是在营销观念指导下进行的。医院作为医疗服务业的主力,与其他企业一样,其营销活动也是在市场营销观念的指导下展开的。因此,了解我国医院的发展情况,准确把握市场营销的内涵,正确认识营销管理的实质与任务,对医院管理者制定营销战略、选择营销战术有着十分重要的意义。

第一节　我国医院发展概况

在我国,医院既是医疗机构中的主要组成部分,又是医疗与卫生防疫、专业保健机构相互衔接的纽带,同时也是医学教育和科学研究的重要基地。这就决定了我国医院的任务具有综合性。《全国医院工作条例》对我国医院的任务有如下规定:以医疗工作为中心,在提高医疗质量的基础上,保证教学和科研任务的完成,并不断提高教学质量和科研水平,同时做好扩大预防、指导基层和计划生育的技术工作。

表 2-1　2009—2018 年我国医院数量统计表

单位:个

年份	合计	医院	#综合医院	#公立医院	#民营医院	#中医医院	#专科医院	基层医疗卫生机构
2009	916571	20291	13364	14051	6240	2728	3716	882153
2010	936927	20918	13681	13850	7068	2778	3956	901709
2011	954389	21979	14328	13542	8437	2831	4283	918003
2012	950297	23170	15021	13384	9786	2889	4665	912620
2013	974398	24709	15887	13396	11313	3015	5127	915368
2014	981432	25860	16524	13314	12546	3115	5478	917335
2015	983528	27587	17430	13069	14518	3267	6023	920770
2016	983394	29140	18020	12747	16432	3462	6642	926518
2017	986649	31056	18921	12297	18759	3695	7220	933024
2018	997434	33009	19848	12032	20977	4939	8090	943639

注:#系其中数。

资料来源:卫生部

一、我国医院的分类

（一）非营利性医院和营利性医院

根据 2000 年卫生部、国家中医药管理局、财政部、国家计委联合制定的《关于城镇医院分类管理的实施意见》，从 2000 年 9 月 1 日起，全国范围内对医院实施分类管理。

1. 非营利性医院

非营利性医院指为社会公众利益服务而设立运营的医院，不以营利为目的，其收入用于弥补医疗服务成本，实际运营中的收支结余只能用于自身的发展，如改善医疗条件、引进技术、开展新的医疗服务项目等。

（1）政府举办的非营利性医院

政府举办的非营利性医院主要提供基本医疗服务并完成政府交办的其他任务，不以营利为目的，向全民提供普遍服务，国家对其承担无限清偿责任。政府举办非营利性医院的目的是满足公众的基本医疗需求，属于社会福利的部分，其最终目的在于社会效益最大化。政府会对其进行较强的干预与管理，并提供财政补助资金。政府举办的非营利性医院的经营行为也要接受公众、法律、舆论的监督与制约。政府举办的非营利性医院的发展水平体现了国家对卫生医疗事业的投入和重视程度。

（2）社会资本举办的非营利性医院

社会资本举办的非营利性医院主要包括社区医院、民办非营利医院等。各类社会资本举办非营利性医疗机构，能够扩大医疗服务供给，形成投资主体多元化、投资方式多样化的办医体制，更好地满足人民群众不断增长的多层次、多样化医疗卫生服务需求。

2. 营利性医院

营利性医院是指那些医疗服务所得利益可以作为投资者经济回报的医院。这类医院经有关部门核准后，可以根据市场需求自主确定医疗服务项目，其提供的医疗服务价格开放，实行市场调节，根据服务成本和市场供求情况自主制定价格。股份制、股份合作制和中外合资医院以及城镇个人诊所一般定为营利性医院。营利性机构以追求利润最大化为目的，税后利润可以给予投资者一定的回报，但并不一定能营利，甚至可能亏损。

（1）民营医院

民营医院是由民间资本全资或控股投资而依法设立的产权私有、自主经营、自负盈亏的医院，是为群众提供医疗服务的知识密集型的非企业的经济组织，如华夏眼科医院集团股份有限公司。

（2）中外合资医院

中外合资、合作经营医院是指根据《中华人民共和国公司法》和《中外合资、合作医院管理暂行办法》成立的中外合资、合作医院、诊所以及其他各种医院。目前大多数集中于经济发展较快的地区，一般规模不大，总投资额不高，服务范围集中于一些专科项目，综合医院较少，其服务人群主要是在中国的外籍人士和具有较高收入的中国人。

例如，上海嘉会国际医院，由美国哥伦比亚大学基金会在香港注册成立的嘉会医疗控股有限公司、上海挚信投资管理有限公司合资筹建，医院位于上海市中心徐汇区，是一家由外资主要控股的营利性综合医院，于 2011 年 4 月正式获得卫生部和上海市政府审批。上海嘉会国际医院是中国第一家获得卫生部许可冠名"国际"的外资综合性医院,按照三级综合医院规模设立,共开设 500 张床位,建筑面积为 17 万平方米。

3. 非营利性医院和营利性医院的区别

(1)目的不同

营利性医院运行的目标是追求利润最大化;非营利性医院是为特定社会目标运行,不以赚钱为目的。

(2)经营方式不同

非营利性医院政府干预较多;营利性医院经营上具有一定的灵活性,可以自主经营、自负盈亏,可以根据医疗消费者的要求和医疗市场的变化,及时调整服务项目和服务价格,让医疗消费者得到更好的服务和更多的实惠。

(3)收益分配的方式不同

营利性医院获得盈利后,投资者对税后利润可以分红;非营利性医院不以赚钱为目的,但为了扩大医疗规模,也可适当营利,但获得的盈利只能用于自身发展,不能分红,盈利主要用于购买设备、引进技术,开展新的服务项目或向公民提供低成本的医疗卫生服务。

(4)服务的对象不同

非营利性医院以群众的医疗需求为导向,服务对象主要是普通群众;营利性医院以市场为导向,提供的往往是能够获得高额利润的特许医疗服务或其他特色医疗服务,服务的主要对象是经济条件较好的医疗消费者。

(5)财政补助政策不同

政府办的县及县以上非营利性医院,以定向补助为主,由同级财政安排;营利性医院没有任何财政补助。

(6)享受的税收优惠政策不同

对营利性医院的有关政策是:

①该机构取得的收入应按规定征收各种税收。

②为了支持营利性医院自身的发展,对营利性医院取得的收入,直接用于改善医疗卫生条件的;可自取得执业登记许可之日起,三年内给予以下优惠政策:对其取得的医疗收入免征营业税;对其自用的房产土地、车船免征房产税、城镇土地使用税、车船使用税。

对非营利性医院的政策是:

①按照国家规定取得的医疗收入免征各种税收,不按照国家规定价格取得的收入,不得享受这项政策。

②从事非医疗服务取得的收入,应按照规定征收各种税收。

③非营利性医院将取得的医疗服务收入,直接用于改善医疗条件的部分,经税务部门批准,可抵扣其应纳税所得额,就其余额征收企业所得税。

④对营利性医院自用的房产、土地、车船免征房产税、城镇土地使用税、车船使用税。

(7)执行的价格政策不同

营利性医院提供的医疗服务实行市场调节价,医院根据实际服务成本或市场供求情况自主制订价格;非营利性医院提供的医疗服务实行政府指导价,医院按照主管部门制订的基准价,并在其浮动范围内,确定本单位实际医疗服务价格。

(8)执行的财务会计制度不同

非营利性医院执行财政部、卫生部颁布的《医院管理制度》《医院会计制度》等有关法规、政策;营利性医院参照执行企业的财务、会计制度和有关政策。在具体执行中,对政府举办的非营利性医院可委派财务总监;对其他非营利性医院应制定统一的财会制度,严格执行审计制度。对于营利性医院的财务监督,可由税务部门来执行。

（二）医院的等级

医院等级划分标准,是我国依据医院功能、设施、技术力量等指标对医院资质进行评定。全国统一,不分医院背景、所有制性质等。按照《医院分级管理标准》,医院经过评审,确定为三级,每级再划分为甲、乙、丙三等,其中三级医院增设特等,因此医院共分三级十等。

一级医院是直接为社区提供医疗、预防、康复、保健综合服务的基层医院,是初级卫生保健机构。其主要功能是直接对人群提供一级预防,在社区管理多发病、常见病患者并对疑难重症做好正确转诊,协助高层次医院搞好中间或院后服务,合理分流病人。

二级医院是跨几个社区提供医疗卫生服务的地区性医院,是地区性医疗预防的技术中心。其主要功能是参与指导对高危人群的监测,接受一级转诊,对一级医院进行业务技术指导,并能进行一定程度的教学和科研。

三级医院是跨地区、省、市以及向全国范围提供医疗卫生服务的医院,是具有全面医疗、教学、科研能力的医疗预防技术中心。其主要功能是提供专科(包括特殊专科)的医疗服务,解决危重疑难病症,接受二级转诊,对下级医院进行业务技术指导和培训人才;完成培养各种高级医疗专业人才的教学和承担省以上科研项目的任务;参与和指导一、二级预防工作。

医院分等的标准和指标,主要内容应是:

①医院的规模,包括床位设置、建筑、人员配备、科室设置四方面的要求和指标。

②医院的技术水平,即与医院级别相应的技术水平,在标准中按科室提出要求与指标。

③医疗设备,包括基本设备、病房每床单元设备,有与开展的诊疗科目相应的其他设备。

④医院的管理水平,包括院长的素质、人事管理、信息管理、现代管理技术、医院感染控制、资源利用、经济效益七方面的要求与指标。

⑤医院质量,包括诊断质量、治疗质量、护理质量、工作质量、综合质量等几方面的要求与指标。

我国现行的医院分等标准,主要是以各级甲等医院为标杆制订的。甲等医院的标准,是现行的或今后3～5年内能够达到国家、医院管理学和卫生学有关要求的标准,是同级医院中的先进医院标准,也是今后建设新的医院标准。

（三）医院的类型

1. 综合医院

旨在处理各种疾病和损伤的医院是综合医院。综合医院通常是一个地区的主要医疗机构,有大量的病床,可以同时为许多病人提供重症监护和长期照顾,综合医院拥有比较齐全的科室,提供医疗保健全方位的服务,不是单为某一个年龄段或某一个系统的疾病防治而独设的医院。综合医院的建设项目应由急诊部、门诊部、住院部、医技科室、保障系统、行政管理和院内生活用房七项设施构成。综合医院的建设规模,按病床数量可分为200床、300

床、400床、500床、600床、700床、800床、900床、1000床9种,如北京协和医院、四川大学华西医院等都是综合医院。

2.专科医院

专科医院指的是在某方面表现突出的医院,如常见的眼科医院、口腔医院、妇幼保健医院、儿科医院、妇科医院、泌尿科医院、肛肠科医院、耳鼻喉科医院、皮肤科医院、精神病院、肿瘤医院、传染病医院等。具体医院如首都儿科研究所、海峡整形美容医院、爱雅口腔医院等。

随着中国经济发展水平的提高,人们越来越重视自身的健康,医疗服务消费早已突破了"有病求医"的观念,医疗消费动机表现出多层次、多样化的特点,美容、整形、康复服务正在悄然走俏,健康咨询、家庭保健等方面的潜在需求不断增长,以及保健品市场的一再升温、特需服务的产生等现象为专科医院开拓出了更多的市场。由于专科医院在资金和设备投入上的规模相对较小,容易在医疗市场的夹缝中生存甚至脱颖而出,故专科医院越来越多,规模越来越大,档次也越来越高。医疗行业跟其他行业一样,在市场成熟之后,必须要细化分工,市场的专业化将越来越强。目前,专科医院以妇科、泌尿科、整形美容科为主,但其实还有更多类别的专科没有被充分发掘,如心血管、骨伤外科、手外科等,这些专科在未来的医疗市场中也有很好的发展前景。

3.教学医院

教学医院是指具有教学用途,提供在读医学类院校学生实习、研究场所的医院。此类医院由医学院校开设、指定,或由政府指派的医学院校驻守。教学医院可以是综合医院,也可以是专科医院。教学医院通常是医科大学、医学院或综合性大学医学院的附属医院。要获得"教学医院"的资格,医院首先必须具备较强的教学实力、科研能力和人才培养条件,尤其在师资队伍、临床实践、科学研究等方面,要具有一定的水平、特色和优势。其次要体现出教学育人的本质,还要求医院在社会上有良好的口碑。例如,中山大学附属第一医院就是中山大学的附属医院及教学基地。

4.诊所

诊所是为医疗消费者提供门诊诊断和治疗的医院,不设住院病床(产床),只提供易于诊断的常见病和多发病的诊疗服务。诊所的规模一般比较小。由于大型医院满足不了数量如此之多且区域分布如此之广的中国人口,因此,诊所在我国起到非常显著的作用。诊所也包括公立诊所(社区卫生服务中心)和民营诊所两种。

二、我国医院的发展概况

(一)公立医院的发展概况

改革开放至今,各行各业都发生了巨大的变化,作为医疗桥头堡的公立医院更是经历了翻天覆地的变化。

1.公立医院恢复期(1978—1992年)

20世纪60年代至改革开放初,中国卫生事业经费和投入不足,以及三次大幅降低医疗收费标准,导致公立医院亏损严重,同时政策限制过严,公立医院吃"大锅饭"现象严重。1977—1978年中国全面恢复高考,1985年中国公立医院迎来了改革开放后的第一批医学生。改革开放40年,中国高等医学院校共计培养781万医学专业学生。1979年1月,时任卫生部部长钱信忠在接受新华社记者采访时提出:"要运用经济手段管理卫生事业。"1985年,国务院批准原卫生部《关于卫生工作改革若干政策问题的报告》,提出放权让利,扩大医院自主权,提高医院的效率和效益。这个时期其实是在探索按经济规律开办和管理医院,如定任务、定床位、定编制、定业务技术指标、定经费补助等。这个阶段公立医院的数量和收入都呈上涨趋势。

2. 公立医院发展期(1992—2003 年)

1992 年,国务院下发《关于深化卫生改革的几点意见》,确立了建立社会主义市场经济体制的改革目标后,公立医院也开始尝试现代企业制度的改革模式,在市场"无形的手"指挥下进行运作:医疗产业化、医疗商品化、医疗市场化。1998 年,国务院颁布《关于建立城镇职工基本医疗保险制度的决定》,这标志着中国医保改革的开始,随着城镇居民医疗保险和新农合的实行,医保开始成为中国公立医院收入的最大来源。"地方公立医院率先实行完全市场化"医院改制,国务院发文《关于城镇医疗卫生体制改革的指导意见》鼓励"各类医疗机构合作合并",公立医院迎来改制高潮。这个时期公立医院的经济状况得到极大改善,综合实力加强,诊疗准确率有了极大提高。这个时期政府对医疗系统的态度是"给政策不给钱",大型公立医院在"以工助医,以副补主"的政策影响下积极创收,医疗服务的市场满意度、公平性、公益性出现下降。这一阶段公立医院的数量变化不大,但收入呈上涨趋势。

3. 公立医院黄金期(2003—2013 年)

这一时期的公立医院迎来了前所未有的发展机遇。医疗技术与人才保障、社会老龄化到来、城市化进程加快、医保全民覆盖、药品加成政策等,这些都为公立医院的发展带来巨大的机遇。2003 年,SARS 疫情让中国开始反思公共卫生体系的漏洞。"政府主导派"学者认为近 20 年来政府对卫生医疗事业的主导不足、拨款不足,公立医院成了利润追逐者,国家应拨出更多资金支持公立医院,以维持医疗卫生事业的公共品属性。2005 年 9 月,上海申康医院发展中心成立,中国公立医院开始探索管办分离的发展模式。2009 年,国务院发布《关于深化医药卫生体制改革的意见》,新医改拉开序幕,"推进公立医院改革"是新医改方案中五项重点内容之一。为了把医药卫生体制改革持续推向深入,国家开始推行临床路径管理工作,它是用于医务保健优化、系统化、标准化和质量管理的重要工具之一。临床路径在医疗机构中的实施,为医院管理提供了标准和依据,是医院内涵建设的基础。这一阶段公立医院因体制背景优势,数量呈下降趋势,但是医院的收入和利润都呈上涨趋势。

4. 公立医院瓶颈期(2013 年至今)

这一时期公立医院实现了以收入为中心到以成本为中心的转型。具体表现在:公立医院去编制、按病种收付费、药品零加成、分级诊疗、医生多点执业、调整医疗服务价格、公立医院去行政化、两票制……2015 年,国务院发布《关于推进分级诊疗制度建设的指导意见》,全国各级公立医院开始推行分级诊疗。大医院门诊量开始下降,社区医院门诊量上升,二级医院开始转型。2018 年 3 月,"国家卫生和计划生育委员会"正式更名为"国家卫生健康委员会",公立医院的发展迎来新的历史时刻。这一阶段公立医院的数量和利润呈下降趋势,但收入还是呈上涨趋势。

医疗质量和可及性(the health access and quality,HAQ)指数是 *Lancet* 发布的衡量一个国家和地区医疗质量和可及性的指数,分数越高说明医疗质量和可及性越好。我国的 HAQ 指数排名:1990 第 110 位;2016 第 48 位。改革开放以来中国医疗质量不断提升,成为 HAQ 指数公布 25 年以来全球进步最大的五个国家之一,与此相对应的是,中国医疗支出水平与发达国家还有很大差距。40 多年来,中国医疗质量的飞跃很大程度上是由公立医院创造的。

(二)民营医院的发展概况

在中华人民共和国成立之初,所有的医院都是国家所有,统一支出和营利,随着改革开放,经济飞速发展,为了适应市场经济的需要,更好地发展医疗事业,国家允许私人资金、外来资金投资医疗卫生事业,所以形成了以"灵活多变,追求高质量服务"为口号的民营医院。1980 年 8 月,国务院批准原卫生部《关于允许个体开业行医问题的请示报告》,中国民营医院开始迈出第一步,中国公立医院在医疗卫生领域一统天下的局面被打破。当时的民营医院多由私人诊所发展壮大或民间资本参与公立医院改制而来。由于中国对医院实行国有管理,公立医院由当地卫生部门直接管理,而民营医院的建立必须经当地卫生部门批准。虽然政策没有限制民营医院的建立,但卫生部门出于对公立医院的保护,在审批时对民营医院卡得很严,民营医院在这样的环境下很难得到发展。民营医院真正大规模的发展是在 2001 年以后。2001 年 9 月,中国开放医疗市场,鼓励发展民营医院,民营医院开始在社会上大量出现。市场开放之初,投资民营医院往往能够得到地方政府"外资企业"的超国民待遇,最早吃螃蟹的投资者的确也有不少淘到了第一桶金。政府的优惠政策和盈利的示范效应,使大量民间资本踊跃入场。莆田东庄人是市场的第一批进入者,东庄镇人所办的民营医院及相关企业创造的产值,超过了中国中西部个别省的生产总值。2003 年,民营医院的发展进入了最好的时期,由于公立医院资金投入不足,地方政府将医疗资金的投入来源盯向了民间资本。许多地方政府改革卫生医疗体制,允许公立医院通过委托经营、股份合作、股份制等形式,或整体出让的办法,引进社会资本,并对民营医院实行 3 年免税制度。

新医改以来的一系列鼓励支持社会办医政策效果显著。但民营医院在快速发展的同时也暴露出不少问题。

1. 民营医院数量持续增加

据国家卫生健康委发布《2018 年我国卫生健康事业发展统计公报》的最新统计数据,我国民营医院 20977 个,占全国医院总数的 60% 左右,数量已经远超公立医院。而在国务院进一步深化放管服(简政放权、放管结合、优化服务工作,国家发改委、国家卫健委进一步调整放宽医疗健康行业的市场准入政策等大环境下,社会资本办医进入了史无前例的"黄金时代"。中国非公医院协会预测,到 2018 年年底,我国民营医院的数量将会占到全国医院总数的 70% 以上,服务质量与数量也将有显著的提升。

2. 民营医院诊疗人次增速较快,但平均人次较少

2018 年,全国医疗卫生机构总诊疗人次达 83.1 亿人次,比上年增加 1.3 亿人次(增长 1.6%)。2018 年,居民到医疗卫生机构平均就诊 6.0 次。2018 年,公立医院诊疗人次 30.5 亿人次(占医院总数的 85.2%),同比提高 3.4%;民营医院 5.3 亿人次(占医院总数的 14.8%),同比提高 8.2%。民营医院诊疗人次增速是公立医院诊疗人次增速的 2 倍以上。但是,医院诊疗人次占总诊疗人次的 43.1%,而民营医院诊疗人次仅占医院诊疗人次的 14.8%,占总诊疗人次的 6.4%。平均每家民营医院每年诊疗人次仅为 25266 人次,如果按照 365 天计算,平均每天接诊人次仅为 63.5 人次。

3.民营医院出院人次增速较快,但平均人数较少

2018年,全国医疗卫生机构入院人数25453万人,比上年增加1017万人(增长4.2%),年住院率为18.2%。其中,公立医院入院人数16351万人(占医院总数的81.7%),同比提高4.8%;民营医院3666万人(占医院总数的18.3%),同比提高10.4%,增速是公立医院的2倍以上。民营医院出院人次仅占全国出院总人数的18.3%。平均每家民营医院年均出院1747.6人次,平均日出院人数4.8人次。

4.民营医院床位较少、规模较小

2018年年末,全国医疗卫生机构床位840.4万张,其中,医院652.0万张(占77.6%),公立医院床位占73.7%,民营医院床位占26.3%。也就是说,公立医院床位总数480.2万张,平均每家公立医院399张,民营医院床位总数为171.8万张,平均到每家民营医院也仅有82张。据此粗略估计,20054所100张床位以下医院中可能大多数为民营医院。

尽管民营医院门诊诊疗人次逐年增加,但民营医院的服务能力和数量增幅相比差距非常大,而且同期公立医院门诊诊疗人次的增幅大于民营医院。因此,民营医院医疗服务水平需要进一步提高,在医疗消费者中建立良好口碑,吸引医疗消费者就医。同时,民营医院的数量和结构需要进一步优化和调整,尤其是在实施健康中国战略的大背景下,民营医院和社会资本切忌盲目扩张。

近年来,民营医院在重塑医疗生态健康圈,利用互联网医疗等技术方面取得突破性进展。伴随着互联网技术的发展,民营医院的发展模式与传统医疗模式融合的速度势必加快。这将使传统的民营医院的发展模式出现较大的分化:部分民营医院全面转型升级;部分坚守基层、低端服务;部分自生自灭。总体上,在互联网技术应用以及电商业务的发展阶段,医疗产业前期高投入和高风险特性对融入互联网和电商业务的医院来说,将是一个严峻的挑战。

三、我国民营医院的竞争走向

民营医院的竞争与过去相比,无论在竞争的内容、方式、激烈程度,还是应对竞争所采取的策略、竞争的结果方面都将有很大的不同,其竞争的走势主要表现在以下几个方面:

(一)规模经营与专科化并驾齐驱

规模经营与专科化并驾齐驱,依靠自身的独特优势占领一定的医疗市场份额将成为民营医院最重要的经营战略。

随着医疗市场竞争的进一步加剧,民营医院要想占有一定的市场份额,必须根据自身的条件和优势找准市场定位,并凭借自己独特的优势吸引病源。基于这种考虑,许多民营医院会利用自己的资金优势、技术优势、人才优势等发展规模经营或者是某一方面的特色专科经营,比如现在一些有名气、病源量大的民营医院,病床基本上都在1000张左右,而一些病床在100张左右的专科性民营医院,其经营状况也比较好。根据目前的发展态势,民营医院的规模化经营与专科化经营将会并驾齐驱,各类型的民营医院都会营造自己的"拳头产品",过去那种"小而全"但又没有什么特色的经营模式,显然已不能适应医疗市场的竞争。而一些小型的难以确立专科优势的民营医院,则应转变为社区医疗服务机构,通过为社区群众提供最基本的医疗服务来找到自己的市场定位。因此,突出自身优势的个性化和特色化服务应是民营医院在医疗市场竞争中站稳脚跟的重要战略。

（二）人力资源建设

"人力资源是第一资源"的理念将更加深入人心，尊重知识、尊重人才、争夺人才将成为民营医院的现实行动。

民营医院一直强调竞争的激烈，强调竞争的威胁，但不论是技术竞争、设备竞争，还是服务竞争，归根结底，都是人才的竞争。人作为科技与知识的载体，作为生产力中最活跃的因素，其人力资本具有很强的增值性，特别是掌握了丰富知识和高新技术的专业人才与具有较高综合素质的复合型管理人才，他们所创造的价值是普通设备所无法比拟的。未来的医疗市场竞争，就是拥有人才的总量和质量的竞争，哪家民营医院拥有了一流的人才，哪家民营医院就赢得了市场竞争的主动权。所以，"人力资源是第一资源"的理念将越来越被民营医院的领导者所接纳，而且会更加深入人心，尊重知识、尊重人才、争夺人才在管理者那里不再是一句空话，而是从薪酬福利、创业空间、发展平台等各个方面得到实实在在的体现。"得人才者得天下"的古训应是民营医院管理者必须牢记的箴言。

（三）不断创新

不断创新将成为民营医院永恒的追求目标和保持竞争活力的重要法宝。

"创新是一所医院进步的灵魂。"现代科技日新月异，各种新技术、新材料、新能源在医学领域的广泛应用，使医疗技术的方式方法一直处于急剧变化中。经济全球化和管理国际化使民营医院的管理方法和技术也在产生迅速的变革，这些都要求民营医院要进行不断的创新，以便及时吸收先进的科学技术和管理方法，这样，民营医院才能在医疗市场竞争中获取竞争优势，保持自己在市场中的优势地位。所以说，不断创新将成为民营医院永恒的追求目标和保持竞争活力的重要法宝。

（四）注重服务营销

由于医疗市场竞争加剧，民营医院将更加讲求服务营销策略，广大群众会享受到更加优质的医疗服务。

面对竞争激烈的医疗市场，医部机构的规模、技术、人才或者服务只是具备了获取竞争优势的"硬件"，仅凭这些"硬件"还不可能完全赢得市场。"好酒不怕巷子深"不是市场经济思想和现代营销意识，在医疗市场竞争中，有了好的医疗服务产品，还必须讲求营销策略。例如有的民营医院采用集团化或连锁化经营，就是通过一个品牌、一个形象和一套标准化程序来提供规范化的医疗服务；有的民营医院通过疾病治疗协商、专人陪护、免费供餐以及提供娱乐服务等细微化服务来体现人文关怀……都是一种营销策略。通过竞争，民营医院才能真正做到用比较低廉的费用提供比较优质的服务，这样就使广大人民群众成为最大的受益者，同时也达到了医疗卫生改革的目的。

（五）提供高端服务

随着国家医疗体制改革的逐步推进，国家及地方政府相继发布了一系列关于鼓励多种形式、多种渠道投资发展医药卫生事业的政策措施，明确为民营医疗机构的发展提供政策扶持，支持民营资本投资开办专科医院等各种特色医疗机构，鼓励民营医疗机构提供基本医疗服务,同时引导和促进民间资本投入高端、特需服务市场,满足群众不同层次的医疗卫生服务需求。民营医院具有经营灵活、资本自由等优势,未来民营医院在提供基本医疗服务的同时,将逐渐进入高端、特需服务市场,以满足不同层次的医疗卫生服务需求。以美国为例,公立医院占医院总数的比例不足1/3,公立医院主要为低收入人群提供保障性医疗服务;私立医院主要定位于有医疗保险的普通人群,满足大部分美国人民的医疗需求,并提供主要的高端、特需医疗服务。

(六)注重品牌和形象

为了提高社会知名度和公众美誉度,民营医院将更加注重品牌推广和形象宣传。

民营医院的社会知名度和公众美誉度直接关系到民营医院的病源量,进而影响到民营医院的社会效益和经济效益。因此,在未来的医疗市场竞争中,民营医院将更加注重品牌推广和形象宣传,以增强社会公众对自身的认知,从而保持持久的竞争力。多数民营医院已经成立了市场营销部或是社区公关部,也有的叫就医顾客部,不管叫什么名称,其主要任务就是进行医疗市场的状况调研、组织医疗市场细分、了解医疗消费者需求、开展医院营销策划、组织品牌推广和形象宣传等工作;有些民营医院在招聘管理人才时,专门招聘形象策划人员,这些都为更好地保证民营医院的品牌形象和市场运营奠定了基础。

第二节　医院营销的演变与发展

市场营销是企业面临竞争并赢得竞争的必修课程,不仅仅是企业争取市场主动的方法和手段,也是为需求方提供更完善服务的途径。市场营销应用到医院经营的实践工作中后,对医疗界产生了巨大影响。

一、国外医院营销的发展历程

美国是医疗服务市场化程度最高的国家,也是营销理论与实践的起源地,因此回顾美国医院的发展历程可以窥见医院营销理论与活动的起源和发展。

虽然市场营销本来是企业的制胜法宝之一,但是长期以来,对医院需不需要营销一直存在很大的分歧与争论。直到1976年,美国的医院才开始把市场营销的一些理念应用到医疗健康产业,所以医院营销的实践实质上在全世界也就进行了40年左右的时间。

20世纪40年代以前,美国政府对医院的影响相对较小。40年代中后期,Hill Burton法案要求联邦政府提供专项的资金帮助州及各社区建立医院及其他基础的医疗设施,此举保障了政府在医疗市场中的主导地位。这一阶段的医院营销主要以产品为导向。

20世纪70年代,西方发达国家服务业市场竞争激烈,迫使服务业不得不引入营销的理念以获得生存和发展。同样,医疗市场的竞争也趋于白热化,从过去的"卖方市场"转向"买方市场",迫使医院重视市场营销,通过对市场和自身的定位来满足不断变化的医疗消费者的需求,以赢得市场份额,求得自身的生存和发展,这是医院营销理念的源头。这一阶段的医院营销主要以顾客为导向,也就是医院引导市场需求和医疗消费者的需求,营销方式相对单一。

20世纪90年代,美国的医院市场营销从传统型向现代型转换,也就是从传统的使用广告、公共关系、社区关系、公共事务等形式转向一种战略营销管理模式。究其原因是医疗市场的主导力量发生了转移。医疗市场的主导方由医疗卫生服务的提供者——医院和医生,转向医疗服务的购买者——医疗保险计划(医疗保险公司、健康维持组织)和掌握了更大信息量的病员(即医疗消费者)转移,也就是由卖方市场转向买方市场。总之,由于保险产业和医疗消费者在竞争激烈的医疗市场中的地位增强,以及社会经济生活的方式变迁,医院的市场营销方式也相应发生改变,将其注意力集中在如何营建其核心竞争力以保证在竞争激烈的市场中立于不败之地。这一阶段医院营销主要以竞争为导向,也就是以顾客需求为导向。

现代的美国医院市场营销已经进入了战略营销时期,面对医疗费用的不断上涨,医疗行业竞争激烈、医疗消费者资源稀少等现状,开展了切实有效的营销活动。品牌营销,通过不断形成的品牌力量来不断增加未来潜在的健康需求者来源。建立营销数据库,既可以保住已有的市场份额,同时网上营销可以为健康需求者提供更加快速便捷的多样化服务。此外,技术的优势以及高品质的服务是赢得医疗消费者信赖的重要保证,如建立特殊疾病中心、引入高新技术、追踪回访服务等,这是美国医院营销战略赢得医疗消费者和市场资源的重要方式。

美国在其医疗市场中实行公立与私立并行发展,以私立医院为主,公立医院为辅,其私立医院的占有比例是目前西方发达国家中最高的。在美国,非营利性私立医院多达85%,且综合实力排名及专科排名靠前的医院大部分是私立非营利性医院。

二、我国医院营销的发展历程

我国医疗领域引入营销理念的时间还较短,对营销理念的理解还存在一些误区。但是,从实践来看,我国医院的营销活动也取得了一定的成绩。

改革开放之前,我国实行计划经济,医院的经营模式受当时政治和经济因素的影响较深,医疗行业长期处于垄断状态,医疗服务供不应求,具体表现为医疗服务的供给不能满足医疗消费者需求、医疗用品和服务短缺、医疗技术水平低下、医药物资缺乏等。在这个阶段中,产品导向是当时医疗市场的整体状态。

1978年,邓小平提出改革开放政策,国家开始实行市场经济。市场的开放带动了行业竞争,我国医疗市场也受到较大的冲击,由原来的坐堂行医,转化成了需要运用各种手段去招揽医疗消费者。这个阶段我国经济发展迅速,人们生活水平显著提高,对医疗保健的需求呈现多样化发展的趋势,传统的经营模式已经不能满足医疗消费者的需求,也不利于医院的长远发展,而市场营销的引入解决了这个问题。

我国民营医院营销发展的五个阶段:

(一)认为营销就是广告、推销和一些宣传品

在这个阶段,民营医院并没有仔细地研究人群的需求,工作的重点是通过广告,漫无目标地吸引病人来医院就诊。而对于谁是医院要服务的人群以及他们确切的需求并不是十分清楚。

（二）认为营销就是微笑和友善的气氛与服务态度

在这个阶段,民营医院开始对医院服务态度的转变做出比较大的努力。在此之前,医院特别是公立医院的服务态度经常成为病人投诉的焦点,服务态度恶劣、冷落,甚至训斥病人的情况在很多医院都有发生。医院的垄断性和医务人员与病人之间信息和地位的极不对称性,使这种服务态度恶劣的状况持续了很长时间。随着竞争的加剧,民营医院逐渐认识到一个良好的服务态度和对病人的尊重是吸引医疗消费者来医院就诊以及建立长期关系的重要因素。

（三）认为营销是市场细分和创新

在这个阶段,民营医院已经认识到它所服务的人群是由很多类不同的人群组成的。这些人所在的地域不同、教育背景不同、收入不同、居住的环境不同、对服务质量的要求也不同。民营医院根据自身的特点,选择最擅长服务的人群作为目标,并针对目标人群设计创新的医疗服务产品,这已经被民营医院认为是对医院有利的一个重要活动。

（四）对民营医院进行定位

在这个阶段,民营医院经营者开始考虑医院做什么和不做什么的问题。民营医院要根据自己的核心能力、医疗消费者需求和环境的发展,包括疾病的发展趋势来决定医院最擅长提供什么样的产品。因为资源总是稀缺的,这样做可以使民营医院更集中优势的资源,向医疗消费者提供比竞争对手的产品更有价值的医疗服务产品。除了决定医院要做什么和不做什么之外,民营医院经营者也开始注意到把这种定位向公众和目标人群进行传播,可以使医院在目标人群当中形成一个与众不同的、与竞争对手有差异的印象,来加大医院的吸引力。

（五）营销的计划、实施和控制

当民营医院已经有了明确的市场细分而定位之后,民营医院经营者开始考虑对市场进行进一步的研究,以及营销的计划、实施和控制的问题。在这个阶段,民营医院市场营销已经达到了一个比较高的层次,但是能否有效进行营销市场的分析、计划、实施和控制,则取决于是否有一个完善的营销体系作为基础。这个营销体系包括营销的职能部门、具有系统知识和技能的营销管理人员、与营销管理相关的激励机制、营销任务管理、业绩评估方法等管理系统。

其实现代医院市场营销是一门综合性的学问,涉及医学、新闻、广告、营销、网络、公共关系、平面设计等多个专业,但是因为多数民营医院对市场营销管理不够专业,所以导致了很多人对民营医院市场营销的误解。

第三节 医院市场营销

随着市场化程度与国际化程度的加剧,医疗行业与其他领域一样面临着巨大的竞争压力,为了摆脱自身发展困境,医院,特别是民营医院,积极引入先进的企业管理理念,其中包括市场营销理论,并在市场发展过程中逐渐形成了具有行业特色的医院营销理念,有效地指导了医院积极开展营销活动。虽然医院营销理念的兴起是在市场营销之后,但是其思想和萌芽伴随医院这个实体的出现而出现,并贯穿于医院的整个发展历程中。

可以说,医院营销是伴随着激烈的医院竞争而产生的,它来源于商业方面的市场营销而又不同于一般的市场营销。医院营销主要适用于不同性质、不同级别、不同规模的专一医疗单位的营销。

一、医院市场营销的内涵

医院市场营销是医院为了满足医疗消费者(包括潜在医疗消费者)的需求,实现医院整体组织目标而制订计划,将医疗技术与服务从医务工作者手中输送到医疗消费者手中而进行的一系列必要活动。也就是说,医院市场营销是以医疗消费需求为出发点,有计划地组织各种医疗经营活动,为医疗消费者提供满意的医疗技术及健康服务,实现医院整体目标的过程及一系列必要活动。这些活动包括:新医疗项目及服务策划、医疗市场调查、医院广告策划、医院公共关系、医疗服务项目开发流通及宣传推广、医疗项目开发和促销、医疗消费者特别服务、其他医疗项目销售。

医院市场营销主要研究医院的市场营销管理活动,即研究医院如何通过整体市场营销活动适应并满足医疗消费者的需求,以实现医院的经营目标。医院市场营销主要研究医疗市场的规律以及与之相适应的生产和经营的策略与方法,也就是研究医院市场营销活动的科学管理与决策问题。医院市场营销的核心是医疗消费者,医疗消费者是医院市场营销的出发点,医疗消费者所需要的医疗服务则是医院市场营销的重点。医院市场营销的核心思想是,医院必须面对医疗市场、面对医疗消费者及医院利益相关者,必须不断适应变化的医疗市场并及时做出正确的反应;在市场经济体制下,医院既要为这些医院消费者提供令其满意的医疗服务,又要用最少的成本、最快的速度提供医疗技术与服务,在医疗消费者满足、医院利益相关者满意中实现医院的各项目标。

二、医院市场营销的目的

从某种意义上讲,医院市场营销就是医院将人类健康需求转化为医院获利机会从而促进医院发展,然后更好地为人类健康服务的方法。

(一)满足医疗消费者的需求

满足医疗消费者的需求是医院市场营销活动的起点与核心,医院需要在一定的原则下,尽可能地满足医疗消费者治疗、检查、咨询、服务等需求,也只有这样才能得到社会的认可,也才能确保长期的稳定与发展。

（二）实现医院的各项指标

在买方市场的环境下，医院必须积极主动地去吸引更多的医疗消费者，而不是被动地等待医疗消费者上门，而医院市场营销恰恰可以解决这个问题。医院市场营销转化了医院经营者的经营理念，即如何去争取更多的医疗消费者，如何提高医院的市场占有率，如何提高医院的利润等。

（三）达到医患双赢的境界

医院市场营销的最终目的是双赢，即医疗消费者得到高品质的服务，医院得到长足的发展。随着人们生活经济水平的不断提高，单纯地以治疗为目的已经满足不了医疗消费者的需求，越来越多的医疗消费者开始关注医院的医疗技术水平、品牌、人文环境等，这就要求医院必须充分应用营销相关的知识，以满足医疗消费者的多样化需求，从而实现医院和医疗消费者之间的双赢。

三、医院市场营销的意义

医院市场营销对医院，特别是民营医院的良性发展有着至关重要的作用，它能推动医院医疗服务水平的提高，克服医院发展中的束缚，拓展医院的知名度，从而提高医院在医疗服务行业的竞争力。医院市场营销的实际意义在于：医院运用市场营销这个武器，以医疗消费者的利益为核心，满足医疗消费者需求，实现医院和医疗消费者双赢，从而保持医院的核心竞争力，进而完成医院的各项指标。

（一）医院市场营销有利于医院品牌和医院形象的树立，提高医院知名度

医院市场营销通过各种营销手段，可以提高医院在人民群众中的知名度，树立一个良好的形象，使大众对医院的发展及其优势有更深入的了解，从而扩大医院的业务量，推动医院稳定发展。

（二）医院市场营销有利于构建和谐完美的医患关系

医院市场营销能够使得医疗消费者对医院有更深入的了解，同时也促进了医院与医疗消费者之间的沟通，这在一定程度上维系了医者与医疗消费者之间和谐稳定的关系，减少了医患矛盾的发生，维护了社会的和谐稳定。

（三）医院市场营销有利于医院正确定位，增强医院的核心竞争力

医院市场营销可以帮助医院进行市场定位，分析自身在医疗市场中所处的位置，分析自身的优势和劣势，从而找到自己在市场中的发展方向，进而发展壮大。

（四）医院市场营销有利于加强医院内部的凝聚力

医院市场营销不只是单一的医院总体的营销，更是医院每个员工的营销。在医院市场营销的过程中，每个员工都参与进来，这不仅增强了员工的使命感和荣辱意识，更增强了医院内部的凝聚力和向心力。

例如,莆田市中医医院的医护人员定期及不定期地赴偏远的农村义诊,不仅让更多的人认识莆田市中医医院,树立起良好的医院品牌形象,同时还可以建立起医疗消费者的医疗档案,更加了解医疗消费者的需求,从而更好地为医疗消费者服务。

总之,在竞争愈演愈烈的医疗市场,借鉴国外医院的市场营销经验,结合我国国情和卫生资源现状,建立有中国特色的中国医院市场营销模式,是医院提高市场竞争力,实现可持续发展的必然选择。

莆田市中医医院简介

莆田市中医医院始建于 2013 年 3 月,是莆田市唯一的市级综合性公立中医医院,隶属莆田附属医院医疗集团,是本地区最负盛名的中医临床、教学、科研、预防和保健的医疗机构,汇集本地区最优秀中医人才,技术力量雄厚,体现了本地区中医最高水平。现有主任医师 17 人(包括教授 1 名,副教授 1 名,硕士研究生导师 1 名),副主任医师 24 人,主治医师人员 37 名。医院突出中医特色,继承与发展并举,把整体观、辨证论治等中医理论与现代医学紧密结合,为病人提供临床医疗、康复、预防保健等优质健康服务,并开展中医教学、科研工作。开设中西医结合科、妇产科、消化内镜中心、儿科、眼科、外科、骨伤科、肛肠科、老年病科、男性科、血液透析室、针灸科、推拿科、康复科、皮肤科等临床科室,目前开放床位 300 张。

医院突出中医特色,采用中医、中西医结合等诊治各种常见病、多发病及疑难杂病,重点治疗心肺血管疾病、肝胆疾病、脾胃疾病、肾脏疾病、妇科病、不孕症、男科病、肛肠疾病、骨关节病、手足创伤、风湿病、哮喘病、糖尿病及其慢性并发症等。

一、历史沿革

莆田市中医医院前身是莆田学院附属医院中医科和康复医学科,创建于 1896 年(清光绪二十二年),是附属医院的重点中医特色科室,久负盛名,名医辈出。

二、教学科研

开展中医特色的教学、科研,承担福建医科大学、福建中医药大学、莆田学院、莆田市医师培训、进修等教学任务,是福建中医药大学硕士研究生培养点。

三、医院发展目标

莆田市中医医院建设是莆田市重点民生项目。以"国内先进、省内一流、国际接轨"为建设目标,共占地 60 亩(4 万平方米),业务用房 6.5 万平方米。莆田市中医医院将扩建成集医疗、教学、科研、预防保健、康复、疗养为一体,以中医、中西医结合为特色,以高端妇产、特需医疗服务为重点,开设床位 500 张,综合功能完善的现代化、数字化、生态型国家三级中医综合医院。

(资料来源:莆田市中医医院)

第三章

医院营销环境

　　医院同一般的企业一样,总是生存于一定的市场营销环境之中,医院的营销活动不可能脱离周围的环境而独立地进行。构成医院市场营销活动的这些外部环境是处于不断变化中的。这种动态的变化,给医院的市场营销活动带来两种后果:一方面可能给医院的经营带来新的市场机会;另一方面也可能给医院的营销带来环境威胁。所以医院的管理者、市场营销人员必须从分析医院所处的营销环境开始,掌握医疗市场环境信息,进行环境机会与威胁的系统分析,以便采取相应的对策,求得医院的生存与发展。总之,医院应主动地去了解环境、适应环境,甚至通过医院的营销努力去影响外部环境,使得环境朝着有利于医院的方向去发展。

第一节　医院营销环境概述

一、医院营销环境的定义

　　医院营销环境是指影响医院营销活动及其目标实现的各种因素和动向(图 3-1),可分为宏观营销环境和微观营销环境。任何医院总是和医院营销环境中的某些因素相互影响、相互作用,适应性强的医院总是随时关注环境的发展变化。医院得以生存和发展的关键在于它在环境变化需要新的经营行为时所拥有的自我调节能力,可以说,在一定时期内,经营最为成功的医院,一般是能够适应其医院营销环境的医院。

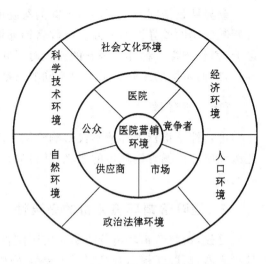

图 3-1　医院营销环境

二、医院营销环境的特点

　　医院的外部环境是一个多因素、多层次

且不断变化的综合体,所以要研究医院所面对的各种环境因素,就必须先了解医院市场营销环境的特点。一般来说,医院的营销环境主要有以下几个特点:

（一）不可控性

市场营销环境的不可控性是指环境因素变化的不确定性和不可预测性。环境变化来自多个方面,医院无法确切地掌握变化的时间、地点和方向,而只能密切关注其变化,并适时地制定有关战略和策略去适应外部环境的变化。例如,对于一个国家的政治法律制度、人口增长、一些社会文化习俗等,医院不可能随意改变。但是,医院可以改变环境因素变化给医院带来的影响,如医疗消费者对医院的评价、竞争对手给医院带来的威胁,通过努力,都是可以被改变的。

（二）动态性

医院营销环境是医院营销活动的基础和条件,这并不意味着医院营销环境是一成不变的、静止的。例如,儿童医院针对夏天手足口病的大爆发应该启动危机处理机制应对。因此,医院的营销活动必须适应环境的变化,分析其可能给医院带来的机遇与威胁,不断地调整和修正自己的营销策略,否则,将会使其丧失市场机会。

（三）复杂性

复杂性主要是指影响医院的市场营销环境,不是任何单一因素作用的结果,而是由一系列相关因素所组成的综合体共同影响的结果。医院营销环境的复杂程度,一方面来自医院面临的环境因素的多样性,即医院外部的环境、医院内部的环境,不同地区的政治、经济环境不同,等等;另一方面来自处理环境影响所需的大量知识,即医学的知识、设施设备的知识、科技的知识、人文文化的知识,等等。

（四）差异性

差异性是指同一个环境对不同的医院所起作用的差异性,以及不同环境因素对不同医院所起作用的差异性两方面。医院营销环境的差异性不仅表现在不同的医院受不同环境的影响,而且同样一种环境因素的变化对不同医院的影响也不相同。由于外界环境因素的差异性,因而不同的医院必须采取不同的营销策略才能应付和适应环境。

（五）可塑性

可塑性是指营销环境不仅影响营销活动,而营销活动也可以反作用于营销环境。这也是医院研究市场营销环境的意义,其目的是适应外部环境因素的变化,以便求得医院的生存和发展。

三、医院营销环境分析的必要性

首先,医院营销环境分析是制定医院长期战略和营销规划的前提。医疗服务市场竞争日趋激烈,医院营销组合策略与大趋势不吻合或背道而驰的话,即使眼前有小利,也不可能获得长足发展。其次,对市场营销环境的分析实质上是对医院营销机会与威胁的分析。营销环境为所有的竞争者提供均等的机会,医院如何利用营销环境并及时抓住机会,避免环境威胁或把环境威胁转化为新的营销机会是营销决策的关键。最后,把环境分析分为宏观环境和微观环境,有利于医院适应环境,反作用于环境,甚至创造环境。

第二节　医院营销的宏观环境

医院营销的宏观环境是指医院不可控的,影响其生存发展和正常运行的各种自然及社会力量的总和,主要包括人口、经济、政治、法律、科学技术、社会文化及自然等因素。

宏观环境一般以微观环境为媒介去影响和制约医院的营销活动,在特定场合,也可直接影响医院的营销活动。

一、政治法律环境

政治、法律、法规、政策对医院生产经营活动具有实际与潜在的影响,能对医院服务行为和经营活动加以限制和要求。医院,特别是民营医院,在进行经营战略选择时,要考虑政策的稳定性及开放程度,并密切关注政府对发展未来事业的支持力度和政务工作的效率。

(一)政治环境

政治环境主要是指医院所在国的政权、政局、政府的有关政策以及对营销活动有直接影响的各种政治因素。政治因素是关系医院经营发展方向的重要因素。我国是社会主义国家,医院必须认真贯彻党和政府的政策、法规和法令,高度重视国家的政治形势和各项方针、政策对其产生的各种间接影响。对从事国际化经营的医院来说,要注意计划投资的医院所在的国家和地区的法律体系的完备性、法律仲裁的公正性、法制的稳定性,等等。政治环境分析主要分析国内的政治环境和国际的政治环境。其中,国内的政治环境主要包括:政治制度、政党和政党制度、政治性团体、党和国家的方针政策、政治气氛。国际政治环境主要包括:国际政治局势、国际关系、目标国的国内政治环境。

(二)法律环境

法律环境是指医院所在国家和地方制定的各种法令、法规。

①法律规范,特别是和医院密切相关的经济法律法规。

②国际司法执法机关,主要有法院、检察院、公安机关等。与医院关系较为密切的行政执法机关主要是国家卫生部,还有一些临时性的行政执法机关,如各级政府的检查组织等。

③医院的法律意识,即医院对法律制度的认识和评价。

④国际法所规定的国际法律环境和目标国的国内法律环境。

(三)政策环境

政策环境决定了医院的性质、分类,医院可以开展什么业务,对医院的发展具有导向作用。国家医改政策是医院生存和发展的大环境,也是具有决定性的因素。公立医院的日常医疗服务行为和经营行为,都受到政府各项政策的引导和限制,如医院的设立、发展规模、床位数量、设备采购、收费标准等,而民营医院受到的影响则更大。不同地区政府结合国家政策法规和当地实际状况,会出台不同的医药卫生经济政策,从而导致各地医院所处的政策环境不尽相同。这些政策对医院来说,可能带来更多的竞争压力,也可能使医院获得更多的保护壁垒。因此,医院应该充分领会并挖掘这种政策的差异及其所蕴含的资源,使医院获得长久的发展。

我国民营医院的出现和发展都离不开国家政策的支持和鼓励。经过几十年的发展,民营医院取得了不错的发展,整个民营医疗市场呈现出欣欣向荣的态势,这和国家鼓励社会办医政策进程不断加快、资本的不断注入、医生的多点执业等因素都分不开。

1.关于社会办医政策

2012年4月,卫生部关于社会资本举办医院经营性质的通知(卫医政发〔2012〕26号)规定,社会资本可以按照经营目的,自主申办营利性或非营利性医院。

2015年,国务院办公厅印发《关于促进社会办医加快发展的若干政策措施》(以下简称2015年《措施》),提出"非禁即入"的原则,将社会办医纳入相关规划,按照一定比例为社会办医预留床位和大型设备等资源配置空间,在符合规划总量和结构的前提下,取消对社会办医疗机构的具体数量和地点限制。

在2015年《措施》中,提到"支持社会力量"通过特需经营、公建民营、民办公助等模式,举办非营利性医疗机构,未禁止社会资本与公立医疗机构合作举办营利性机构。

2016年,国务院印发的《"健康中国2030"规划纲要》中提出,破除社会力量进入医疗领域的不合理限制和隐性壁垒。2017年《意见》提出凡符合规划条件和准入资质的,不得以任何理由限制。对社会办医疗机构配置大型医用设备可合理放宽规划预留空间。个体诊所设置不受规划布局限制。在审批专科医院等医疗机构设置时,将审核重点放在人员资质与技术服务能力上,在保障医疗质量安全的前提下,动态调整相关标准规范。简化优化审批服务,积极推进一站受理、窗口服务、并联审批,推广网上审批。

2017年,国务院办公厅印发《关于支持社会力量提供多层次多样化医疗服务的意见》(以下简称2017年《意见》),提出拓展多层次的医疗服务,涉及七大领域:全科医疗服务、专业化服务、中医药服务、前沿医疗服务、个性化医疗服务、多业态融合服务、健康服务产业集聚区。同时,也鼓励公立医院与社会办医疗机构在人才、管理、服务、技术、品牌等方面建立协议合作关系,支持社会力量办好多层次多样化医疗服务。

2017年12月,首部《基本医疗卫生与健康促进法(草案)》(以下简称《草案》)已由十二届全国人大常委会初次审议,《草案》与2015年《措施》和2017年《意见》表述略有不同,提出医疗卫生机构应以公立医疗卫生机构为主导,而政府办公立医疗卫生机构,不得与社会资本合作举办营利性机构,且公立医院不得举债建设,要严格控制公立医院对外投资。

2019年6月《关于促进社会办医持续健康规范发展的意见》(以下简称2019年《意见》)提出拓展社会办医空间、扩大用地供给、推广政府购买服务、落实税收优惠政策。各地在新增或调整医疗卫生资源时,要首先考虑由社会力量举办或运营有关医疗机构。营利性社会办医,包括诊所等小型医疗机构,可按规定享受小微企业税收优惠政策。社会办医可按规定申请认定高新技术企业,享受相应税收优惠。

2. 关于人才的政策

2015 年《措施》提出加快推进和规范医师多点执业，鼓励和规范医师在不同类型、不同层级的医疗机构之间流动，鼓励医师到基层、边远山区、医疗资源稀缺地区和其他有需求的医疗机构多点执业，医务人员在学术地位、职称晋升、职业技能鉴定、专业技术和职业技能培训等方面不因多点执业受影响。

2016 年 12 月 19 日，最高人民法院关于审理非法行医刑事案件具体应用法律若干问题的解释公布，对刑法第三百三十六条第一款规定的"未取得医生执业资格的人非法行医"修订为，具有下列情形之一的："（一）未取得或者以非法手段取得医师资格从事医疗活动的；（二）被依法吊销医师执业证书期间从事医疗活动的；（三）未取得乡村医生执业证书，从事乡村医疗活动的；（四）家庭接生员实施家庭接生以外的医疗行为的。"应认定为"非法行医罪"。这一司法解释的重修，实际上就明确了"行医的人"是否具备行医资格是"非法行医罪"的主体，而不是"机构"，也给医生院外救人减轻了负担，赋予其合法性。

2017 年《意见》也明确提到了要加强人力资源保障。改革医师执业注册办法，全面实行医师执业区域注册，医师个人以合同（协议）为依据，可在多个机构执业，促进医师有序流动和多点执业。

2019 年《意见》也明确提到了拓展人才服务。全面实行医师、护士执业电子化注册制度。全面实施医师区域注册制度，推进护士区域注册管理。制定多机构执业医师与主要执业医疗机构聘用（劳动）合同参考范本和其他医疗机构的劳务协议参考范本，合理约定执业期限、时间安排、工作任务、医疗责任、薪酬、相关保险等，明确双方人事（劳动）关系和权利义务，支持和规范医师多机构执业。允许符合条件的在职、停薪留职医务人员申请设置医疗机构。完善"互联网＋护理"服务标准，扩大优质医疗护理服务供给。

3. 关于准入和批准

2015 年《措施》提出全面清理、取消不合理的前置审批事项，进一步明确并缩短审批时限，进一步放宽准入：清理规范医疗机构设立审批；公开区域医疗资源规划情况；减少运行审批限制；控制公立医院规模，规范公立医院改制。在审批上不将社会办医疗机构等级、床位规模等作为确定配置大型设备的必要前置条件，重点考核机构人员资质与技术服务能力等指标。

2016 年，国务院印发的《"健康中国 2030"规划纲要》中提出，破除社会力量进入医疗领域的不合理限制和隐性壁垒。

2017 年《意见》提出凡符合规划条件和准入资质的，不得以任何理由限制。对社会办医疗机构配置大型医用设备可合理放宽规划预留空间。个体诊所设置不受规划布局限制。在审批专科医院等医疗机构设置时，将审核重点放在人员资质与技术服务能力上，在保障医疗质量安全的前提下，动态调整相关标准规范。简化优化审批服务，积极推进一站受理、窗口服务、并联审批，推广网上审批。

2019 年《意见》提出推进"放管服"，简化准入审批服务。提高准入审批效率、规范审核评价、进一步放宽规划限制、试点诊所备案管理。政府对社会办医区域总量和空间布局不作规划限制。乙类大型医用设备配置实行告知承诺制，取消床位规模要求，试点城市跨行政区域经营的连锁化、集团化诊所由上一级卫生健康行政部门统一备案，跨省级行政区划经营的，由所在省份卫生健康行政部门分别备案。

4. 关于价格政策

非公立医院提供的医疗服务实行市场调节价。2014年3月，国家发展改革委、国家卫生计生委、人社部发文明确，非公立医院提供的所有医疗服务价格实行市场调节。对于收费项目，属于营利性质的非公立医院，可自行设立医疗服务价格项目；属于非营利性质的非公立医院，应按照《全国医疗服务价格项目规范》设立服务项目。关于价格制定，文件要求，相关医院应按照公平、合法和诚实信用的原则合理制定价格，并保持一定时期内价格水平相对稳定；要按规定执行明码标价和医药费用明细清单制度，通过多种方式向医疗消费者公示医疗服务和药品价格，自觉接受社会监督。价格主管部门要加强监督检查，对医院价格违法行为依法严肃处理，但不得以任何方式对非公立医院医疗服务价格进行不当干预。关于医保报销，文件要求，凡符合医保定点相关规定的非公立医院，应按程序将其纳入各种社会保险的定点服务范围，并执行与公立医院相同的支付政策。2016年7月，国家发改委等三部委印发的《推进医疗服务价格改革的意见》继续坚持了这一规定。

5. 关于专科医院的政策

社会资本办医必须走蓝海战略、专科道路，必须善于服务创新和专业化运营。专科道路就是社会办医的一条重要途径。而过去，国家在专科医院设置审批方面管得很严，2011年年底前，不设二级眼科医院，不设二级心血管病、血液病、皮肤病和整形外科医院，"卫生部未明确基本标准"的专科医院，地方卫生行政部门也不得擅自批准设置。《卫生部关于专科医院设置审批管理有关规定的通知》（卫医政发〔2011〕87号）对此进行了调整，通知明确，省级卫生行政部门可以结合本地区实际情况，规划设置各类专科医院，只要符合医院设置基本条件，并同时达到诸如有需求、有规划、命名规范、有专业技术人员等"具有二级以上规模"就可以设置。此后，随着"放管服"改革的深化，这一设置审批权在同步下放。北京在2014年已经将100张床位以下的专科医院设置审批权下放至区县。

2019年《意见》提出规范和引导社会力量举办康复医疗中心、护理中心、健康体检中心、眼科医院、妇儿医院等医疗机构和连锁化、集团化经营的医学检验实验室、病理诊断中心、医学影像中心、血液透析中心等独立设置医疗机构，加强规范化管理和质量控制，提高同质化水平。

6. 关于医保定点

随着我国基本医疗保障制度的日益完善，医保付费占医院收入的比例逐步提高。人力资源和社会保障部医疗保险司司长姚宏曾经指出，全国医保总支出占到医院总收入的50%以上。考虑到医疗服务的分层化，以基本医疗服务为主的医院，医保占其总收入的比例应该比这个数字还要高。几乎所有的公立医院都是医保定点医院，而民营医院却并非如此。是否是医保定点医院对民营医院经营管理影响巨大，甚至可以说医保支付是医改对民营医院经营管理提出的基础性要求。

是否是医保定点医院是民营医院能否取得更高的市场占有率的重要因素。例如京都儿童医院，开业两年后，医院于2017年12月20日开通了医保。京都儿童医院在未开通医保前，医院的患者量有限，运营压力不小；开通医保后，患者量出现30%左右的增长，单日门诊量最高时能上千。到2019年年初，京都儿童医院的医保患者约占一半，另一半属于自费患者。地方的实践也显示出纳入医保对诊疗量增长的重要性。上海实施"健康服务业50条"后，上海嘉会国际医院等5家社会办医疗机构纳入医保结算。患者可用医保结算就医总费用的 10%～20%,肿瘤患者可用医保结算高达 70% 的费用。纳保三个月,该院的就诊量翻了一倍。

实际上,早在 2010 年,《关于进一步鼓励和引导社会资本举办医疗机构意见的通知》就提出,将符合条件的非公立医疗机构纳入医保定点范围。2015 年,国务院办公厅印发《关于促进社会办医加快发展的若干政策措施》,明确提出不得将医疗机构所有制性质作为医保定点的前置性条件,不得以医保定点机构数量已满等非医疗服务能力方面的因素为由,拒绝将社会办医疗机构纳入医保定点。国务院总理李克强在 2019 年 5 月 22 日主持召开的国务院常务会议上指出,对社会办医在基本医保定点、跨省异地就医直接结算上与公立医院一视同仁,使更多社会办医进入基本医保和异地结算定点。在这里,要纠正一下“民办非营利医院”的概念,长期以来很多人都认为公立等于非营利,民办等于营利,但事实并非如此,在国外,民办医院中有 2/3 左右恰恰是非营利性的。民办非营利医院应该享有公立医院同等待遇,而同等待遇的最主要方面就是医保支付。

2019 年《意见》提出优化医保管理服务。对基本医疗保险、工伤保险、生育保险、医疗救助等社会保障的定点医疗机构实行动态化管理,将更多符合条件的社会办医纳入定点,进一步扩大社会办医纳入医保定点的覆盖面,社会办医正式运营 3 个月后即可提出定点申请,定点评估完成时限不得超过 3 个月时间。医保部门要加强指导,为医疗机构改造信息系统提供支持和便利,方便定点医疗机构尽快为参保人提供服务。未能通过申请的,必须在 3 个月的评估期限结束后告知其缘由和整改内容,以方便其再次申请。鼓励医保定点社会办医在省级药品集中采购平台带量采购药品,自主议价,医保部门按不高于集中采购平台价格制定支付标准进行支付。依法设立的各类医疗机构均可自愿提出基本医疗保险和跨省异地就医直接结算定点申请,不得将医疗机构的举办主体、经营性质、规模和等级作为定点的前置条件,与医保管理和基金使用无关的处罚一律不得与定点申请挂钩。营利性医疗机构使用符合规定的发票,可作为医疗保险基金支付凭证。

民营医院的发展是一项系统工程,其中民营医院自身是基础性的因素,行业和地区经济社会环境是关键性因素,医改政策是决定性因素。因此,只有民营医院加强自身建设并审时度势,政府给予政策支持并因势利导,民营医院才会真正发展壮大,成为我国医疗卫生事业的生力军。

二、人口环境

对医院来说,人口数量是决定市场潜量的重要指标。医院市场营销人员在分析营销环境时,人口是首要考虑的因素之一。个体是接受医疗服务的单位,人口总数的增加是推动医疗服务需求上涨的第一要素,而行业需求的增长推动整个医疗服务行业的快速发展。我国是世界人口第一大国,受计划生育政策等因素的影响,人口自然增长率已呈逐年下降趋势,但是总人口数依然持续上升,各类医院就诊人数相应增长。同时,宏观经济情况发展良好,GDP 一直保持高速增长,按医疗消费能力与经济增长相适应来看,我国医疗市场的规模也在快速增长。与此同时出现的还有贫富差距加大,这促发了医疗服务的多样化需求,医疗服务的主要对象也由传统的以病人为主转向更大的范围。人口结构与疾病谱的变化使市场结构与医疗服务模式发生转变。我国已经进入老龄化社会,慢性病的患病率和医疗服务需求都因此而提高。2015 年,国家全面放开“两孩”政策,新生儿的数量不断增加,相应的儿童医疗市场需求也有不断上升的趋势。现代社会生活节奏加快、工作压力加大、饮食结构改变、环境污染等导致心理疾病、肿瘤、心脑血管疾病、糖尿病等疾病发病率上升,疾病谱也相应发生了改变。

三、经济环境

经济环境是指影响医院市场营销活动的各种经济因素,它反映医院与外界的经济关系。经济因素对医疗服务需求影响巨大,经济是满足人群的基本需要以及卫生服务和教育的物质基础。社会经济状况对健康的影响往往起到主导作用。在发达国家,由于生产发展、科技进步,人们有一定的经济实力来改善生活、居住和卫生条件,使健康的需求得以保证,而在不发达国家,由于物质条件有限,人民生活只能求得温饱,难以满足健康需求。

近年来,我国经济运行呈稳步发展态势,人民收入逐步提高,医疗服务消费也呈持续增长态势。医疗服务需求的增加不仅体现在数量的增加,更多地体现在服务的种类和质量上,即经济发展使人们对医疗服务的需求呈现多样化的要求。例如白领阶层更加青睐预防咨询、养生保健、美容、心理咨询等医疗服务项目。近年来,我国医疗保障体系不断完善,卫生费用过快增长的现象得到抑制,居民的卫生负担相对减轻,使得部分有医疗服务需求的人员能将这种愿望转化为现实的购买行为,增加了医疗服务市场的顾客来源。通过分析居民消费结构,医院可以掌握和探索消费行为的变动趋势,及时调整服务产品的规模和层次;同时,可以借此剖析和评价一定的医疗系统的经济效率,衡量与检验人们的需求获得满足的状况。

卫生费用的不断增加一方面使医院有充足的资金进行投入和发展,为医院开展各种活动提供资金保证,使得医疗服务水平能够快速提升,促进卫生事业的发展;另一方面也暴露出看病就医的负担是持续增加的这一问题。

世界卫生组织提出,一个国家的个人卫生支付比重降到15%～20%才能够基本解决因病致贫和因病返贫。我国在2001年时,医疗费用负担个人支付比例平均为60%,2011年个人支付比例下降到35.5%。2018年个人支付比例为28.7%。全国健康扶贫动态管理系统监测显示,2017年全国贫困人口医疗费用个人自付比例平均为16%,比2016年下降了27个百分点。

四、社会文化环境

文化是影响医院营销的重要环境因素,它通过影响人们的消费心理、消费行为以及服务需求,进而影响医院市场营销的全过程。

1. 社会关系

无论在家庭、学校或工作单位,人与人之间的相互关心、爱护和支持都有助于人的身心处于良好状态,特别是有身心疾患的医疗消费者,如果受到周围人的同情和支持,可增强其与疾病或困难作斗争的信心。

2. 文化背景

与健康有关的文化因素包括对症状的感知、偏爱的治疗方式、营养措施、安全和生活的行为方式等。文化的发展使社会更适宜群体的生存,同时也影响人群的健康状况及疾病的模式。

3. 生活方式

生活方式是人们长期受一定文化、民族、经济、社会、风俗、规范,特别是家庭的影响而形成的一系列生活习惯、生活制度和生活意识。生活方式作为一种社会因素影响健康,是指各种个人和社会的行为模式。它是个人先天和习惯的倾向,是经济、文化、政治等因素相互作用所形成的。虽然生活方式受自然环境的影响,但它是一种社会行为或者说是社会文化行为。例如,某些地区人群喜食腌制的酸菜,这种不健康的饮食习惯易导致消化道肿瘤的发生。

医院在从事市场营销活动时应该因地制宜,即必须以适应当地文化的营销组合服务于医疗消费者。文化因素是需要引起医院营销人员高度重视的因素之一,这是由于文化有时在无形中成为人们对疾病认识的障碍,并阻止人们对医疗服务的需求,如人们对艾滋病的认识。对医院市场营销人员来说,一方面要做到文化适应,另一方面是促进文化变化。

五、科学技术环境

科学技术革命使医院面临更严峻的竞争形势,迫使医疗组织机构改变传统营销观念,树立全球营销及网上营销意识,进行营销创新,由满足需求观念转变为创造需求的观念,改变传统的营销战略和策略。新的医学诊断和治疗技术是将传统的医学诊断、治疗技术与现代电子技术、通信技术相结合,是现代电子技术和通信技术在医疗服务领域的应用和发展。医院的服务网络不受时空限制,可以全天 24 小时为医疗消费者服务,不仅为医疗消费者提供了方便,更为医院不断挖掘了潜在的医疗消费群体,为医院赢得大量的潜在客户。例如,DNA 亲子鉴定项目就是运用基因技术;医疗消费者可以在网上进行预约、咨询、付费等,方便了医院和医疗消费者之间的沟通,使医院营销变得更加有效。

六、自然环境

对医疗行业来说,自然环境的现状和变化,既是一种挑战,也是一种机遇。

(一)自然界地形地质不同

地壳中各种化学物质含量的多少会对人体健康产生不同程度的影响。例如地方性甲状腺肿、克山病、氟骨症等,均与当地某种元素的缺乏或过多有关;自然界发生的变迁,如地震、台风、干旱、洪水等引起的生态系统的破坏,可对人体健康带来危害;风寒、暑湿、燥热等气候变化常与某些疾病的发生有关;高寒与热带地区的发病,也常因气候不同而有明显的区别。

(二)环境污染的影响

1. 空气污染

空气污染对人体的危害是多方面的,主要是引起呼吸道疾病、生理功能障碍以及眼、鼻黏膜及组织的刺激和损伤。其中有的是长时间吸入低浓度的空气污染物而受到危害,如慢性支气管炎、支气管哮喘、肺气肿及肺癌等;有的是短时间接触高浓度空气污染物造成的急性中毒,如一氧化碳中毒等。

2. 水污染

水是生命的源泉,是生命存在与经济发展的必要条件,同样是构成人体组织的重要成分。日趋加剧的水污染,已对人类的生存安全构成重大威胁,成为人类健康、经济和社会可持续发展的重大障碍。胃癌、肠癌等消化系统疾病都与饮用不安全的水有直接的关系,如大肠杆菌、沙门氏菌,不同程度地危害人的健康。受污染的、不合格的生活供水含有大量泥沙、铁锈、胶体、细菌、病毒、重金属等杂质,长期饮用多杂质的水,是患结石病的主要原因之一。据世界权威机构调查,在发展中国家,各类疾病有很大一部分是因为饮用了不卫生的水而传播的,饮用不卫生水每年造成全球上千万人死亡,因此,水污染被称作"世界头号杀手"。

3. 噪声污染

因为噪声通过听觉器官作用于大脑中枢神经系统,进而影响到全身各个器官,故噪声除对人的听力造成损伤外,还会给人体其他系统带来危害。噪声的作用,会产生头痛、耳鸣、失眠、全身疲乏无力以及记忆力减退等神经衰弱症状。长期在高噪声环境下工作的人与低噪声环境下的情况相比,高血压、动脉硬化和冠心病的发病率要高 2～3 倍。噪声也可导致消化系统功能紊乱,引起消化不良、食欲不振、恶心呕吐,使肠胃病和溃疡病发病率升高。此外,噪声对视觉器官、内分泌机能及胎儿的正常发育等方面也会产生一定影响。

4. 辐射污染

辐射污染会影响人体的循环系统、免疫系统、生殖和代谢功能,严重的还会诱发癌症,并会加速人体的癌细胞增殖。由于眼睛属于人体对电磁辐射的敏感器官,过高的电磁辐射污染还会对视觉系统造成影响,主要表现为视力下降,引起白内障等。

一方面,医院应当积极开展绿色营销活动,在市场营销过程中充分考虑到以保护生态环境为主要内容的绿色因素,促进医院、医疗消费者、社会利益和生态环境的协调统一。另一方面,医院应当积极承担起社会责任,创造新的技术,对由环境污染造成的疾病进行攻关,加大对地方病和公害病的研发投入,以创造良好的社会形象。

总之,医院市场营销的宏观环境主要包括以上六个方面,这些因素对医院来说都是不可控因素,医院只能适应环境的变化,而不能改变环境中的这些因素。

第三节　医院营销的微观环境

医院营销的微观环境是指对医院服务医疗消费者的能力构成影响的各种力量,包括医院内部影响营销管理决策的各个部门、医院的竞争对手、医疗消费者、医院各类资源的供应者、公众。医院营销的微观环境对医院营销活动的影响比宏观环境更直接。医院研究其微观营销环境,一方面可以分析医院营销中面临哪些更直接的环境影响因素,另一方面可以通过医院的努力采取相应的对策加以控制。

一、医院本身

医院本身是指医院内部环境力量,是指医院范围之内影响医院医疗服务提供的各个部门和一切因素。

（一）无形资源

无形资源主要包括医院的信誉、知名度、口碑等。医院的无形资源应该说是其核心竞争力之一，一旦形成不易改变，但形成这种好的信誉和知名度是需要长期的积淀和历史积累的，需要医疗服务、技术水平、社会公益、管理水平、基础设施等全方位的保证。目前，我国医院对这种无形资源的重视程度还不够，没有很强的营造与保护意识。

（二）物力

医院的有形资源包括总体规模、服务设施、医疗设备和现代化的管理信息系统。总体的规模和服务设施是提供高水平服务的基础和保证，医疗设备作为医院有形资源的一个重要部分，决定了医院提供医疗服务的能力和水平，先进的医院管理信息系统为医院进行现代化管理和服务的提升奠定了基础。

（三）人力

医疗服务具有高度的专业化、技术性，因此为医疗消费者服务的水平与质量的决定性因素是人，人力资源是医院的核心资源。医院之间竞争的关键还是人才之间的竞争，能够拥有、培养和吸引一流的人才，是医院获得持久竞争优势的前提。同时，还要制定人性化的人事管理制度，要对人力资源实行规范化和制度化的开发和管理，培养员工对医院的认同感，强化员工与医院的联系纽带，使员工时时想到为医院增加价值。

（四）医疗技术水平

医院要有完备的临床科室设置，并在此基础上确定自己的优势科室，建立重点专科，增强自身的竞争力。同时，顺应市场需求，开展新技术和新业务。新技术和新业务的开展很可能在一夜之间改变自己或对手的竞争地位。由于医疗技术是一种服务技术，没有专利的保护，因此，哪家医院率先开展某一新技术或业务，可迅速提高医院在某个领域的技术水平，对后来者形成进入障碍。

（五）各种管理制度

影响医院经营的内部环境还有很多，各种管理制度建立是否完备以及执行是否规范也是很重要的方面。在医疗管理方面，医院有较完善的医疗质量管理体系，有健全的院、科二级质量管理组织，总体上能够严格执行医疗质量、医疗安全有关制度和技术操作规范。建立医疗质量监督评价和持续改进机制，能够有效防范、控制医疗风险，及时发现医疗质量和安全隐患。

二、医院竞争环境

在一个行业中存在着 5 种基本的竞争力量，即潜在的加入者、替代品的威胁、购买者的讨价还价能力、供应者的讨价还价能力以及现有竞争者间的抗衡。这五种基本竞争力量的状况及其综合强度，决定着行业竞争的激烈程度以及在行业中获得利润的最终潜力。

（一）潜在的加入者

国家对医院的设置有着严格的要求，政府实施区域卫生规划，采取多种措施调整和控制卫生资源的存量和增量。新医院的设置需要大量资金和医疗设备，使其有一个较长的进入期。技术与人才的限制也决定着新医院威胁的大小。

（二）替代品的威胁

医院的替代品主要是药店、社区卫生服务中心和诊所。公立医院的药品实行药品零差价，但是需要挂号费。民营医院的药品价格可以实施市场调节定价，使得民营医院的药价往往高于药店。药店主要是利用价格优势对医院造成威胁。社区卫生服务中心和诊所是基层的医院，主要依靠便利和价廉来吸引医疗消费者，对医院形成了很大竞争。

（三）购买者的讨价还价能力

医疗信息不对称和医疗质量关系到生命健康的重要性，从而导致医疗消费者处于弱势地位，议价力量较弱。基本医疗需求中参加医疗保险人数增多、比例增大，同时由指定医院改为自由选择医院，这种就医方式的改变导致集团购买服务的议价力量明显增强，医保部门一定会偏好在同样的疗效下收费最低的医院。

（四）供应者的讨价还价能力

医院是医疗卫生服务的提供者，需要购置大量的医疗设备、耗材和药品。供应商希望提高售价或降低售后服务来获取更多利益，而医院为降低成本则需要更低的售价、更完善的服务。目前，我国医疗设备与药品总体上处于供大于求的状态，市场竞争相当激烈，并且商品的可替代性较强，因此医院处于强势地位，供应商的议价力量较弱。

（五）现有竞争者间的抗衡

医院之间的竞争范围具有很强的地域特征。一个人在就医的时候，必须考虑到各家医院的地理位置以及自己去就诊需要花费的交通成本。根据卫生部 2003 年的一项调查显示，47.2% 的居民选择医院的原因是距离近。从这个意义上说，不同地区的医院之间很少存在竞争关系，只有那些处于同一地区的医院之间才可能存在明显的竞争关系。当然，这里指的是同级别的医院。

三、医疗消费者市场

我国自步入 21 世纪以来，人口的增长、寿命的延长以及人民收入水平的改善，是推动医疗卫生市场发展的"三驾马车"。目前，我国是世界上人口最多的国家，虽然近些年人口增速有所放缓，但人口基数仍然庞大，人口老龄化趋势逐步显现。而自新中国建立以来，随着医疗卫生条件的不断改善，我国人均寿命一直有所上升。与此同时，随着人均 GDP 的增长，人们对健康的投入越来越大，对诊疗服务的需求也随之增加，这些都为我国医疗行业的发展提供了良好的发展空间。

如何赢得医疗消费者是每个医院必须研究的课题。

（一）提升医疗价值的措施

医疗价值是由医院提供的医疗技术、设备、环境以及管理水平所产生的价值，其核心是医疗消费者接受治疗后获得的健康效益，也就是能不能在最短时间内最大限度地解除医疗消费者的病痛，提高其生命质量。

（二）提升服务价值的措施

一方面加强医患沟通和交流，尊重医疗消费者的权利和意见，让医疗消费者参与到医疗过程中来，另一方面推出医疗消费者选医师的制度，通过向医疗消费者介绍医院的专家医师，由医疗消费者自己选择临床医生。同时，医院尽可能为医疗消费者提供一些附加服务，如组织各类疾病的病友中心，医疗消费者不但可以互相交流防病治病的经验，而且可以互相关怀鼓励，增强与疾病作斗争的信心。

（三）提升形象价值的措施

①要提出能打动医疗消费者的医院价值观、医院精神、医院宗旨、医院哲学和服务理念。
②要改善就诊环境和休养环境，为医疗消费者提供必要的娱乐休闲设施。
③要建立医疗消费者意见反馈机制，在社会上聘请一定数量的医德医风监察员，及时了解和处理各种意见和建议，建立意见处理公示，密切医患关系。
④要重视出现的医患矛盾，组织人力及时处理，做好医疗消费者的思想工作，热情真诚地帮助医疗消费者解决困难。

（四）降低货币成本的措施

"明码标价、透明收费"，是取信于医疗消费者的重要措施，如建立有效的收费监督机制、控制医师开大处方、杜绝不必要的大型设备检查、出具收费明细清单、及时回复医疗消费者的疑问等，这些都有助于树立医院良好的形象。

（五）降低时间成本的措施

有资料显示，候诊不方便是影响医院就诊率的原因之一，因此，医院可以在候诊室安排导医，热情接待医疗消费者，为医疗消费者提供就诊咨询，带领医疗消费者做诊断、检查和治疗，维持挂号处和候诊秩序，实行挂号、划价、收费一条龙服务，建立专科门诊预约服务、并在医院内外设立明显的路标，减少医疗消费者检查和转诊的时间消耗。

（六）降低精力成本的措施

改善候诊环境，在候诊室播放轻松的背景音乐，设置饮水机，合理设置休息设施，最大限度地减少医疗消费者站立等候，优化诊疗流程，建立从接诊检查到治疗过程的无阻通道，针对医疗消费者普遍希望医院在中午和周六、周日开放门诊的需求，合理调整工作时间，以满足上班族和学生的就诊。

四、供应商

医院的供应商主要包括：药品供应商、医疗设备及医用设备供应商、医疗器械与医用耗材供应商、后勤服务与废弃物处理服务供应商、网络及软件服务供应商，等等。医院的供应商是一个庞大的群体，因为医疗服务本身需要使用到各种设备、材料、药品、耗材等。在整个医疗服务价值链中，供应商为医院提供资源，使其有能力提供医疗服务。有句俗语"有医无药医不能，有药无医药无用"，说的就是供应商与医疗服务提供者在整个医疗服务价值链中的互动、互相依赖的作用。由于供应状况对营销活动影响巨大，因此医院营销经理必须与相关职能部门（如药剂科、器械科等）配合，密切监视及做好供应链管理。

除了供应商，与医院合作较为频繁密切的还有救护组织、保险机构等，这些都对医院的医疗消费者来源有着重要的影响。一些医院会与大型设备租赁公司或融资租赁公司开展合作，以盘活固定资产，扩大融资渠道，分散医院的投资风险。一些医院会与专业的咨询公司建立合作关系，以通过营销推广服务来促进医院的发展。

五、公众

医院的营销环境也包括公众。医院营销者不仅要考虑医院消费者与竞争对手，还必须考虑公众的认可度。当医疗纠纷出现时，媒体导向往往同情医疗消费者而较不利于医院。医院营销可以针对其主要服务对象制定公关计划并加以实施，公关计划是强化医院品牌的有力武器。

医院市场营销中的公众主要是指新闻媒介、融资公众、政府公众、社区公众等。

（一）新闻媒介

新闻媒介包括报社、杂志社、广播电台、电视台、网站等，这些媒介经常报道并评论医院的医疗技术、服务质量、经营情况以及广大人民群众的反应，因此，新闻媒介的报道极大地关系着医院的形象和社会声誉，尤其是新闻界关于医院与医疗消费者之间的纠纷报道，对医院的形象影响特别大。医院必须处理好与媒介的关系，应通过合适的途径经常向媒介通报医院的经营与服务情况，获得新闻媒介的理解与支持，以利于医院在社会上树立美好的形象。

（二）融资公众

融资公众是指可为医院提供融资服务的金融机构，如银行、投资公司、证券公司、保险公司等。获得这些金融机构的信任对医院来说是很有利的，特别是在市场经济条件下，医院通过融资来发展壮大显得越来越重要。所以，医院要尽可能地与融资机构建立友好的关系，以求得它们的支持与帮助。

（三）政府公众

政府公众是指负责医院行政和业务管理的有关政府机构。医院所有的经营行为必然受制于政府颁发的一系列法律法规，医院的发展战略与营销策略，也必须和政府的发展计划、产业政策、法律法规保持一致。所以，医院在经营中应遵守政府的政策和法令，并争取政府部门在物价等政策立法上对医院的保护与支持；及时与政府部门进行沟通，以增强它们对医院的了解；积极响应政府号召，完成政府部门布置的工作任务，等等。

（四）社区公众

社区公众是指医院所在地邻近的居民，这些人群一般是医院比较固定的客户群体，医院在工作中应尽可能为他们提供便利，广泛征求他们对医院各方面的意见，以便于医院改进工作，提高服务质量。

基于 PEST 分析我国县级中医医院发展的宏观环境

中医药作为中华民族的瑰宝，在防病治病中发挥着积极的作用，中医药在我国医药卫生事业中占有不可替代的地位。《中共中央国务院关于深化医药卫生体制改革的意见》（中发〔2009〕6 号）提出，要坚持中西医并重的方针，充分发挥中医药作用。《国务院关于扶持和促进中医药事业发展的若干意见》（国发〔2009〕22 号）中提到要进一步扶持和促进中医药事业的发展。在目前深化医药卫生体制改革的工作中，也要进一步发挥中医药的优势和作用。

农村卫生工作是我国的卫生工作重点，农村中医药工作也是整个中医药卫生工作的重点。农村传统医药的兴衰成败，对整个中医药事业举足轻重，影响深远。2011 年卫生部、国家中医药管理局制定的《关于在深化医药卫生体制改革工作中进一步发挥中医药作用的意见》中要求进一步加强基层中医药服务网络建设，特别是县级中医医院的建设。县级中医医院在农村三级医疗预防保健网中发挥着不可替代的作用，是中医药传承发展的主要医疗机构。2013 年，全国拥有中医医院 3015 家，其中县级中医医院 1796 家，占中医医院总数的60%，县级中医医院的发展对中医药事业发展来说显得尤其重要。本研究通过对县级中医医院的人力资源部门负责人和副院长进行访谈，基于 PEST 分析方法，分别从政治、经济、社会文化和技术层面分析目前我国县级中医医院的宏观发展环境。

（一）政治环境（political factors）

中医药是我国具有原创性的优势资源，是我国独具特色的、医药卫生事业不可或缺的重要卫生资源。保持中医药特色应该是我国中医医院发展的重要战略选择，但是在如今全球工业化的背景下，中医发展受到许多因素的制约。新时期保护中医、发展中医的任务刻不容缓，政府此时应该承担起更多责任，因为医院首先要解决自身的生存问题，才能进一步发展自身的医疗技术水平。在如今财政投入严重不足的情况下，中医医院只能在医疗市场上谋生路。由于大部分的医院都会将经营的重点放到市场效益较好的西医医疗服务上，因此中医医院的中医特色会逐渐淡化，中医医院的战略优势也正在丧失。

1. 政策支持分析

县级中医医院是我国医疗卫生服务机构的重要组成部分，应该始终保持中医药特色发展。2003 年出台的《中华人民共和国中医药条例》对我国中医医院的发展进行了明确定位，即中医医院应当充分发挥中医药特色和优势，遵循中医药 0 身发展规律，运用传统理论和方法，结合现代科学技术手段，发挥中医药在防治疾病、保健、康复中的作用，为群众提供价格合理、质量优良的中医药服务。

县级中医医院不仅要体现中医药特色,还要充分发挥农村二级医疗预防保健网中的龙头作用。2009 年出台的《中共中央国务院关于深化医药卫生体制改革的意见》中规定"要健全基层医疗卫生服务体系"。其具体要求为完善农村三级医疗卫生服务网络建设,发挥县级医院的龙头作用,两年内中央重点支持 2000 所左右县级医院(含中医医院)建设。在这种形势下,县级中医医院的医疗水平的发展和医疗设施的建设都面临着新的发展机遇。2011 年卫生部、国家中医药管理局制定的《关于在深化医药卫生体制改革工作中进一步发挥中医药作用的意见》中要求进一步加强基层中医药服务网络建设,特别是县级中医医院的建设。作为中国传统文化,我国也出台了一些保护、扶持中医药事业发展的相关政策,实行中西医并重的方针,鼓励中西医相互学习、相互促进、共同提高,推动中医、西医两种医学体系的有机结合。例如 2011 年 7 月,国家中医药管理局印发了《农村中医药工作指南(试行)》,文件指出要充分发挥中医药在医改中的作用,制定提高补偿比例等鼓励政策,引导新农合农村居民选择应用中医药服务。各地积极落实提高新农合中医药报销比例的要求,据监测参合县中,65.5% 提高了中医医院报销比例,72.4% 将中西医分开核算后提高了中医药服务报销比例,42.4% 降低了中医医院报销起付线。通过分析我国某些省份中医药优惠政策,我们发现甘肃省、重庆市等地的中医药优惠政策比较典型,其成果也比较显著。

湖北省部分地区也出台了一些中医药报销优惠政策,如襄阳市于 2013 年出台政策,提高新农合患者使用中草药及中医适宜技术的报销比例。根据规定,从 6 月 1 日起,参合农民经规范转诊在市内各定点医疗机构住院期间,使用中草药(含中药饮片)及中医适宜技术(即针刺、艾灸、推拿、拔罐、熏洗、中药外敷、骨折中医手法复位等),在享受新农合规定比例报销之后,将原来额外享受的 5% 报销比例提高到 10%。参合农民在市级定点中医医院住院的,起付线在同级别综合医院起付线基础上下降 20%,即由原来的 1000 元下调为 800 元。

2. 政策影响(限制)分析

由于中医药服务的特殊性,县级中医医院在发展过程中也受到了一些政策的限制或影响。如由于行医资格的限制,有一些确有实效的民间家传秘方并没有得到充分有效的发挥,如果适当启用这部分资源,制定相关的倾斜政策,会更有益于降低医药费用,提高中医利用率。又如国务院办公厅于 2012 年发布取消县级公立医院药品加成的改革政策,在一定程度上影响了县级中医医院中药饮片的使用与医院的发展,据北京中医医院测算,如同时取消西药、中成药和中药饮片加成,则医院亏损 1309 万元;如只取消西药和中成药加成,不取消饮片加成,则医院盈余 3822 万元。因此,各地在执行改革县级医院药品加成政策时,应区别对待中药饮片,充分考虑中药饮片价格形成机制和管理成本,研究制定科学合理的政策措施,形成鼓励使用中药饮片的有效机制,进一步促进县级中医医院的发展。

此外,虽然国家对中医药事业发展较为重视,但在具体实践中"三重三轻"现象仍然普遍存在,即重西轻中,重治疗轻预防,重医轻药。虽然中医在某些疾病的治疗和预防保健领域具有西医所无法比拟的优势,但在整个医疗保健服务领域中尚处于补充地位。并且现行的医疗保险制度没有将一些确有疗效的中医医疗服务项目合理纳入医疗保险报销范围,这既影响中医专科优势的发挥,也影响中医医院的收入。另外,中西医也缺少有机结合,有些疾病如果重视中药的配合及参与,治疗效果可能会更好一些。因此相比于西医服务,我国中医医院的中医服务的发展更需要政府的财政和政策支持,更需要经营自身的特色。

（二）经济环境（conomic factors）

从整体比较，当前中医医院在发展规模、速度和提供服务量等方面与西医医院相比都处于劣势，部分中医医院，尤其是基层中医医院，甚至还出现了生存困难。在市场经济环境下，中医医院的生存与发展需要保持其特有的中医药特色，从而形成一定的市场优势，一旦失去了这种优势，中医医院的生存与发展将会受到威胁。但由于政策、历史、自身技术等因素影响，中医医院的中医诊疗特色，并没有完全转化为市场优势，甚至由于丧失优势而开始逐步退出市场。全国相当一部分的县级中医医院，特别是中西部欠发达地区的县级中医医院，基本上是依靠自身的发展来维持机构运营，基础设施和医疗设备相对落后，中医医院的特色优势得不到有效发挥。

随着我国医疗卫生体制改革的逐步开展，基层中医药服务能力提升得到前所未有的重视。但从县级中医医院获得的财政补助来看，中医医院与西医医院相比，获得的财政补助总体偏少。再加上中医药服务价格偏低，无法体现中医药服务的真正价值，最终致使中医药从业人员增长速度放缓甚至出现减少，中医医院市场份额降低，中医药特色服务难以展现其优势。

本研究收集了湖北省宜城市与红安县两个县（县级市）综合性医院和中医医院三年多时间里的财政投入数据，通过比较可以看出国家虽然加大了对县级医院的财政投入，但相较于同一地区的综合性医院，县级中医医院获得的财政投入还是显得不足，甚至远远低于综合性医院（表3-1）。在财政投入严重不足的情况下，中医医院只有在医疗市场上自谋生路，因而大部分管理者都会将经营的重点放到市场效益较好的西医医疗服务上。这样使中医院的战略优势也正在逐渐丧失。

表 3-1　宜城市和红安县医院财政补助收入情况比较

医疗机构	改革试点医院财政补助收入/万元			
	2010 年	2011 年	2012 年	2013 年 1—6 月
宜城市人民医院	844	380	1380	220
宜城市中医医院	25	25	25	0
红安县人民医院	340	1521	1660	559
红安县中医院	164	384	135	109

（三）社会文化环境（social and cultural factors）

改革开放后，我国传统的中医文化受到了来自西方医学文化的挑战，中医药诊疗技术重视的是经验的传承，但缺乏一定的科学实验技术证明。在循证医学越来越受到人们重视的情况下，中医甚至面临着被误解的困境。但随着中医在某些疾病治疗过程中显现出的良好治疗效果，以及人类对健康概念的更新与对健康多层次要求的发展，中医药服务目前已日益受到国民的认可和重视。

中医学可以看作是科学与文化的有机结合，中医文化和中医药诊疗技术是我国几千年传承发展过程中形成的瑰宝。但在现代科学技术高速发展的社会，中医学抽象、整体的思维模式，以及一些诊断术语可能会让现代人难以理解，其较慢的治疗效果与繁复的服药方法也可能会与现代人的生活节奏不相适应。中医治疗技术一旦达不到患者要求，就可能引起医疗纠纷,再加上其经济效益不如西医的手术治疗,导致一些县级中医医院放弃了许多中医传统特色疗法,与此同时许多县级中医医院不重视中医文化建设,中医药治疗特色在县级中医医院不够突出。

中医医院文化建设,包括医院价值观、医院文化精神、医院制度、医院形象等都应该体现中医文化特色,应尊重中医药学自身的发展规律。但目前中医医院中医药的文化精神及整个行业规模都有萎缩的趋势,表现为中医医院中医药人才匮乏、中医人才工作积极性低;中药材资源枯竭,中医诊疗技术和中药材利用率低;中医药教育西化、科研与临床脱节等问题。

(四)技术环境(technological factors)

中医药学在几千年的传承发展过程中形成了独特的理论体系和诊疗特色。传统中医服务具有以下特点:①使用现代大型设备少,诊疗服务主要依靠医务人员的知识、经验和技术,人力成本比例占整个医疗服务过程成本的绝大部分;②中医医疗服务具有较高风险性,尤其是突出体现个人技术的手法技术,如针灸、手法整复术等,需要医生多年的技术积累;③因中医的实践性、经验性和隐性知识多,中医成才时间长、成本高,且最好的传承方式仍是师徒制。如上所述,中医医疗服务是体现个人知识和智慧的具有高技术成本、人力成本和风险成本的医疗服务。而目前中医医疗服务定价与西医服务定价执行同一标准,存在严重的重设备、轻人力现象,这必然不能反映中医医疗服务的特点和成本构成。此外,中医讲求辨证论治,甚至"同病异治""异病同治"。对同病种,西医治疗可以根据复杂程度或部位不同分层收费。而各级政府在制定中医服务项目价格规范或标准时,内涵不够详细,基本采取"一刀切"的收费方式,导致中医诊疗技术价值没有得到充分的体现。

中医人才培养不到位,中医诊疗技术在县级中医医院利用率低。中西医学知识是两种不同的教育体系,两者各具特色。但是目前在中医院校中医药人才培养方面,存在两种课程体系并存设置的现象,这容易导致中医院校的中医药学生对两大医学体系在思想方法上存在冲突与对抗,从而可能会影响到中医药人才知识体系的构建与能力的培养。

(案例来源:唐昌敏,帅李娜,陈晶,程潇.基于PEST分析我国县级中医医院发展的宏观环境[A].中华中医药学会社会办医管理分会.全国社会办医暨中医药发展战略高峰论坛论文集[C].中华中医药学会社会办医管理分会:中华中医药学会,2014:4.)

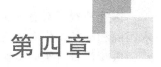

第四章
医疗服务市场

经济稳步发展带来国民收入的不断提升,人们对医疗健康保健也越发重视,我国医疗市场发生了前所未有的变化。政策开放、技术创新、资本注入,种种原因一同筑造了中国医疗服务市场的繁荣态势。医疗服务市场除了提供基础服务外,更重要的是对用户潜在需求的理解和挖掘,如医疗消费者相关的数据分析、差异化的品牌构建等。

第一节　医院市场营销观念

医院市场营销观念和医院市场营销策略是搞好医疗服务经营的主要内容。它作为医院进行市场经营决策的指导思想,具有丰富的内涵,概括起来有生产观念、服务观念、营销观念、大市场营销观念、双赢与多赢的观念。医院市场营销观念的重点内容包括如下几个方面。

一、医疗消费者需求为中心的观念

近年来,各级医院都提出了要"以病人为中心"的观点和宗旨。从医院与病人之间的关系来讲这是十分正确的,它比在生产观念和服务观念指导下的做法大大进了一步。但是,这种提法不全面,有一定的局限性。

①从医疗服务的对象来讲,医疗服务的对象不仅是病人,而且还包括健康人、亚健康状态的人。在过去,服务对象主要是病人,而随着经济社会的不断发展,人们的健康需求已经发生了变化,不只是患了病的人才到医院去就医,健康人与亚健康状态的人有需求时也会到医院就医,并且形成了"健康就是财富,健康就是幸福"的共识。并不是有病不医、有病缓医,而是自己有点不适都愿意到医院就医。

②从服务的内容上讲,医疗服务涉及保健、康复、咨询等多方面。人们可以出于各方面的目的而到医院就医。

③从医院的功能来讲,医院不仅要治疗疾病,它还包括照料(维护)人们的健康、修复劳动力、满足人们的保健消费需求等。

所以,从医院营销的角度来讲,应当是"医院要以医疗消费者的需求为中心",而不再仅仅是以病人为中心。

(一)要满足医疗消费者有关医疗服务的全部需求

医疗消费者对有关医疗服务的全部需求,是通过医疗服务整体概念来实现的。这里要求医院和医务工作者改变长期以来一种不正确的认识,即把医疗消费者当作求医者的认识,认为医疗消费者医院就医是来乞求医生治病。在市场经济条件下,从医院市场营销的角度来看,医院就是为人们提供医疗服务的场所,人们到医院是来就医而不是来求医的,医疗消费者和医务人员处于平等的地位和关系之中。对病人而言,其就医时对医疗服务的要求,主要表现在:希望在最短的时间内,用最少的经费支出,获得没有不良反应的诊疗措施以解除其痛苦(治愈疾病),其次是护理及其相关配套服务的要求。对亚健康状态的人来说,其就医时对医疗服务的要求,主要表现在要求接受的医疗服务方便、快捷、周到,因为亚健康状态的人就医时获取的服务主要是:健康检查、心理咨询、康复、保健、疗养、器官功能改善、生活质量的提高等。对健康人来说,其就医时对医疗服务满意与否主要表现在是否方便、有效,因其就医时获取的服务主要是:人体雕塑(如隆胸、隆鼻、抽脂、祛斑、除皱、双眼皮切割、矫形等)、疾病预防、健康咨询、个人体征改变(如腋臭根治、鼾声根除)以及生命质量提高的需求(如人工耳蜗植入、断肢再植等)。

(二)要满足医疗消费者不断变化的需求

在有形产品市场营销策略中,要通过产品寿命周期理论,即不断提供新产品来满足消费者不断变化的需求。医疗服务需求方面也是如此,它通过医疗服务项目的寿命周期理论,即不断推出的新疗法、新技术来满足医疗消费者不断变化的要求。医疗服务项目同样存在着研发期、临床试用期、成熟期、衰退期。如果一家医院的医疗服务项目总是一副老面孔,没有新项目,就不能满足人们的健康需要,就必然被市场淘汰。而医疗服务项目寿命周期理论就是研究如何根据市场需求的变化不断推出新项目,以满足人们不断增长的健康需求。

(三)要满足医疗消费者对不同服务的需求

医院通过市场细分战略来满足医疗消费者对不同服务的要求。医院市场营销观念认为,医疗消费者的医疗服务需求是不同的,医院对不同需求的群体应提供能够满足他们各种需求的医疗服务,要做到这一点,医院必须实施市场细分战略,对需求进行划分。所以,市场细分战略就成为以医疗消费者为中心的现代医院营销观念的重要内容。

例如,新加坡中央医院就把"以医疗消费者需求为中心"的理念深入医院全体员工的心中。在该院,只要医疗消费者入院,不管是国家总统,还是街头小贩,都会得到医院无微不至的关怀与照料。医院为医疗消费者考虑得十分周到,他们每天换消毒床单,每天安排医疗消费者洗澡,护士查房时除医疗问题外,还会征求医疗消费者对饭菜及生活的满意度、对医院各方面服务的需求,查体前总会把床前的布帘拉上。医疗消费者出院时,还会请他们填写医务人员服务调查表。调查表开头写着:"感谢你选择了中央医院,希望你在住院期间感到舒适,请你抽一点时间填写此表,本人将亲自查看。"落款是院长签名。

二、以医疗消费者满意为标准的观念

西方的学者为服务业设定的法则是："顾客就是上帝，热爱上帝，做他喜欢做的事情。"判断服务好与坏的标准就是顾客是否满意，这又称为"顾客满意理论"。顾客满意是指顾客对产品实际效用的感知大于他的期望的情感状态。医疗服务既是特殊的服务，也是服务业的重要组成部分，医疗服务的目标是让医疗消费者满意。令医疗消费者满意既是判定医疗服务的重要标准，也是医疗服务的宗旨。

影响医疗服务满意度的因素主要包括医疗服务环境和医疗服务产品这两个方面。医疗服务环境方面的因素，包括医院的环境与设施、医疗的各种标识、医务人员的服饰等；医疗服务产品方面的因素，包括医疗质量（包括基础质量、环节质量、终末质量——疾病的转归）、服务（包括获取服务的便捷程度、配套服务的完善程度、服务的及时性、医务人员的服务行为与沟通技巧等）、医疗服务效果的快慢、医疗服务的价格等。

长期以来，医院将医疗质量作为判断医疗服务的标准，把医疗质量（特别是疾病的转归）的因素等同于影响医疗服务满意的所有因素，使医务人员在工作中仅重视了医疗质量，而忽视了服务质量和影响医疗服务满意的其他因素，甚至认为疾病治好了病人就该满意了，这是一个认识上的误区。从医院营销的角度来讲，每一位医疗服务工作者和医疗服务的经营管理者均要牢固树立以医疗消费者满意为标准的观念，把医疗消费者是否满意作为评价医疗服务好坏的最高标准，高度重视影响医疗服务满意的各种因素。

三、长期利润观念

现代市场营销的另一项重要内容，就是强调企业或服务部门在市场营销活动中，必须坚持长期发展战略，追求长期稳定的利润。医院实施市场营销活动的直接目的是获取利润，但是在不同的营销观念下，衡量利润的标准不同。在早期，特别是在计划经济的初期阶段，医院根本没有什么利润的观念，医院也不管成本和效益有多少，只管有没有社会效益；在生产观念和服务观念下，开始出现经济效益和社会效益并存的认识，而衡量经济效益的唯一标准则是利润，这实际上是一种短期的发展战略。在进入市场经济时代后，营销观念、大市场营销观念及双赢观念的出现，则强调经营的长期发展，不注重每一笔交易或每一项服务都赚钱，在市场竞争中也不是只用利润这一衡量标准，还要以医疗服务的市场地位、市场占有率、投资收益率来全面地衡量某医院医疗服务满足医疗消费者需求的程度，还用于衡量医院的获利能力。

实际上，医疗服务的特殊性正说明了长期利润观念的重要性。从医疗客户的角度来看，每一个人都具有终身价值，同时医疗服务又有就近获取的特点。如果一个人对某医院的服务感到满意，他可能成为这个医院的长期服务购买者，甚至是终身客户。不仅如此，他可能向他身边的其他人宣传这个医院或某个医生，介绍他身边的其他人到这个医院来就医；反之，如果一个人对某医院的服务感到不满意，那么他可能只是这个医院的一个一次性医疗消费者，甚至他可能影响他身边的其他人来这所医院的就医行为。所以，每个医院的经营管理者和医务人员都应当树立长期利润的观念，而不能只考虑眼前的利益和短期的利益，更不能做一锤子式的买卖。

四、发挥优势和特色的观念

从医疗服务需求特性来看,医疗服务需求具有广泛性、层次性、重复性,医疗市场具有广阔性和复杂性。从资源的占有角度看,任何一个医院都不可能拥有所有的医疗服务资源,一所医院所拥有的资源、所具备的条件和服务能力始终是有限的。由此可见,任何一个医院都不可能满足所有人的医疗服务需求,它只能从某些方面寻求机会并加以突破。这一特性指明,医院必须发挥自身优势,突出特色,要在某些方面有所为,某些方面有所不为。在有所为的方面,应当根据市场细分理论,结合自身优势把有限的资源集中利用,充分发挥占有资源的作用。如果什么都去做,结果就是什么也做不好,最终将失去竞争能力和优势以及应有的市场地位。

五、全员营销的观念

医疗服务的全过程不是由一个人的简单劳动就能够完成,它涉及多个部门、多个环节,医疗服务的最终产品是由多个相关的医务人员提供的服务共同作用的结果。而医疗服务的全过程好像是一根完整的"链条",如果某一个环节出了问题(服务不好或出差错),这根"链条"就可能断裂。某一个环节出问题,不仅可能影响到医疗服务最终产品的形成,还可能影响到医疗消费者对医疗服务的"满意程度"。医疗服务不同于商品零售业、金融保险业等其他服务业,他们只需个别服务人员与顾客接触就能完成相关服务。医疗服务则需要医院的工作人员共同参与、共同完成,而且每一个医务人员都处在服务的前台,与医疗消费者直接接触并向医疗消费者提供服务。因此,医疗服务要树立而且要牢固树立全员营销的观念。不仅如此,还应把医疗消费者作为医疗服务的推销者。如果有人认为医院营销仅仅是医院的领导者和营销部门的事情,那就说明他还没有真正认识到医疗服务的市场特征。

从营销的角度来讲,一个优秀的医务人员除了应具备精湛的医术和优良的职业道德外,还应懂得接诊技巧,也就是医院营销。一个成功的医院领导者和经营管理者除了应有较强的管理能力和懂得领导艺术外,更应懂得医院营销策略。可以说,一个医务人员如果不懂得医院营销,那他就仅仅算是一个"医匠"。一个医院的管理者和领导者如果不懂得医院营销策略,那他就仅仅算是一个"管家"。

第二节　医疗服务市场

伴随着中国居民的收入提高、消费结构升级,以及逐步进入老龄化社会,中国的医疗健康产业已经发展成一个数万亿的巨大市场。2017年8月,国家卫生计生委例行发布会上提出,为助力"健康中国"建设,我国将进一步优化健康服务、完善健康保障、建设健康环境、发展健康产业。而根据国务院目标要求,到2020年健康服务业总规模将达到8万亿元以上,非公立医院床位数和服务量要达到20%。到2030年,我国健康产业规模将显著扩大,健康服务业总规模将达16万亿元。

目前,我国健康服务产业链主要有五大基本产业群:①以医疗服务机构为主体的医疗产业;②以药品、医疗器械、医疗耗材产销为主体的医药产业;③以保健、健康产品产销为主体的保健品产业;④以健康检测评估、咨询服务、调理康复和保障促进等为主体的健康管理服务产业;⑤健康养老产业。而这五大基本产业群都和医院服务息息相关。

一、医疗服务的概念

根据《中华人民共和国营业税暂行条例实施细则》第二十六条的规定:医疗服务包括对医疗消费者进行诊断、治疗、防疫、接生、计划生育方面的服务,以及与之相关的提供药品、医疗用具、病房住宿和伙食等的业务。

医疗服务市场是指依靠一定的医疗服务资源、凭借一定的医学科学技术手段,为医疗消费者提供医疗服务的专业性市场,是医疗服务供需双方进行医疗服务产品交换关系的总和。

在我国社会主义市场经济体系中,医疗卫生事业作为国民经济中的第三产业部门和社会保障体系的重要组成部分,它不可能脱离市场经济而独立存在。医疗服务领域客观上存在着市场构成的五个基本要素:商品可理解为用于满足人们医疗保健需要的医疗服务产品;交换媒介是市场内充当支付手段的货币;企事业单位、居民、政府和医院构成了市场的主体;医院则是医疗服务的交易场所;医疗服务的价格即医疗收费标准。具备了这五个市场要素,就充分说明医疗服务市场是客观存在的,并且成为整个市场体系以及社会服务体系的重要组成部分。医疗服务市场作为医疗服务供应链的中间环节,其发展受上游的医疗器械、药品、医用材料、医务人力资源、医疗保险等市场和下游的医疗消费者所影响。

二、我国医疗服务市场的特点

医疗服务市场以满足广大人民群众医疗保健需求为主,是既可以公共投资,也可以私人投资的市场。医疗服务市场既有一般市场的共性,同时又有其特殊性,因为它既有满足广大人民群众基本的医疗服务需求,体现社会主义医疗卫生事业公益性的一面,同时又有竞争性和营利性的一面。因此,对医疗服务市场特征的认识,有助于提高医院驾驭医疗市场的主动性,进而在医院的改革与发展中明确方向。医疗服务行业是医疗健康产业的重要分支,医疗健康产业发展推动医疗服务行业发展,而医疗服务领域是医疗健康产业未来的亮点以及支柱性分支产业。以医疗服务业为代表的现代健康服务业,不仅日益成为医疗健康行业的重要组成部分,也成为现代服务业的一个新的增长点。

(一)市场潜力巨大

我国是全球最大的医疗服务市场之一。首先,个体是接受医疗服务的基本单位,人口总数的增加是推动医疗服务需求上涨的第一要素,而我国有着接近 14 亿的庞大数量的人口,医疗服务市场潜力巨大。其次,计划生育所带来的人口老龄化,使老年病、慢性病的患病率上升,从而导致医疗服务需求不断增加。最后,现代人生活节奏快,工作、家庭及社会压力大,不健康的生活方式以及广泛的污染导致慢性病患病率上升。这些因素都导致了我国对医疗服务需求的持续增大,而行业需求的增长推动整个医疗服务行业的快速发展。

(二)不完全竞争

由于医疗服务的特殊性,医疗服务市场是一个不完全竞争市场,易产生"市场失灵",出现医疗提供方诱发需求或者提供过剩医疗行为造成医疗费用上涨。因此,政府在医疗服务市场中起着十分重要的作用。政府应当加强对医疗服务市场的监控,纠正"市场失灵",既要发挥"看不见的手"的市场机制的调节作用,又要发挥政府"看得见的手"的干预调节作用。

(三)缺乏需求弹性

生老病死是自然规律,当人们生病时,毫无选择地要与医院打交道,即使医疗服务价格上升,也不可能大幅度减少就医的次数。另外,对医疗产品的需求又缺乏或者说很少有替代品,当医疗价格上升时,也不会大幅度减少需求,反之,当降低医疗价格时,也未必能增加医疗需求的总量,其需求是刚性的。可见,医疗市场是缺乏需求弹性的市场。

(四)供需双方信息不对称

各行各业都有信息不对称的情况,但是医疗卫生领域的信息不对称尤其显著。因为医疗消费者去就医的时候并不知道自己的身体发生什么问题,需要医生帮忙解决问题。这与其他产品的消费是有很大不同的。例如房子,尽管推销人员和消费者之间也是信息不对称的,但是消费者相对是有鉴别能力的。医疗服务产品,消费者吃什么药、做什么检查、需不需要做手术,都是由医生来决定的。常常在提倡的给消费者选择权,在医疗领域,消费者的选择权其实是一个幻觉,他无法选择。医疗消费者能判断的就是这个医生对他微笑了没有,态度好不好,就医的环境好不好,仪器设备好不好,用的药好不好等,这是他能选择的,但这并不能代表医疗质量。事实上,我国医疗服务市场现在面临的很多问题,其根源就是信息不对称。

(五)供给诱导需求

供给诱导需求的问题是跟信息不对称问题连在一起的。医疗消费者去就医的时候,就把决定权交给医生了,所以,如果医生想挣钱,如果医生有所谓经济的激励机制,他就可以创造出需求来,不该吃药的让你吃药、让你多吃药,不该做检查的让你做检查、让你多做检查,不该动手术的让你做手术、让你多动手术。也就是说,医生这一方,他可以造出需求来,这个是医疗领域一个非常特殊的现象。其他领域销售方确实也能创造需求,但是不像医疗领域这样,能够如此大规模地创造需求。例如美国,美国的医疗费用高的一个很重要的原因就是供给诱导需求的现象非常之严重。例如,很多不需要做搭桥手术的心脏病人都被诱导做心脏搭桥手术,医生积极性地多提供服务,多提供服务以后,就可以从保险公司多收钱。事实上,我国也面临着这个问题,一方面,我国医疗资源匮乏,但是另外一方面,很多医疗资源都被浪费了。

(六)垄断

市场配置资源有效率,但是在医疗领域,这也是不存在的。综合医院的设置就是垄断,信息的垄断、技术的垄断、规模的垄断,综合医院的发展就是要有规模效用和范围效用,即一所综合医院可以提供内科、外科、儿科等各种科室。综合医院的设置就是垄断,而且必须垄断,不能把所有医院分成一个个小诊所,这样,医院就没有规模效用了。如果这样,来了一个急诊病人就无法进行会诊、无法进行综合抢救。所以,在医疗服务的市场,垄断是一个必然。

(七)城乡供求关系不平衡

大城市医疗需求巨大但供给紧张,县乡等基层医院由于技术水平和医疗条件有限往往难以留住医疗消费者而造成医疗资源供大于求。尽管近些年来政府大大加强了基层和社区的卫生服务能力建设,而且大医院床位数也在不断增加,但基层和社区服务设施利用率低、大医院人满为患的现象依然普遍存在。这个问题所造成的不良影响有两个方面:首先,资源浪费和低效率。有调查数据显示,在全国100多所三级医院所接待的病人中,有30%～60%的病人所患的常见病、多发病,完全可以在基层和社区医院处理。但由于医疗消费者缺乏医学常识、对基层医院不信任、对大医院偏听偏信等原因,加上没有实行严格的转诊制度,舍近求远,不仅消耗了不必要的直接成本,同时也消耗了间接成本(包括在病人密集的医院里发生交叉感染的风险),实在是得不偿失。其次,安全性和质量问题。对供方来讲,大医院的拥挤首先让医生不堪重负:他们每天需要给那么多的人看病,花在每个医疗消费者身上的时间就十分有限,一方面会影响服务态度并且因疲惫而容易出现差错,另一方面为了不误诊,并为今后可能发生的"举证倒置"的法律诉讼做好准备,就只能将各项检查"能做皆做",不仅会加重医疗消费者负担、影响医患关系,而且过度诊疗还可能对医疗消费者的健康产生损害。再者,如果解决"疑难杂症"的专家资源不断被"小病小伤"的医疗消费者挤占,那么,真正需要这些稀缺资源的潜在危重病人的权利和机会就被剥夺了。

(八)服务对象具有特殊性

医疗消费者处于身心健康的特殊时期,安全感、归属感、依赖性、自尊心等都强于普通的消费者,他们希望自己能得到医护人员的重视,渴望得到较好的治疗和服务待遇,享受较为优越的就医环境,对医疗服务的期望值很高。

(九)医疗服务需求的被动性

在医疗服务需求产生的过程中,由于存在着信息缺乏,医疗消费者在利用医疗服务的种类和数量上的自主选择性不大,虽然其获得医疗服务的愿望与医务人员的判断之间存在一定的差异,但最终他的需求还是受到医务人员的影响。因此,对医疗消费者来说医疗服务利用是被动的,而医生拥有主权地位,他们作为医疗消费者的代理人为医疗消费者选择服务。另外,医疗服务需求的被动性还体现在,消费者因疾病或伤痛到医院就诊,是为了减轻病痛、恢复健康,往往带有求助心理,希望通过医务人员所提供的服务来消除病痛、维护健康。因此,消费者与医务人员之间的关系存在着救援和被救援的关系,医疗服务需求者与供给者之间并不存在平等的交换关系。

(十)医疗服务利用的效益外在性

医疗市场不同于其他的市场,医疗服务的利用也不同于其他商品的消费。消费者在市场购买一般物品时,这种物品给消费者带来的好处或效益只有消费者本人能享受到。而医疗服务却不同,比如传染性疾病,当易感人群接种疫苗或是传染病医疗消费者治愈后,就相当于切断了传染源,对与之接触的人群也起到了保护作用,即医疗服务的利用在医疗消费者之外取得了正效益,亦体现了医疗服务利用的效益外在性。

(十一)医疗服务需求的不确定性

由于个体差异,同一疾病类型的不同医疗消费者,或者同一医疗消费者在不同时期患同样的疾病,其临床症状、体征、生理生化指标等方面都可能不尽相同,所应获得的医疗卫生服务也可能不一样。而且,对个体而言,由于其发病的偶然性,要想预测出哪个人会患病和需要利用何种医疗服务将十分困难。所以说,医疗服务需求存在着不确定性。但是,对整体人群而言,疾病的发生又具有一定的规律性,通常可以通过人群的患病率或就诊率来反映其医疗服务的需要和需求,那么也就可以对特定人群的医疗服务需求水平进行预测。

(十二)医疗服务费用支付的多源性

由于医疗服务需求具有不确定性,很多个体及家庭往往很难在短时期内支付高额的医疗费用来应对难以预测的、突发的重大疾病风险。因此,为了获得基本的医疗服务,减轻疾病对个体带来的风险,在医疗卫生服务领域的筹资系统中,通常会有医疗保险、政府、社会救助等的介入。医疗服务的多源支付,实质上是一部分人的收入部分地转移给医疗服务的消费者。由于医疗服务消费者不再按照实际的服务费用进行支付,因此改变了消费者对医疗服务的购买力和对服务价格的敏感度,最终带来的是在医疗服务需求数量、质量、费用等方面的相应变化。

正是由于医疗服务需求的上述特殊条件,医疗卫生服务领域里的经济活动显得更为复杂,政府对医疗服务领域的作用也更为重要。

三、我国医疗服务市场走向

中国医疗服务市场规模巨大,并且在人口老龄化、城镇化、财富增长以及基本医疗保障制度全面覆盖等因素的驱动下迅速扩容。随着"健康中国2030"规划的发布和医改政策正向纵深发展,"十三五"期间政府在持续加大投入以确保全民享有基本的医疗卫生服务的同时,也鼓励社会资本参与医疗服务行业,以提升服务质量,满足民众多层次、多元化的需求,这为社会资本进入医疗服务行业带来了机遇,同时也在深远地影响市场格局。再加上受到消费升级的驱动,中国医疗服务正在经历从传统"医疗服务"向"健康服务"的转型。健康管理、高端专科连锁等产业受到越来越多投资者的关注,而医疗与美容、养老、旅游等其他行业的结合也在不断深入。医疗改革的不断深化与行业竞争的日趋激烈,使医疗服务市场的变化速度远远超过其他行业。

(一)优质医疗服务需求的不断增加

中国的中高收入群体一直在迅速壮大,该收入群体的购买力及负担能力更强、健康意识更高,通常对公立医院提供的医疗服务不太满意,因为公立医院通常非常拥挤且对医疗消费者的关注度较低。为解决公共医疗服务的该项缺陷,提供高端医疗服务的民营医院应运而生,可为该类医疗消费者提供优质而全面的医疗服务。

(二)日间手术市场潜力巨大

日间手术已成为欧美主流手术模式。按日间手术量、日间手术设施以及日间手术管理制度计,中国的日间手术发展落后于发达国家。至 2016 年年底,超过 2000 家医院可进行日间手术及 396 家医院有日间手术中心。日间手术量占选择性手术总量的 11.0%,国家卫计委计划于 2020 年前将该比例提高至 20%～30%,即意味着中国日间手术的市场潜力巨大。

(三)传统医疗保险改变,新兴医疗保险继续尝试

政府医保和商业医保并存是一个长期的走向。政府医保主要覆盖特殊人群和弱势人群,但会加强和商业医保的合作,将更多的受保人纳入商业医保管理式医疗服务体系。

传统大型商业医保地位稳固,但也被迫做出改变以提高竞争力。除险种设计多样化、提高受保人对医疗服务和花费的意识与责任之外,传统商业医保机构还通过兼并和收购方式延伸覆盖范围,甚至直接提供药物、技术和健康医疗服务。

新兴的非传统医保机构发展并不顺利,但在资本市场上仍然可以凭借新的概念和愿景吸引投资者。这些新兴的医保机构无论是专门从事大病慢病补充保险,还是提供全面医疗保险,都不约而同地把重点放在更好的用户体验、更透明的医保险种、更简化的销售、更直接的服务和给付等方面,希望以此在传统医保的包围下辟疆拓土。

(四)新技术和数据的应用进一步优化以医疗消费者为中心的高效多样化医疗服务

医疗服务必须,也只能以医疗消费者为中心。在医生相对短缺时,医生和医疗消费者直接相关的诊治时间、地点和手段需要最大程度的优化。据估计,目前医生们把平均 21% 的时间花在非临床的事务上(2018 Physician Survey)。未来,人工智能(artificial intelligence,AI)、机器人技术、认知技术和精准医疗可以使临床医生的许多非临床事务自动化,行医过程将更高效。

应该指出的是,因为医疗消费者通常不愿意为人工智能支付额外费用,而医保在定价和给付上严重滞后,阻碍了人工智能在临床上的发展。所以,只有在人工智能被证实可为支付方和使用方都带来利益和投资回报时,大幅度快速增长才能成为现实。

运用信息技术对慢性病人进行健康管理。先进的信息技术能够实现对慢性医疗消费者情况的密切跟踪和管理,将之前被占用的大量医疗资源解放出来。医疗消费者的信息可以统一进行存储和管理,一个医师就可以兼顾数百个医疗消费者的病情跟踪,这将大大降低医疗服务的成本开支。

协助医疗消费者在医院以外接受医疗服务的数字医疗技术将不断增长。慢性病和人口老龄化是院外数字技术,如远程医疗消费者检测设备、个人穿戴医疗设备、远程医疗平台、虚拟医疗系统、个人医疗应急设备、智能手机 APP 等解决方案的主要驱动因素。医院专业的分析从大数据转向有实际使用价值的小数据。随着医疗服务行业对数据管理工作流程的适应,预计大量用于专门领域的特定分析解决方案将获得重视,如新实验药物应用、诊疗变异性、临床试验资格、账单差异和针对主要慢性病的自我管理计划等。展望未来,充分利用数据分析功能的医保、医院和医生会把主要目标放在人群健康管理(识别高危人群),确定并强制采用最佳治疗途径(成本最低、结果最佳),而且,医疗消费者、医保、医生、医院、药房之间信息交流分享会更加自动化和即时化。

（五）医疗服务院外化、社区化、家庭化

诊治技术和药物的快速发展、以价值为基础的给付手段（医保杠杆强有力的导向和调控）、临床实践的规范化和标准化、第三方替代医院的崛起和壮大以及医疗消费者就医习惯的改变持续推动医疗服务的院外化、社区化和家庭化。医疗消费者不再只能到大医院接受治疗，居所、社区都可以成为接受医疗服务的场所。药房、日间手术中心、透析中心、输注中心、影像中心和化验室陆续走出医院，由独立的第三方经营。中小型医院，尤其是那些独立运营，也没有市场垄断地位的，未来会继续面临生存、发展、缩小、转型甚至被吞并或关闭的选择。

大的科研教学型综合医院作为行业龙头，担负着医学研究、创新、教学和重难杂症诊治（器官移植、心脑手术、重症监护等）的重任，会继续增强和扩张，并辐射带动周边社区的院内院外服务体系。

社区医疗和家庭病床，以及其他非急症医院，如康复、临终关怀等的市场份额会持续增加。

培养具有专业水平的社区护理人员十分重要与迫切。对护理人员进行更加专业化的培训，也是减少医疗成本的一个方面。这可以大大缩短医疗消费者去医院就诊的次数，使初级护理在社区就能完成。

（六）全过程医疗服务

除医疗外，涵盖各级护理、医疗消费者教育、医学研究、疗养康复、医疗保险等，形成了一条完整的生态链。医院将把视野从单纯的疑难杂症治疗扩大至对老百姓延年益寿需求的重视上，由此，医院将盯住住院前和出院后人群的需求，延伸视点，进行多元化医疗服务。当然，建立起这样一个体系不是一朝一夕的事情，需要长期的投入。

第三节　医疗服务市场需求

需求是指人们在某一特定的时期内在各种可能的价格下愿意并且能够购买某个具体商品的数量。医院只有充分研究医疗服务市场的需求，并以此安排医院的经营管理，才能更好地促进医院的发展。

一、医疗服务需求的概念

医疗服务需求是指在不同的医疗服务价格下，医疗消费者愿意且能够支付的医疗服务消费量。在这一概念中，需要强调三点：

①有医疗消费需求的人；

②医疗消费者应当具有接受医疗服务的主观愿望；

③医疗消费者具有一定的经济支付能力。这是构成医疗服务需求的三大要素。

二、医疗服务需求的类型

(一)根据医疗服务需求的组成成分分类

根据医疗服务需求的组成成分分类,医疗服务需求可分为功能需求、形式需求、外延需求和价格需求。

1. 功能需求

功能需求是指医疗消费者对医疗服务的最基本的要求。医疗服务的最基本的功能就是满足人民群众的医疗、保健、预防、康复等需求,医疗消费者到医院就医,最基本的目的就是希望能够治好病,确保身体和心理康复。如果这个目的达不到,那么医院也就失去了其存在的意义。

2. 形式需求

形式需求是指医疗消费者对实现医疗服务功能的技术支持、物质载体以及表现形式的需求。医疗消费者对医疗服务形式的需求可分为质量、品牌和载体三个层面的需求。

(1)质量层面需求

质量层面需求是医疗消费者对医疗服务的核心要求。医疗服务的质量是医院的生命线,是指预防和治疗疾病的效果,具体包括诊断是否正确、及时、全面;治疗是否合理、有效、彻底;护理是否周密、细致、贴切;效率是否方便、快捷;成本是否低廉、节约,等等,医疗消费者到医院就医,只有质量保证了,才谈得上疾病的转归痊愈医疗消费者的权利才能得到保障。

(2)品牌层面需求

品牌层面需求是指医疗消费者在医疗服务中对名医院、名医生或优质的有特色的医疗服务项目的需求。品牌是一所医院的形象和医疗服务能力与水平的标志。名牌一般具有很高的顾客满意度和社会认同感。在现实生活中也常常有这样的现象,凡知名度高、社会形象和声誉好的医院,医疗消费者的数量也就比较多,而且抱怨也较少,这正是医疗消费者具有品牌层面需求的表现。

(3)载体层面需求

载体层面需求是指医疗消费者对医疗服务形式、就医环境等方面的要求。由于医疗服务的特殊性,即使相同的疾病,不同的人患上了,其对医院、医生、治疗方法等的选择也是不相同的。现在,许多医院针对不同的医疗消费者所提出的"个性化服务",正是基于医疗消费者的载体层面需求而考虑的。

3. 外延需求

外延需求是指医疗消费者对医疗服务的功能需求和形式需求以外的附加利益的要求。例如,医疗消费者在接受医疗服务的过程中希望感受到医务人员和其他医院员工对其的尊重、热情、诚信、负责等;希望医院能够充分考虑自己的经济条件,从而提供适宜的医疗技术等。

4. 价格需求

价格需求是指医疗消费者将医疗服务的质量与价值进行比较后对价格的要求。在分析医疗消费者的价格需求时,应该从质量与价格之比的两个方向进行,一是在给定价格时,医疗消费者对医疗服务质量水平的要求,二是在给定医疗服务的质量时,医疗消费者对价格水平的要求。前者考虑的是质量与价格之比,后者考虑的是价格与质量之比。根据我国的国情和医疗卫生事业的发展水平,国家提出的卫生改革目标就是:用比较低廉的费用提供比较优质的服务,努力满足广大人民群众的基本医疗需求。

(二)根据医疗服务需求的发展层次分类

根据发展层次分类,医疗服务需求可划分为:生存需求、保健需求和审美需求。三个层次是从低级向高级不断递进的。生存需求是指人们的身体因受自身体质和外部因素的作用,健康受到影响而必须就医的需要;保健需求是指身体基本健康,但为了维持和促进健康而消费医疗产品的需要;审美需求是指为了达到精神上的某种需要,改变自身外表某一特征而消费医疗产品的需要。

三、医疗市场的需求状态

随着生活水平和经济水平的不断提高,人们对自身和家庭的健康质量的要求也在不断提高,因此从整体来看,人们对医疗的需求也在不断地提高。从营销的角度来看,医疗市场可以根据需求水平、时间和性质的不同概括为以下八种需求状况,它们表明了八种不同的市场状态。只有真正了解人们的这八种医疗需求,才能真正做到从医疗消费者的角度来建设医院、管理医院、经营医院,才能真正为健康需求者创造最好的用户体验,才能不断扩展医院的消费人群。

(一)负需求

负需求是指市场上众多消费者不喜欢、反感甚至躲避医院的某种产品或服务。医疗手段的过度使用就是一个负需求,它不仅导致人体免疫机能大幅度下降,还会导致医疗资源大量浪费。例如抗生素的滥用、心脏搭桥手术等,抗生素滥用会导致某些病菌和病毒产生抗药性,迫使医药界不断研究新型抗生素,而许多心脏病医疗消费者即使不做心脏搭桥手术也是可以很快康复的。

面对负需求,医院应该分析医疗消费者不喜欢某项医疗服务产品的原因,分析医院是否可以提前做好有关的预防措施,能否通过一些健康教育、网络宣传来改变医疗消费者的就医心态。医院的领导者应该不断改进医院的诊疗技术和诊疗方法,以最科学合理的方式让医疗消费者接受医院提供的服务。

(二)无需求

无需求是指消费者对医院的某些产品或服务漠不关心,没有购买欲望。例如孕妇水中生产,很多人觉得水中分娩在国外很流行,应该属于比较高大上的分娩方式,而在中国迟迟没有推广,是因为它还没有获得医生们足够的信任。美国妇产科学会(American College of Obstetricians and Gynecologists,ACOG)和儿科学会(American Academy of Pediatrics,AAP)意见认为水中分娩方式不应该作为一项常规的医疗干预被推广开来,而应该被当作一项可供研究的临床试验,就是说就像新药上市之前要做临床试验一样,水中分娩的有效性和安全性还需要充分评估,应该在充分告知和符合医学伦理的前提下,设计更好的临床试验进一步验证。以国内大众参与临床试验的积极性来看，愿意充当这个临床试验的"小白鼠"寥寥无几。

面对这样的民众，医院的管理者也不要对这一类人采取完全放任自流的态度，而应该想方设法地把医院的技术、专家团队、提供的服务同民众的需求和兴趣联系起来，将医疗服务产品的好处告诉他们，让他们产生对医疗服务产品及对医院的兴趣。

(三)潜在需求

潜在需求指医院现有的医疗服务产品不能满足许多医疗消费者的强烈需求，如各种癌症的预防和治疗。根据国家癌症中心在 2018 年 4 月份公布的中国恶性肿瘤发病和死亡分析报告，我国平均每天有超过 1 万人被确诊为癌症，即每分钟有 7 个人被确诊为癌症，也就是说癌症的发病人数越来越多。虽然说现在的医疗技术水平进步得非常快，但是对大多数癌症依旧没有彻底治愈的办法。

面对这种需求，医院应该不断地改进自己的技术和服务，不断地学习和钻研最前沿的技术，为医疗消费者提供最安全高效的服务。

(四)下降需求

下降需求是指目标市场顾客对医疗服务产品的需求出现了下降趋势，如天花。根据统计，天花作为最古老也是死亡率最高的传染病之一，曾有 3 亿人口死在了天花病毒的手上，但是因为疫苗的出现，在现代基本上不会见到天花感染的病例了。

面对需求的下降，医院管理者必须在充分分析需求下降的原因，思考挽救的措施无果后，才能真正考虑开辟新的目标市场。

(五)充分需求

充分需求是指市场上对医疗服务的需求水平和需求时间与医院预期的医疗服务需求和时间基本一致，供需基本平衡。充分需求一般发生在一些知名度比较高的医院。刚处于起步阶段的民营医院，还没有做出规模、打出知名度，很难达到充分需求。针对这种已经达到充分需求的医院，医院的管理者就可以考虑增开分院，开展其他业务了。

(六)饱和需求

饱和需求是指医院面临的需求超越了医院所能达到的需求或水平，呈现供不应求的现象。例如特需医疗，虽然特需医疗是普通医疗价格的几十倍甚至上百倍，但是由于其点名手术、加班手术、全程护理、特需病房、专家门诊等方面的特色，故依然供不应求。

面对饱和需求，医院应考虑到自己的实际承受能力，可以暂时地降低医疗消费者的需求，达到医院与医疗消费者之间的一个平衡状态，如适当提高医疗服务产品的价格，减少营销的次数，只有医院可持续发展才是长久的发展。

(七)不规则需求

不规则需求是指市场上需求量和供应能力之间在时间上不均衡，表现为有时供过于求，有时供不应求。例如手足口病，手足口病是一种比较常见的儿童肠道传染疾病，虽然在每个时间点都会出现该病例,但是每年的 5 月至 7 月为该病的高发期,高发期的时候很多儿童科室人满为患。面对这么多医疗消费者,医院应该增发床位和医护人员,24 小时值班,不错过、不忽视任何一位医疗消费者。

(八)有害需求

有害需求是指对消费者、社会利益和企业利益都会产生危害的需求。例如假疫苗,假疫苗的危害是非常大的。首先,假疫苗没有免疫原性,无预防免疫功能,由于没有能够抑制病源的功效,因此在注射假疫苗之后,病源没有得到抑制,依然会侵害身体健康。其次,对很多人际传播的流行性传染病来说,如果绝大部分人群已免疫接种,则该传染源很难在人际间流行开来,极少数未免疫或未有效免疫者因缺乏传染源,故感染概率低,但如果注射了假疫苗,感染风险会大大提高。最后,很多传染性疾病有很长的潜伏期,如果注射了假疫苗,医疗消费者不但有很大的感染风险,而且因为放松警惕,发现疾病的周期延长了,最终将贻误病情。

医院不管在什么时候,杜绝这种对医疗消费者造成伤害的需求,寻求医院的健康长远发展,才是正道。

案例

据生物探索网消息报道,肿瘤是全球人口死亡率最高的疾病之一。得益于 DNA 测序和肿瘤基因组图谱项目的突破,人们对引发肿瘤分子变化的理解更加深入,对致癌基因组信息的新理解已影响到了药物和抗体设计的过程。国际医药巨头和风险投资者早已瞄准了这一热门领域。Illumina 公司的数据显示,全球二代基因测序(next generation sequencing, NGS)的应用市场规模预计为 200 亿美元,药品研发和临床应用是增速最快的领域,增速超过 15%,肿瘤诊断和个性化用药是最有应用前景的领域,市场规模约 120 亿美元。但是,目前国内大部分基因测序公司的检测技术在应用性方面还不够完备,相关的基因检测产品和服务都非常有限。肿瘤体检早期筛查和指导肿瘤患者精确用药(尤其是靶向药),是当前市场最迫切的两大需求,但现有的产品和服务都不能很好满足这两大需求,这是一个存在巨大需求并且尚未得到满足的市场。

(资料来源:精准医疗——中国肿瘤市场的庞大需求[J].中国肿瘤临床与康复,2016,23(01):84.)

第五章

医院的 STP 战略

医院的战略是指医院在市场经济竞争激烈的环境中,在总结经验、调查现状、预测未来的基础上,为谋求医院的生存和发展所做出的长远性、全局性的谋划和方案。在这个定义中,长远性和全局性非常重要,只有那些涉及医院长远的、全局性的问题,才能称其为战略问题。制定战略主要回答以下三个问题。

第一,医院能做什么? 也就是说,要对自己医院的资源、自己的能力,进行一个科学的评估。

第二,医院准备做什么? 每家医院的情况不尽相同,每家医院对自己的发展方向都有不同的定义,应对医院发展进行规划。

第三,如何才能做好? 每一个计划都需要相应的实施方案,有了医院发展的宏伟蓝图,就需要制定切实可行的方案与步骤,将蓝图变为现实。

战略分为不同的层次。对医院管理而言,医院的战略主要分三个层次:①医院总体战略,即医院定位;②医院经营战略,也称为竞争战略;③职能战略。不能将战略及其不同层次混为一谈,或把战略的某一层次视为总体战略。医院为实现战略目标制定战略决策,实施战略方案,并对战略进行控制的动态管理过程,这便是医院战略管理的含义。

战略管理对民营医院来说尤为重要。我国民营医院的数量越来越多,医院之间的竞争也越来越激烈。民营医院大多属于营利性医院,与企业一样也要追求适当的盈利。民营医院要想获得长远的发展,就必须高度重视医院的医疗服务营销工作,这样才能在激烈的医疗行业竞争中占有一席之地。因此研究民营医院的营销战略就显得十分必要。

目标市场营销,就是选择与本企业营销宗旨最吻合、销售潜力最大、获利最丰厚的那部分市场作为目标,然后采取相应的市场营销手段,打入或获得这个市场。目标市场营销是市场营销理论和实践中极有意义的进步,成为现代营销的核心战略。目标市场营销主要包含三个步骤:市场细分(segmenting)→目标市场选择(targeting)→市场定位(positioning),所以又被称为 STP 战略。从某种意义上来讲,营销即 STP,就是首先对市场进行细分,然后选择目标市场,最后进行定位(图 5-1)。

在医院战略管理过程中,重中之重是进行医院定位,医疗市场细分和目标市场选择则是医院营销的核心工作。事实上,很多医院都存在没有特色的问题,即使是大医院,如果没有特色,也会出现问题。

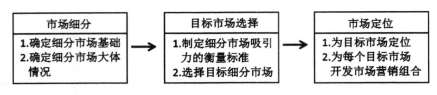

图 5-1 STP 战略的步骤

案例

　　2019 年 4 月 17 日,上海同济大学附属同济医院和上海交通大学附属仁济医院分别于斐济和马来西亚达成医疗合作,未来将在冠脉介入手术交流和儿童活体肝移植两个领域深入合作。

　　同济大学附属同济医院与来自斐济的公立医院——殖民战争纪念医院启动"一带一路,最美心丝路项目"。其中,让中国专家"走出去",将中国技术带出去,一带一路专家"请进来",学习中国经验,将助力两院冠脉介入手术技术学习交流,共同改善两地人民健康。

　　上海交通大学医学院附属仁济医院与马来亚大学的附属医学中心马来亚大学医学中心(University of Malaya Medical Centre,UMMC)签订战略合作协议,共同开展儿童活体肝移植技术国际培训项目。根据协议,仁济医院将派驻技术团队为马来西亚 UMMC 培训人才队伍,直到对方逐步自主开展肝移植手术。

　　据悉,儿童先天性胆道闭锁发病率大约万分之一,在经济和卫生条件相对落后地区的发病率更高。目前,东南亚国家整体缺少儿童活体肝移植技术,除极少数患儿花费巨资前往欧美等国就医外,绝大多数患儿家庭只能放弃治疗。

　　仁济医院开展的儿童活体肝移植技术,即从健康亲体成人身上切取一部分肝脏作为供肝移植给儿童患者。自 2014 年 11 月起,仁济医院肝脏外科与 UMMC 儿内科等相关科室共同开展自体活体肝移植患儿的救治,目前已有 37 位马来西亚惠儿在仁济医院得到了良好的手术治疗,取得了良好的效果,UMMC 也与仁济医院直接对接,给予患者良好的术后随访。

(资料来源:上海交通大学医学院新闻网)

第一节　医疗服务市场细分

　　医疗服务行业的市场细分,是指医院根据医疗市场上每位医疗消费者的医疗服务需求、年龄、职业、支付能力等不同特征,把医疗市场细分为若干不同的医疗消费者群,每一个医疗消费者群都具有类似的特征。市场细分是按一定的标准把具有类似特征的医疗消费者分类在一起,而不是对医院提供的医疗服务产品进行分类。市场细分的实质是找出具有类似就医需求的医疗消费者群体,市场细分的目的是正确地选择医院的目标市场。医疗消费者在医疗服务需求上的差异就是医疗市场细分的理论基础。伴随着科学技术和社会经济的发展,医疗服务市场提供的医疗服务也越来越多,人民生活水平不断提高,疾病谱的变化越来越大,人们对医疗服务需求的差异越来越大,进行医疗市场细分的必要性和意义也越来越大。在医疗市场竞争的领域中,医疗市场细分受到了普遍的重视,其原因是市场细分可以满足人们对医疗服务服务的各种不同需求,体现医院更好地为群众服务的宗旨,同时也可以提高医院的社会效益和经济效益。

一、医疗市场细分的必要性

(一)发现新的目标市场

细分后的市场环境,能够帮助医院清晰地了解医疗消费者的需求,主要包括医疗服务和保健项目需求的程度等方面,若是发现尚未满足医疗消费者需要或是满足程度不高的市场,医院便可从此入手,建立起自己新的目标市场。

(二)占领医疗市场份额

在已相对成熟的医疗市场中,医院根据市场细分来了解此市场的特点,掌握其优点和不足,从而对症下药,在结合医院自身优势的情况下,有针对性地对此医疗市场进行良性补充,从而占领一定的市场份额。

(三)改善医疗市场

将医疗市场进行科学细分是了解当下医疗服务格局并改善医疗市场中一些不合理现象的重要手段,它能够将医院的资源进行合理配置,使医疗消费者得到最合适的医疗服务,并在医院间形成医疗服务良性互补的模式。

二、医疗市场细分的要求

为了使细分市场具有真正的实用价值,保证细分市场能为医院制定有效的营销战略和策略服务,细分后的医疗市场应具备以下条件。

(一)可衡量性

医疗服务市场细分主要有三个层次的内容:医疗消费者对医疗服务产品的不同偏好,对医院的营销策略具有明显的不同反映;医院必须能够获取有关医疗消费者的准确情报;对于细分市场的投入与产出能够定量分析,且便于对市场进行可行性研究,使医院能够选择效益较好的目标市场。

(二)可进入性

医院进行市场细分的目的是医院能够用自己的资源与力量进入目标市场。因此,在确定细分时,要注意结合本医院的具体条件,充分利用医院现有的人力、物力、财力和技术设备能力,发挥医院市场营销策略,使医院顺利进入目标市场并能有效地经营。

（三）相对稳定性

在一定的时间和空间条件下，市场细分的标志及有用的细分市场能够保持不变，医院在占有了一定的市场份额之后，在相当一段稳定的时期内不必改变自己的目标市场，这样就有利于医院制定较为长期的、稳定的经营战略与策略。然而，市场是不断地变化和发展着的，因此，这种稳定性只能是暂时的、相对的，而没有绝对的稳定性和不变性。医院应根据变化了的客观情况及时地调整自己的市场营销策略，以适应变化莫测的市场。

（四）可盈利性

可盈利性是指医院在进入细分市场后，能为医院的经营带来预期的利润。医院进入市场细分的目的，是有利润可图，这就要求该细分市场应有适当的规模、有现实和潜在的需求、有一定的容纳能力。如果医院在进入该细分市场之后，有另一竞争者进入，医院就无法取得利润，这样的细分市场缺乏容纳能力，缺乏竞争性，对医院的长远经营是非常不利的。另外，还要求目标市场有一定的购买力，市场是人口、需求与购买力的总和，如果一个市场很大，消费者也有需求，但是缺乏购买力，那么医院是无法经营和获利的。医院进入的细分市场应不但能保证医院在短期内营利，还能使医院保持长期的利益，使医院有一定的发展潜力。

三、医疗市场细分归类方法

面对纷繁复杂的市场，医院要进行市场细分，并据此确定自己的目标市场，必须要有科学合理的细分标准，否则，医院进行的市场细分是没有任何实际意义的。每一个市场的需求差异很大，这些需求的差异性就是医院进行市场细分的标准。医院进行市场细分工作是要依据一定的细分变量的，这些细分变量并不是一成不变的，医院必须结合自身的情况，选择不同的细分变量对不同的市场进行分类，以确定自己的目标市场。比如民营医院做全科可能有难度，那么可以做专科；可能做专科也有难度，那么可以做专项；做皮肤美容科有困难，就做美容科；做美容科有困难就做医学美容；做医学美容有困难就做微整形；做微整形可能还有困难，那就做瘦脸。现在新兴的儿童医院、高血压医院等都是分化定位的产物。医院可以通过无数细分变量去寻找自己的优势，通过优势定位来确立自己在这一细分市场的领导地位。

（一）地理细分

所谓的地理细分，是指将市场按照一定的规则划分为不同的地理单位，这种划分方法是医疗市场细分的重要依据。地理性的医疗市场细分是将市场区分为不同的地理单位，可以按行政区域划分，如划分为省、市、自治区、县、镇等甚至更小的单位；也可以按经济情况划分，可以划分为经济发达地区和经济欠发达地区等；还可以按地形来划分，如高原地区、平原地区等，这样的划分，有利于研究不同地形地区人们的疾病谱。还可以按照民族和风俗等划分区域，这样有利于区分不同生活习惯的人们不同疾病的发生率，有利于医院按不同的医疗市场制定不同的营销策略。

医院在选择目标市场的过程中，必须认真研究医疗消费者的居住区域，力争把自己的资源投入有利于医疗服务的使用和医疗健康需求的较大市场中去。不同地区医疗消费者的疾病谱是有区别的,这也形成了不同的市场。地理环境相对来说是一种静态的因素,比较容易区分,所以被医院用来作为市场细分变量的时间也比较长,但是,同一区域医疗消费者的需求往往有着极大的差异,因此,在这一细分变量的基础上还需要结合其他因素综合考虑,才能做出较为准确的判断。

(二)人口细分

医疗服务面对的是医疗消费者,是为医疗消费者提供服务的。与医疗消费者个体相关的因素是进行医疗市场细分的一个十分重要的变量,如以年龄、性别、经济收入、职业、文化水平、宗教信仰等人口变量来细分医疗市场。由于医疗服务的需求量和医疗消费者的欲望及医疗服务的利用程度与人口变量有关,而且人口变量比其他变量更容易衡量,因此,人口变量也是细分医疗市场的一个重要依据。

1. 年龄细分

医疗服务的需求伴随着年龄的变化而有所变化,儿童和老年人由于身体发育和衰老的原因,往往处于疾病多发时期,他们对医疗服务的需求相对于其他年龄段的人群就大些,而青壮年由于身体处于抗病能力较强的时期,疾病的发生率较低,对医疗卫生服务的需求就相对少些。

2. 性别细分

男性与女性由于生理上的不同,除了男女共患疾病外,还有各自不同的疾病谱,而且一些生理上的差异也使得他们在一些疾病的发病率上有所不同,有的疾病是男性发病率较高,有些疾病则是女性发病率高些。

3. 经济收入细分

根据医疗消费者的收入情况来划分医疗市场,一般可以分为高收入、中等收入和低收入人群。医疗服务一般可以分为基本医疗服务和特需医疗服务。收入水平不高的群体,往往对特需医疗服务需求很小,对医疗服务价格比较敏感;收入水平高的群体,往往对医疗服务水平和层次的要求相对要高一些,同时能够接受特需医疗服务。但是一些地区的调查发现,经济收入的提高并不会明显提高他们对医疗服务的利用率和对健康的投入。以治疗近视眼为例,低端客户以摘除眼镜为目的,对其他附加服务的需求不是很高,主要关心价格是否低廉;中端客户,除了要摘除眼镜之外,对术前检查、手术过程、术后护理等医疗服务各个环节都有很高的要求;高端用户则偏好使用最新眼科医疗技术,并要求提供个性化的服务,对服务品牌、护理质量、就诊环境等都有更高的要求。

4. 文化水平细分

文化水平的高低会影响医疗消费者的就医行为和价值取向,文化水平大体上可按照学历划分。例如,文化水平较高的医疗消费者在疾病初期就医的比例比较高,而文化水平较低的医疗消费者在疾病晚期就医的比例比较高。

5. 卫生服务提供形式细分

不同的人群,他们由于各自的年龄、健康水平、经济收入等方面不同,因此对卫生服务提供方式的要求和喜好也不同,如腿脚不方便的老年人,他们希望医生能提供上门服务,需要医生进行家庭访问等。

6.职业细分

由于工作环境和场所的不同,一些特殊的行业可以引起某种特殊的疾病,人们常常称之为"职业病"。按照医疗消费者职业的不同划分,眼科医院可以将医疗市场分为学生市场(中小学生市场、大学生市场)、白领市场、司机市场、农民市场、公务人员市场等。不同职业的人群对眼睛视力要求不一样,对眼科医疗服务的需求就会不一样,如学生、司机通常可能要求有较好的视力。

(三)行为细分

行为细分是指以医疗消费者对医疗服务产品的了解程度、态度、使用情况及反应等为基本依据来细分市场。

1.购买时机

依据医疗消费者打算购买、实际购买和使用医疗服务产品的不同时间,将他们划分为不同的群体。例如,在寒暑假推出针对学生的体检、矫正牙齿、近视激光矫正等医疗项目的促销活动。

2.利用动机

根据医疗消费者对医疗服务产品的需要和利用动机来进行区分,医院经营者可以按不同的就诊目的将医疗服务市场细分为体检市场、美容市场、保健市场等。

3.追求利益

根据医疗消费者对医疗服务产品追求的不同利益来加以区分,医院经营者应该认识到来医院就医的医疗消费者,常选择自己认为好的医生看病,而不愿意护士帮忙安排。

4.使用者情况

根据使用者情况,可以将市场细分为不使用者、曾使用者和潜在使用者,一般来说,三级医院较注重开发潜在市场,而一、二级医院则注重已有的使用者市场。

(四)按疾病的相关因素细分

1.按机体系统细分

医疗服务与其他的商品服务有所不同,它是通过解决医疗消费者机体内的病痛而展开工作的,机体分为许多系统,如消化系统、呼吸系统、循环系统等。不同系统的疾病发生率有所不同,对人体的影响也是有很大差别的。

2.按机体器官细分

这种细分是为了对机体某一器官所发生的疾病进行专项治疗,如心脏、口腔等。国内比较成功的医院一般都坚持特色专科经营。例如成立于 1999 年 11 月的武汉亚洲心脏病医院,是我国改革开放多年来批准设立的首家民营心脏病专科医院。面对武汉医疗市场的竞争,武汉亚洲心脏病医院决定采取特色专科发展战略,不与武汉那些综合性大医院进行全面PK,选择了避开大医院的威胁,主攻心脏病这一细分市场。该院在我国心脏病医疗服务市场上以惊人的速度发展,目前其心外科治疗数量已跃居全国前三位,事实证明,武汉亚洲心脏病医院的特色专科经营战略是完全正确的。

3.按疾病种类细分

由于每种疾病的发生发展都有其规律性和复杂性,因此对一些常见病和多发病就需要有人研究和积极开展治疗,解决医疗消费者的痛苦,如冠心病、高血压等。

4. 按疾病发病季节细分

许多疾病带有明显的季节性,如肠道传染病易在夏天发生,支气管病易在秋天发生等。

以上这些因素按照不同的标准可以划分为不同的结果,医院在进行市场细分时,可以使用其中一种标准来细分市场,也可以综合利用两个或两个以上的标准来划分市场,使医院的市场细分工作更科学、更系统地进行。

四、几个热点医疗细分市场

(一)老年医疗市场

国家统计局数据显示,2018 年,全国 60 岁以上人口达 24949 万人,占总人口的 17.9%(联合国规定:65 岁以上的老年人口占总人口的比例达 7%以上或 60 岁以上老年人口在总人口中的比重超过 10%的属老年型国家或地区),平均每天有近 25000 人进入 60 岁以上老年人行列。预计到 2025 年,全国 60 岁以上人口将达到 3 亿,成为超老年型国家,到 2030 年左右,中国将进入老龄化的高峰期,并将持续近 40 年时间。老年人已成为一个不可忽视的群体,其带来的社会问题、经济问题已向老年人医疗费用及老年医疗服务提出了新的挑战。

老年人医疗卫生消费支出的压力越来越大。老年人是医疗卫生资源的消费主体,老年人口总量的迅速增长,对医疗资源的消耗和占用越来越大,将给我国医疗保障体系带来巨大压力。

1. 老年医疗市场的特点

(1)老年人患病率、就医率和住院率高

老年人由于生理机能衰退,抵抗能力下降,患病的可能性增大,因此其患病率和发病率都高于其他年龄组,并且随着年龄的增长,老年人口的病残率和死亡率也会明显高于其他年龄组。2012 年,天津城市居民就医状况调查数据显示:相比中青年人,老年人对医疗服务的需求更多,60 岁以上被调查者的人均就医次数为 60 岁以下者的 2 倍,尤其是门诊的就医次数更高。卫生部曾经有过统计,60 岁以上老年人慢性病患病率是全部人口患病率的 3.2 倍,伤残率是全部人口伤残率的 3.6 倍,老年人消耗的卫生资源是全部人口平均消耗卫生资源的 1.9 倍。

(2)老年人的人均医疗费用高

相关研究文献显示,65 岁以上人口比 65 岁以下人口的人均医疗费用高 3～5 倍。这主要是因为老年人患慢性病的比例更高,而慢性病患病时间长,伴随并发症多,治疗难度高,所以次均门诊费与住院费都较高。据统计,60 岁以上老年人余寿中约有 2/3 时间为带病期,心血管疾病及其引发的重度残疾等慢性疾病,治疗费用每人每年都在 6000 元以上,高昂的治疗费成为老年人医疗费上涨的主要因素。因此,随着老龄化的加剧,对医疗保险的需求会进一步增加,医疗费用成本也会随之进一步扩大。

(3)老年人医疗需求中的特殊性

老年人医疗需求特指老年人在看病过程中产生的对社会医疗资源的配置、医疗设施和医疗措施的要求,老年人的医疗需求主要通过"看病过程中所遇到的困难"得以反映,其中最大的困难是经济困难,其次是手续烦琐,再次是行动不便和交通不便。但是,专门为老年人提供医疗服务的医院数量目前还较少,各级医院专门为老年人提供服务的老年门诊、老年病房为数不多,老年病人仍和普通病人一样接受诊疗。部分医院不但没有老年病房、高干病房,而且其设施配置、人员结构、技术水平等也不能很好地满足老年医疗服务的需求。

2. 老年医疗市场的巨大商机

调查显示,慢性非传染性疾病已成为危害老年人健康和生活质量的主要疾病,但患病的老年人中有 1/3 未去就诊,且有 1/4 的医疗消费者经医生诊断需要住院治疗但因各种原因未能接受住院治疗,说明老年人群的医疗服务利用不足,潜在医疗保健需求较大。老年人的医疗需求市场主要有:老年康复医疗市场、老年人用药市场、老年人医疗保险市场、老年人医疗器械市场等。医疗服务的有效需求主要取决于医疗保健服务需要、健康意识、支付能力以及相应的医疗服务提供状况,老年人医疗保健服务需要能否得到重视和满足受多方面因素的影响。

(二)儿童医疗市场

截止到 2018 年年底,我国儿童(14 岁及以下)人口数达 2.45 亿人,占总人口数的 17.62%。近年来,我国已经进入人口增长的高峰期,儿科的医疗需求非常旺盛。虽然我国儿童专科医院在不断地增加,截止到 2018 年年底,儿童专科医院已有 228 所,但是,仍不能满足儿童医疗需求的增长。

1. 儿童医疗需求的特点

儿科学是针对儿童和青少年期人群的综合性学科。儿童医院是针对儿童的专科医院,其就诊人员有一定的特殊性。

①儿童的患病率高。儿童由于年龄小,发育不完全,很容易产生一些常见的疾病,如感冒、咳嗽、皮肤疾病、支气管炎等。

②儿科急性病较多,慢性病较少,住院时间短、费用低;同时,儿科用药要求更严格,剂量较小,这些直接造成儿科医院收益低。

③与其他科室相比,儿科风险更大。幼儿的语言、感知能力差,无法表述病理体征,诊断时很大程度上要靠医生的临床经验,儿科医生的成长速度要慢于其他科室,这使得儿科发展滞后于其他科室。

④医患关系在儿科显得更加紧张。一个孩子生病,最夸张的时候有 6 个人同时在医院里陪伴。有时,孩子要打静脉针,因为血管细,护士扎了两针没扎进去,孩子一哭闹,家长就开始责怪医护人员。

2. 儿童医疗市场的现状

(1)儿科医生的缺乏

截止到 2018 年年底,全国儿科医生达到了 15.4 万名,每千人口的儿科医生数量达到了 0.63 名,这意味着,每个儿科医生要照顾近 1500 名儿童,而在德国和美国,这一数字分别是 300 和 400。儿科医生不是当前大多数医学院毕业生的首选志愿,主要有三个原因:工作量大、工作风险大、收入低。而一个医学院毕业生要成长为能够独当一面的儿科医生,至少需要 10 年,儿科医生的流失率几乎是所有科室中最高的。针对儿科医生紧缺的难题,卫生部已提出吸引医学院毕业生到儿科就业、选派医务人员出国进修等四项举措。有能力的医学院校,首先要恢复儿科学专业招生,同时大力扶植条件成熟的院校增设儿科学专业,这样才能解决我国儿科医生的"人才荒"。

（2）儿科医院的投入不够

除北京、上海等大城市外，其他地方的医疗投入多向为数不多的几家大医院倾斜，很多地方的儿童医院设备落后于综合性医院。无论从医疗设备的配备还是儿科人才的培养来看，我国对儿科医疗的投入均落后于成人。由于儿科收益较低，风险较大，一些综合性医院甚至关掉了儿科诊室。"在美国，儿科也是门不赚钱的'买卖'。"洛杉矶儿童医院影像科研究项目主任韦森特·吉尔桑斯表示，在对待儿科投入上要有长远的眼光。

（3）儿科医疗资源分布不均衡

新医改后，北京儿童医院和其他医院一样，为了缓解看病难，在挂号环节推出了一系列举措，如电话预约、窗口预约、网上预约等，确实在一定程度上缓解了挂号难的问题，但现在更难解决的是挂"专家号"难。这是由资源稀缺造成的，很难通过挂号手段的改进加以解决。患儿挂专家号难，实质反映的是全国儿科医疗资源分布不均衡。一些县级、乡镇医院别说专家，连专职的儿科医生都没有，这导致全国的患儿涌向北京。

（4）儿童用药令人担忧

我国儿童用药占药品总量的比例低，供不应求。与成人相比，儿童的用药剂量小，市场规模小，盈利微薄，市场上几乎没有专门做儿童用药的药企。儿童药品在制作过程中，批量生产小，所需申请批次众多，工艺相对复杂，生产成本极高，因此，国内大部分药厂并不愿意生产儿童药。儿童药品还要照顾到小孩子的口味，制成水果味的口服溶液剂、混悬液等，这就大大增加了制造和运输成本。因为缺乏儿童的临床试验，市场上的很多药品对儿童的用量无法清晰界定，只能含糊写上"儿童酌量减少或遵医嘱"。儿童专用剂型的缺乏让很多儿童用药"吃药靠掰、剂量靠猜"，对系统发育尚未完全的孩子来讲，剂量上的丝毫差错都可能引起很大的不良反应。据我国第六次人口普查显示，因用药不当，每年约有 30000 名儿童致聋，引起肝肾功能、神经系统等损害的更是难以计数。例如，甘肃省一名儿童在家长的随意用药下，服用了过量的成人感冒药，造成了急性造血障碍。例如，有些人很年轻就得了尿毒症，有一部分就是小时候不正确用药造成肾损害的结果。2015 年 6 月，国家卫生计生委儿童用药专家委员会第一次全体委员会议在北京召开。儿童用药专家委员会涵盖了儿科临床医学、药学、儿童保健、中医药领域的专家，将推动建立科学规范的儿童用药指南，保障儿童用药安全性，提出儿童基本药物清单，推动儿童用药纳入医保目录等，大力规范和发展儿童用药在国内的配备和使用。对妇儿科用药的发展予以明确的扶持，且妇儿科非专利药可实行直接挂网采购，未来全国各省也将陆续开启《妇儿类非专利品种直接挂网目录》的遴选，这对儿童用药保障工作有很大的促进作用。未来儿童专用品种的生产、研发，将会得到政策保护，包括新药的审批也有望缩短审评周期。

儿童看病难问题的根本原因主要是供求关系，即日益增长的儿科就诊需求与国家所提供的儿童医疗资源不足之间的矛盾。这几年国家加大了儿科的建立力度，各级地方政府也进行了相应投入，儿科的服务能力也得到了大幅度提高。国家对儿科的重点专科加大投入建设，在儿童外科、儿童重症方面加强专科能力建设，地方政府在县级医院儿科建设当中也给予了投入，成立了国家儿童医学中心，在国家儿童医学中心的技术支撑和指导下，通过儿科专科联盟、儿科集团将优质资源下沉到基层，通过儿科联盟加大对基层的指导，在提升医疗服务能力方面发挥了重要作用。儿科不仅要解决儿童诊断治疗的需求，同时还应重视对儿童心理和精神的关怀。

（三）医疗旅游市场

1. 医疗旅游定义

医疗旅游，是将旅游和健康服务结合起来的一种旅游形式。随着人们对养生、健康等行业越来越关注，医疗旅游正在从一个小众市场逐渐走进更多人的视野。数据显示，2017年全球范围内医疗旅游总收入为6785亿美元，为全球旅游总收入贡献16%的份额，并以每年9.9%的增速在不断增长。据不完全统计，2017年中国选择海外就医的人次已突破60万；更有市场预测认为，未来10年，中国海外就医市场潜力有可能达到数百亿美元。目前，中国游客海外就医，以日本的精密体检、美国的癌症治疗以及印度的特效药购买最为常见。

2. 我国医疗旅游发展

面对医疗旅游近几年飞速增长的数字，国内开始加快了医疗旅游方面的建设。我国医疗旅游虽然发展较缓慢，但是由于我国的人口基数大，中国游客越来越愿意投入大量的金钱花费在自己的健康上。目前，我国每年到韩国、日本、美国等国家接受医疗服务的消费超过50亿美元，国内部分地区的医疗旅游业已经初具规模，但绝大部分地区并未达到国际医疗旅游的发展水平。普遍来看，将医疗旅游作为旅游产业项目重点开发的城市并不多，投入力度不够，因此无法达到规模经济的水平，在市场竞争中没有品牌效应，产品开发待加强。

案例

上海市医疗旅游产品开发和推广平台（Shanghai Medical Tourism Products & Promotion Platform，简称SHMTPPP），由上海市发改委、上海市商务委、上海市卫生局、上海市旅游局联合支持发起，上海市发改委提供"服务业引导资金"支持。平台于2010年6月16日正式投入运行，填补了中国在国际医疗旅游方面的空白。该平台采用第三方管理（third party administration，TPA）模式，TPA是目前医疗旅游服务中的新模式，在国际服务贸易中起着核心的作用，主要任务是分析、了解客户的需求，对医疗服务供应单位进行符合国际标准的辅导和培训，并完成医疗旅游工作流程中的售前（产品开发、网络推广、品牌、营销、医疗服务咨询、预约软件、远程医疗技术支持、数据库、机场接待、翻译、餐饮住宿、游览等）、售后（质量监控、满意度调查、外汇结算、服务贸易统计、法律纠纷等）的相关工作，售中内容的医疗服务由医院来完成。境外所有医疗旅游公司都是TPA的模式，所有病人去海外就医都是通过TPA进行。

（资料来源：东方早报，时间：2010年6月17日）

2013年9月，政府相关部门发布了《促进健康服务业发展若干意见》，是中国健康医疗服务的一个转折性里程碑，指导中国实现医疗、旅游、金融等跨行业融合，推动中国医疗旅游事业健康向前发展。其中明确提出"要大力发展包括医疗保健旅游在内的多样化健康服务，鼓励有条件的地区面向国际国内市场整合当地的优质资源、中医药特色养生保健资源、绿色生态旅游资源，发展养生、体育和医疗健康旅游"。

近年来,我国在海南、上海、珠海等地促进医疗旅游发展方面取得了积极的实效,如海南省以建设国际旅游岛为契机,打造健康岛的服务品牌,国际医疗旅游先行区已经成为海南新名片;上海建立了中国首家医疗旅游企业,建立医疗产品开发和推广平台,努力开发国际化、现代化和多元化的特色医疗保健服务;上海红桥和闵行国家医疗园区不久前正式启动,并正在探索扩大国际市场。医疗旅游区的建设不仅仅集中在北上广这样的一线城市,在我国内陆城市同样深受重视。黑龙江伊春市中心医院院长张文林介绍,伊春市林业中心医院已经成为一所集医疗预防、保健康复、养老于一体的现代化三级甲等综合性医院,并建立了旅游客户健康热线,努力打造健康旅游康体养生新产品,延伸扩大医院在健康产业的链条;在南京,也出现了以健康医疗为主题、建筑面积达 8 万平方米的南京中医药大学健康产业园。

中国旅游研究院公布的数字显示,我国居民的出游意愿已达七成。较强的消费支付能力、日渐增强的医疗健康意识,再加上出境休闲游的便利,让越来越多的中国人选择医疗旅游,走出国门。全球每年医疗旅游市场超过 1000 亿美元,在这个千亿美元的巨大产业中,中国消费者占据了相当大的比重。在我国出境医疗旅游产业中,韩国整形美容占据一定比例。卫计委主管的中国整形美容协会发布数据显示,据韩国官方统计,2018 年中国有近 5.6 万人赴韩做整形手术,占外国人赴韩医疗旅游总人数的 26.5%,位列第一。

快速发展的中国医疗旅游行业在出境和入境方面,存在明显的不对等现象。目前,中国已是全球最大的游客输出国,但中国医疗健康旅游客户 90% 以上以出境为主,在入境医疗旅游产业规模方面,医疗园区目前的运营情况并不尽如人意,不仅明显落后于泰国、新加坡等东南亚国家,甚至还不如印度。我国的医疗资源紧张、就医环境欠佳、医患关系矛盾重重,海外私人医疗服务受到越来越多高端人士的青睐,国内看病认医院,国外看病认医生。国内也有高端优质的医疗资源,并已在中医中药、中西医结合方面逐渐得到国际认可。我国的优质医疗资源过于集中在公立医院,高端医疗资源供给不足的现实制约了国内医疗旅游的发展。我国的医疗旅游产业由于起步晚,目前还缺乏有影响力的项目,并且能够通过国际医疗认证的医院也非常少。

3. 海外医疗服务的优势

去美国治疗癌症、去英国做心脏手术、去韩国做美容整形、去瑞士注射羊胎素、日本做癌症早期筛查等成为新选择(表 5-1)。近年来,医疗旅游产业重心正逐渐移步亚太。从市场份额来看,亚洲已经是全球医疗旅游服务的"排头兵"。其中,泰国、马来西亚、印度、新加坡、韩国、日本等医疗旅游较为火热(图 5-2)。

4. 医疗纠纷时有发生

尽管海外医疗旅游给不少医疗消费者带来了便利,但作为旅游业的细分领域,旅游项目的覆盖范围小到美容整形,大到重症手术,其中医疗纠纷时有发生。目前,国内并没有针对海外医疗旅游而制定的法律法规。在海外医疗旅游领域,旅行社常充当第三方医疗中介的角色,但对此国内有关部门并没有严格定论,所以无论是旅行社本身的运营还是相关部门的监管,都显得十分困难。虽然很多从事国际医疗旅游的机构都表示自己可以提供一站式服务,但实际上,他们大多是和当地中介进行合作运营,而后者并非那么靠谱。这就对从事该行业的企业提出了要求,比如企业是否能够提供高效、快速、优质的服务,能否准确判断医疗消费者的需求并控制成本。在很多时候,起关键作用的不是资金,而是资源。目前,海外医疗旅游市场鱼龙混杂的现象十分严重。例如,前往瑞士静港中心医院进行羊胚胎素抗衰老治疗的产品一直备受关注,一些机构便盗用静港中心医院的名义混淆视听,忽悠消费者。海外医疗旅游不同于一般的旅游观光,具有相当高的专业性,因此应为这一领域设置准入门槛,只有那些具备资质的企业,如拥有广泛的海外医疗资源、已建立必要的跟踪随访制度等,才有资格从事这一行业。因此消费者在选择海外医疗旅行时,一定要对当地的医疗水平有个大概的了解,并与当地的医疗团队和医疗中介建立良好的沟通。

表 5-1　发达国家医疗旅游现状

国家	著名医疗项目	特色优势
美国	冻卵,试管婴儿;赴美生子	医疗科技先进;世界顶级医院设备;高端医疗科技手段;高难度治愈成功案例多
日本	医美;体检;健康疗养	PET-CT 癌症体检(准确率高达 99.9%);癌症治疗效果一流;全程一对一贴心服务
韩国	整容手术;康养旅游	处理严重事故中的慢性伤害;舒适天然的休养环境;细致周到的服务
新加坡	癌症治疗;外科手术	"世界上最干净的城市",拥有亚洲最佳的医疗系统;新药开发技术水平高;严格控制医疗成本
德国	健身美体;高级疗养温泉;露天盐水浴	先进的技术设备;专业贴心的医疗人员;世界上最好的医疗设施;特色疗养胜地多
哥斯达黎加	牙科;整容手术	人民生活水平极高;医疗价格低;政治局势稳定;教育水平良好;政策鼓励外资投入
瑞士	打羊胎素	抗衰老;最吸引中国市场的项目是细胞再生
以色列	外科手术;体外受精	慢性病干预技术——代谢修复;死海沐浴
匈牙利	牙科	优秀牙医众多;牙科教育水平高

表 5-2　发展中国家医疗旅游现状

国家	著名医疗项目	特色优势
泰国	医美整形;变性	费用低;隐私安全;医疗技术水准高
印度	心脏手术;肝脏移植;瑜伽理疗	低廉的医疗价格;世界顶级医疗水准和药品研发技术;语言优势;传统印度草医学
马来西亚	体检;心脏外科;骨科;牙科;试管婴儿	亚洲唯一由政府推动的医疗旅游;医疗成本平均同比节省 75%;医疗资源丰富;国际认证的医疗从业者众多
巴西	整容	整体医疗水平高;高质量的医疗服务;低廉的价格

(四)特需医疗服务

20 世纪 90 年代出现的特需医疗,其前身多为外宾门诊或高干门诊,由于其取消了身份识别,而且增加了医院收入,曾被认为是医院改革的重要举措。特需医疗,是指医院在保证医疗基本需求的基础上,为满足群众的特殊医疗需求而开展的医疗服务活动。凡需开展特需医疗服务项目的医院须将特需服务项目、医技人员条件、基本设施设备,以及开展特需服务的形式和服务规范等相关事项,报经市物价、卫生局审批确认后,方可开展特需医疗服务。公立医院特需医疗主要分为三类:一是特需单元,即提供全套特需服务的特需病房、高干病房、国际部等;二是特需技术,包括专家门诊、点名手术、加班手术、特别会诊等;三是特需服务,包括导医服务、全程护理、特殊病房等。

经过持续多年的经济高速增长,个性化医疗服务的市场需求悄然扩张,高收入群体不仅在人数上急速攀升,其消费意识也开始升级,从追求消费类奢侈品转向高端生活体验,高端医疗需求也处于一个慢慢演变和慢慢增长的过程。高端医疗对服务提供的密集度要求是非常大的,所以高端医疗不仅仅是多人间换成一个单人间即可,而是让医疗消费者付了钱以后能够得到心理满足。

1. 特需医疗的特点

(1)更多的专家级医生

在医院的特需部中,大部分医生都是"主任/教授"级别的,偶尔也会有"副主任/副教授",基本上没有"主治医师"或以下的级别。

(2)更好的就医环境

相比于人满为患的普通医疗,特需部的环境会好很多。特需医疗一般会设独立的诊室、候诊室,配备空调设备及茶水供应,有条件的单位还可设独立的治疗室。

(3)更优质贴心的服务

我国人口众多,人均医疗资源不足是不争的事实。很多时候,并不是医生和护士不想微笑服务,而是医疗消费者实在太多了,为了提高效率,就无法顾及医疗消费者的感受。而在特需部,有专人为医疗消费者提供从挂号、诊疗、缴费、取药等全程导医,对行动不便或病情较重的医疗消费者提供专用轮椅推送的门诊服务,医生会更加耐心和细致地问诊,医疗消费者的隐私也能更好地被保护。特需病房住院治疗的患者除能获得优质的医疗服务外,还能享受到温馨的生活护理,住院期间的所有临床辅助检查均在最短的时间回报结果,并优先安排手术,享有需求的高效性。

(4)特需医疗费用高

除了能够优先获得看病治病的机会外,特需医疗还会为医疗消费者提供较优越的医疗环境与医疗服务,而这些优势需要医疗消费者支付较为高昂的费用。以上海医学中心 2019 年 7 月份的收费为例,同一个主任医师,挂普通号的价格是 50 元,挂特需号的价格是 516 元,特需号的价格高于普通号价格 10 倍。以北京积水潭医院 2019 年 7 月的收费为例,特需病房单人间根据其不同的配备,收费水平为 400 元/天、600 元/天和 1000 元/天,要远远高于 2017 年北京市发改委所公布的 60 元/天(三人间)的一般医院住院费。而且,不论是"特需门诊"还是"特需病房",医疗消费者享受"特需医疗"的费用不在医保的医疗保险报销范围之内,需要自行支付。通常能对特需医疗费用进行报销的商业保险都属于高端医疗险,保费也比较贵。

2. 民营医院的机遇

公立医院提供特需医疗服务,是特定历史条件下的产物,公立医院的主要任务是满足最基础的、最基本的医疗需要,特需服务逐步淡出公立医院会是一个大趋势,但暂时不会硬性取消。北京、上海、广东等多个地方的卫生部门都已明确提出限制和削减公立医院特需医疗服务。其中,北京更是将各公立医院削减"特需医疗"的推进情况,纳入绩效考核评价体系,并和医院评审挂钩。从世界范围来看,公立医院显然无法满足这部分群体对高端医疗服务的需要,主要原因是公立医院体制资源的制约,所以整个运作体制不可能把高端服务做好,而民间投资空间巨大。

高端医疗是有要求的,民营医院想要做好高端医疗主要可以从三个方面来考虑。首先是医院的硬件,包括装修,更包括专业的医疗设备;其次是质量,作为最核心的医疗资源——高质量的医生,大部分掌握在公立医院手中,民营医院想要进入高端医疗市场,难免陷入巧妇难为无米之炊的境地;最后就是高质量的服务。民营医院只有把这三个方面都做好才能成为高端医院。

尽管整体而言非公立医疗服务市场占比尚小,但在强大的市场需求推动下,一些相对简单安全的专科,如体检、整形、妇产科、口腔科和眼科等领域,已有一批佼佼者脱颖而出,并尝试向高端挺进。高端医疗资源稀缺是我国医疗旅游发展的一大障碍。根据我国相关政策,公立医院主要为人民群众提供基本医疗服务,其提供高端服务的比例不得超过10%。而我国鼓励社会办医的深度与广度相对不足,缺乏国际认证的由民间斥资举办的高端医院。目前,我国医疗服务在多个层面已开始与国际接轨,高端全科医院、高端专科医院和公立医院的高端服务部门是国内医疗服务产业的三大渠道。具体来看,口腔科、眼科等专科的许多医疗项目属于医保外科目,医疗消费者对环境和服务的要求比较高,因而,较易从公立医院分流出病员,也成为最早市场化的专科诊所。然而,由于市场竞争激烈,行业集中度较低,如何提升服务品质,增进人们的满足感和激发需求,成为我国医疗服务迈向国际化与高端化的重要考量因素。此外,高端医疗服务作为一种专业服务,在遵循国际标准的基础上,有计划地、有步骤地开放医疗市场,做到张弛有度,才能更好地在国际医疗市场上立足。在完善自身服务体系的过程中,加强安全监管与服务力度,促使高端医疗服务国际化。

(五)移动医疗服务(详见第九章)

国际医疗卫生信息与管理系统协会(Healthcare Information and Management Systems Society,HIMSS)给出的定义为:移动医疗(mobile health,Mhealth)就是通过使用移动通信技术——掌上电脑、移动电话和卫星通信等来提供医疗服务和信息,具体到移动互联网领域,则以基于安卓和IOS等移动终端系统的医疗健康类APP应用为主。它为发展中国家的医疗卫生服务提供了一种有效方法,在医疗人力资源短缺的情况下,通过移动医疗可在一定程度上解决发展中国家的医疗问题。

截至2018年上半年,中国移动互联网用户已达到11亿人,这样的用户土壤,成为移动医疗发展的巨大潜能,为移动医疗的细分用户群分类提供了基础。中国目前的移动医疗商业模式最可能的收费群体有:医院、医生护士、药企、医疗消费者。付费方的付费意愿强弱,取决于移动医疗企业是否可以出台有吸引力的移动医疗解决方案,从成本、质量、效益上实现一定时间内的投资财务回报,产生增值效益,以及是否能在资本市场上获得支持。当以上条件都达到,付费方付费意愿强烈到一定程度且付费达到一定规模与数量时,便可以称这种商业模式走通了。在稳固的商业模式下,移动医疗才能真正提供弥补市场空缺的产品,创新服务,满足医疗消费者的深层需求。

(六)直升机紧急医疗服务

1. 直升机紧急医疗服务的概念

紧急医疗服务(emergency medical services,EMS)是指紧急情况下在合适的地域范围内,政府、医院等相关部门提供人员、器械、设备,使用救护车或直升机,对创伤病人和急诊病人的院前救治,以及对病人的现场处理和转运途中进行的治疗,保证协作有效的健康服务体系。相对于救护车来说,直升机作业范围广、速度快、效率高、综合执行能力强,更适用于地形复杂地区或地面交通拥挤的城市中心,直升机在紧急医疗服务中的应用被称作直升机紧急医疗服务(helicopter emergency medical services,HEMS),目前比较权威的定义有英国联合适航法(joint airworthiness regulations,JAR-OPS)的规定,即 HEMS 指在得到直升机医疗服务的许可后,使用直升机为医院的紧急医疗救助提供飞行运输服务,以利于完成病人的院前或转运途中的救治,服务对象包括:①医护人员;②医疗装备和药品;③生病或受伤以及其他直接相关的人员。HEMS,如按国外标准运行,可以使在定点医院50~70千米半径范围内的伤病员在10~20分钟以内获得医疗救助,为伤病员的救治扩大了空间、节省了时间,大大提高了生还的概率。

2. 直升机紧急医疗服务的类型

直升机医疗急救按照任务模式可以分为三类。

第一类:医疗救护与空中救护车:主要负责快速运送医护人员抵达事故现场并运送病人至医院。任务半径在80千米以内,飞行最大时长为30~40分钟。

第二类:①转院服务,包括在院间运送病人和器官或医疗专家;任务航程大于80千米,飞行时长可达1小时。②ICU重症监护病人转运,院间转运需特殊治疗或设备的病人与医学专家。任务航程大于200千米,飞行时长可达2.5小时。

第三类:搜救、救援与赈灾:在面对自然灾害、恐怖袭击、人员疏散、人道救援与运送情况时,直升机提供路上、高山与近海搜救服务。

从运营模式上来看,主要分为两大类。

第一类是以政府为依托的英国、法国、意大利等国家,民事警察担负起了大部分急救任务,资金主要来自各级政府。

第二类是美国、德国、瑞士、奥地利等国家,多以民间医疗救援组织为主。比如德国的全国汽车联合会(Allegemeiner Deutsche Automobile Club,ADAC)开展的空中救援可以支持全德国所有地区,每位汽车驾驶者只需每年缴纳一定的会费即可享受这项服务,同时该项目享有大型基金会的资助和部分政府经费支持。

3. 国外直升机紧急医疗服务

在西方发达国家,直升机紧急医疗救援已持续运行半个多世纪,已建立了完备的救援体系和救援网络,形成了巨大的航空救援产业链,拉动了通用航空市场,成为规模巨大的服务性产业。

(1)健全的法律法规和清晰的组织结构

美国建立了完善的法律制度,为航空应急救援提供了良好的保障,奠定了法律基础。1956年,美国颁布《全国搜索救援计划》,确定美国空军为本土范围的陆上搜救执行机构,空军救援协调中心、联邦政府及各州搜救机构及其他搜救组织为合作协调机构,采用地方政府各自为战、社会救援力量和国家救援力量并存的救援措施;1974年,美国制定《斯坦福减灾和紧急救助法案》,规定了包括航空应急救援等12个领域的联邦应急计划;1979年,美国再次通过立法,成立联邦紧急事务管理局(Federal Emergency Management Agency,FEMA),对全国联邦应急机构的职能进行统一、集中管理;1992年,美国出台《美国联邦灾害紧急救援法案》,明确了灾害救援的原则、救援范围,规定了各部门和公众应该承担的责任,确立不同管理单元权限;1998年,美国颁布有关利用直升机和旋翼机开展救灾的咨询通告。美国颁布的一系列法律法规,为开展直升机紧急医疗服务奠定了基础。

德国在全国设有多个区域应急救援指挥中心,地方按行政体制逐级分设,并且有清晰的组织结构。在联邦内政部下属的联邦民众保护与灾害救助局(BBK)统领下,德国的空中医疗救援网络有4个机构,49个救援站,分别是:德国内务部所属的"灾害防护署",下辖18个站;德国汽车俱乐部下属的空中救援公司,有14个站;德国武装部队,有9个站以及一家私人公司,经营8个站。每个救援站都有1个机库、1个加油站和1间办公室。每个站的人员配备通常为1名或2名驾驶员、1名医生和1名护士。如此清晰的组织结构和发达的救援网络,使得遇险者一般能在15分钟内获得医疗救助。

(2)强大的资金支持

在整个HEMS运转中,需要一定的直升机和相应的飞行员以及通信网络、停机坪、加油站等,如果没有强大的资金支持,HEMS就可能瘫痪。纵观各国,HEMS所需资金来自政府财政(占大部分或全部)、非营利性慈善组织、社会医疗保险、HEMS的商业化运作和个人等。

在美国,FEMA每年向国会申请年度预算,而且HEMS与社会医疗保险相结合来获得资金。德国是国家建成空中医疗救援网络后,进行商业化运作来获得HEMS继续运行的资金。韩国则把HEMS作为国家的公益事业,购机费、基础设施建设费、管理费等列入中央政府财政预算和地方政府财政预算。而瑞士HEMS所用资金是瑞士红十字会提供,160万红十字会成员的会费可解决瑞士HEMS近2/3的经费。强大的资金支持既避免了通用航空企业承担高昂的购机和运营成本,又极大降低了单个用户使用HEMS的成本,为HEMS的继续发展铺平了道路。

(3)运营基地数量和服务覆盖范围状况

直升机不像救护车,需要自己的运营基地,一般设在机场或者离机场较近的医院内。大多数国家和地区HEMS运营基地是按中央级别——行政区级别建设的,由国家总体规划,统一领导,集中管理,各行政区独立运行,相互协作。

目前,美国约有1408架专业航空医疗救援飞机,其中直升机1045架,固定翼362架,20分钟能抵达全国的大部分区域,同时出台了专门的法规来规范行业发展。美国目前共有301个救援中心,1015个救援点(包括固定翼和直升机),实现了固定翼和直升机搭配的救援模式。这些救援中心的布局主要考虑两个因素,一是覆盖人口聚集地,二是覆盖主要交通网络。美国的这种布局,使整个航空救援体系可以给全国84.5%的人口(约2.6亿)提供服务保障,覆盖全国60%的洲际公路网络。德国空中救援的目标是实现境内15分钟反应的全覆盖,全国共有75个直升机紧急救援基地(HEMS),其中ADAC有35个,DRF有30个基地,另外的10个为联邦警察的飞行基地。一般是按地区和直升机飞行范围进行规划,建立运营基地和救助站。这些基地都配备了日常急救的直升机执勤半径,为 50～70 千米,接警后 2 分钟内即可起飞,开展的院前急救,实现了国土 98％面积的 15 分钟反应覆盖。瑞士全境以高原和山地为主,在构建航空救援体系时主要以直升机的起降点为主,全国布置 13 个直升机基地,直升机基地的分布原则为在良好的飞行条件下,可以在 15 分钟之内到达除瓦莱州之外的全国任何一个地点。日本则是根据直升机到有起降点的医院和伤病员所在的距离以及直升机的运输路径,通过定量分析,采用整数规划模型得出 HEMS 运营基地的最佳分布位置。日本大阪航空队直升机出动时间为 10 分钟,5 分钟之内可以到达大阪市的任何区域。

4. 我国直升机紧急医疗服务

近几年来,随着自然环境不断恶化,城市人口呈爆发式增长,HEMS 的作用越来越重要,已经成为社会生活中不可或缺的一部分,在应对自然灾害和突发事故争、分夺秒挽救生命、构建和谐社会、建立完善医疗服务体系、促进经济发展、做大做强航空制造业中起着非常重要的作用。中国作为自然灾害及高速公路事故频发的国家,建立健全完善的紧急医疗救助(EMS)体系的呼声日益高涨。特别是随着中国经济的不断发展,大城市道路拥堵状况日益严峻,再加上偏远地区地质灾害频频发生,直升机在紧急医疗救助(EMS)方面的优势更加突显。

2008 年"5·12"汶川特大地震中,直升机紧急救援发挥出不可替代的作用。由于直升机速度快,作业范围广,而且地震引起的山体滑坡致使道路堵塞或毁坏对直升机救援来说没有任何阻碍作用,根据民用直升机抗震救灾飞行指挥部的统计,从地震发生到 6 月 1 日,民用直升机共执飞 608 架次,向灾区运入各类救灾物资 152.6 吨,救援人员 405 人,从灾区运出伤员和灾民 1511 人,其中重伤员 162 人。使用直升机争分夺秒救援伤病员,为挽救生命赢得了时间,创造出一个个生命奇迹。

我国航空医疗救援早期由军方或政府承担,20 世纪 90 年代金鹿航空开始了航空医疗转运的业务。近年来,社会关注持续升温,航空医疗救援发展很快。相较于欧美发达国家,中国直升机紧急医疗服务尚处于起步阶段。中美两国的直升机数量差距很大,美国有超过 1200 架民用或政府直升机,总人口为 3.2 亿,也就是说平均每 26.7 万人就有一架直升机来提供服务,而中国的民用和政府直升机只有不足 100 架,却有 14 亿人口。中国的直升机数量如果要达到美国的直升机密度,至少需要 5243 架直升机,缺口达到 5000 架。

2014 年,北京市红十字会"999"急诊抢救中心向空中客车直升机购置了 2 架 H135 专业紧急医疗救助直升机,并于 2014 年 10 月成功接收首架 H135,成为中国第一架专门配置用于紧急医疗救援服务任务的直升机。这是国内第一家空地救援合作联盟,首批联盟单位 52 家,涵盖通航企业、各大医院、国内外救援公司和保险公司。目前,北京"999"急诊抢救中心已经运用这架 H135 直升机常态化执行京津冀及内蒙古、山东的跨省重症病人转院任务。

陕西省成全国首个空中医疗救援全覆盖行政省

2014 年 10 月 12 日上午,一架 EC130 直升机停落在西京医院急救中心广场,标志着即日起中国首条成建制空中医疗通道在西京医院正式启用,陕西省成为全国首个直升机医疗救援全域覆盖的行政省。副省长王莉霞出席并揭幕。

"空中医疗救援"服务由西直公司具有丰富经验的机组成员提供安全、可靠、高效的飞行保障,将在西安市及其周边形成常态化值班,可以覆盖陕西全省区域的医疗救援。执行飞行任务的EC130、AS350型两架直升机由全球最大的飞机制造商空中客车公司承制,最大巡航速度分别为每小时287千米、每小时266千米。其中,AS350直升机曾于2005年成功降落在世界屋脊珠穆朗玛峰峰顶,创造了直升机起降飞行海拔高度8850米的世界纪录。这两种机型机动性强,对起降场地要求低,在城市、山区、雪地等适宜地面都可就近降落,是全球公认的应急医疗救援专业机型。改装后的医疗救援直升机机内配备心肺复苏仪、多功能监护仪、除颤/起搏器、便携式转运呼吸机、气管插管包以及氧气瓶、吸痰器、实时血红蛋白和碳氧血红蛋白监测等各类急诊抢救设备和药品,可以在飞行途中实施紧急医疗救援。

目前,北京、上海等地已有医院开展直升机医疗救援服务,但还没有医疗机构像西京医院成建制拥有固定的直升机,建立专门医疗队,机内配备专业急救器材,随时待命出发,遂行医疗救援任务。为了做好此项工作,承担覆盖陕西空中医疗救援通道建设任务的西京医院,抽调25名医生和6名护士组成"西京急救飞行医疗队"。医疗队长由西京医院急救中心尹文主任担任,医生由急诊科、麻醉科、骨科、心脏内科、老年病科等多个学科高级职称或高年资主治医师担任,均为博士学历,有多年急诊抢救或ICU工作经验,熟练掌握心肺复苏、气管插管、创伤救治、生命体征支持、穿刺等急救理论和操作技术,其中一人为全军直升机医疗救护队队员,参与了今年"和平使命—2014""卫勤使命—2014"演习,多名队员曾参加过汶川、玉树、岷县抗震救灾及多起省内外批量伤员应急突发救援任务。6名急诊科护士工作年限均达3年以上,熟练掌握静脉穿刺、仪器操作和各种抢救配合,多人被评为"抢救能手",具有丰富的临床护理和抢救经验。

中国首条成建制空中医疗通道的建立,对车祸引起的创伤、休克、多发伤,突发性心肌梗死、脑出血、脑梗死等心脑血管疾病,以及肺栓塞、主动脉夹层、急性中毒等急危重症患者的快速转运及转运途中生命体征维持将提供高效医疗服务,极大缩短突发危重患者救治时间,提升救治效率质量。直升机医疗救援随时待命,只需拨打救援电话4008120120、029—84775120,即可申请调用飞机。直升机医疗救援为公益性医疗服务,只收取飞行成本费,若遇到自然灾害、突发公共事件等抢险救灾情况,将实施免费救援。

(资料来源:陕西传媒网,2014年10月13日)

第二节 目标医疗服务市场选择

按照不同的细分标准对医疗服务市场进行细分后,医院需合理评估医疗细分市场的质量,并结合进入医疗细分市场所需条件和自身实力,决定是否进入某个细分医疗市场。

一、目标医疗服务市场的选择条件

医疗市场细分显示了医院所面临的医疗市场细分机会,因此,医院必须评估各个医疗细分市场,并决定为哪些医疗细分市场提供服务。一个医院不可能进入所有的细分市场,它首先必须对各细分市场进行评估,在分析和判断的基础上,决定选择最有利于本医院的细分市场作为服务对象,这些被服务的对象称为目标市场。作为医院的目标市场,应具备以下几个条件,才能被医院所选用。

(一)有适当的规模和需求

充分估计目标市场的容量非常重要,这决定医院生存空间的大小。一方面,医院开发的细分市场必须具有一定的规模和需求,否则医院的投入将得不偿失;另一方面,市场存在一定的现实和潜在需求,则可激发医院开发合理的医疗服务产品,从而满足服务对象的需求。

(二)具有一定的购买力和承受力

确定目标市场后,就需要对他们的购买力和承受力进行分析,不但要分析他们的收入和经济实力,更要研究他们的消费趋向。例如,可以从人均医疗消费及变化趋势来看目标市场的购买力和承受力。有理由相信,随着人们的收入和生活水平的提高,将健康服务视为投资观点日益被大众接受。在经济发达地区,医疗服务的需求和人均医疗消费增幅,很可能要超过人均收入的增加幅度。

(三)竞争者尚未完全垄断的市场

竞争者尚未完全垄断的细分市场才能让医院进入后发挥优势,如果竞争者几乎完全垄断市场,但是市场吸引力依旧很大,自身能力又不弱,那么决策者就应该设法挤入这一细分市场。

(四)医院有能力经营的市场

这种能力是指医院的人力、财力、技术能力、服务水平、管理体制等,只有确定医院有能力进入某细分市场,才可以将此细分市场作为医院的目标市场。如果医院在某个细分市场中自身的某个或某些方面缺乏必要的能力,并且无法获得必要的能力,医院也要放弃这个细分市场。即使医院具备必要的能力,也不能够保证在该细分市场取得成功,还需要发展其优势,以压倒竞争对手,如果医院无法在该细分市场创造出某种形式的优势地位,就不应贸然进入。

(五)有稳定的社会环境

从理论上来说,细分市场并不困难,但是在实际进行的过程中,常会出现一些不可控的干扰因素,因此在细分时还要遵循一定的程序。

二、目标医疗服务市场的选择程序

明确目标市场,这是医院市场细分工作必须要启动的第一步。需要说明的是,目标市场范围,应以医疗消费者的需求而不是医疗服务产品本身进行确定;根据市场细分标准,列出潜在医疗消费者的需求状况,这些需求多具有心理性、行为性和地理变数特征;找出多个医疗消费者作为典型,分析医疗消费者需求的具体内容,然后按照细分标准进行细分;将医院的实际情况与各细分市场进行比较,以剔除医院无条件开拓的市场,筛选出最能发挥医院优势的细分市场;对筛选出来的细分市场进行综合评价,需要对不符合医院实际情况的细分市场进行必要的调整,从而作为选定目标市场的基础;通过对细分市场大小及医疗消费者潜力进行评估,医院从中选择能使自身获利的目标市场;最后,一旦确定了目标市场,医院就应该开始为进入该市场制定切实可行的经营战略。

三、目标医疗服务市场的营销策略

医院进入目标市场后主要有无差异性、差异性和集中性3种营销策略。

(一)无差异性营销策略

无差异性营销策略是指企业将整体市场看作一个大的目标市场,不进行细分,用一种产品、统一的市场营销组合对待整体市场。在此策略的指导下,医院认为医疗消费者对医疗服务的需求是相同的,他们会为医疗消费者提供一样的服务产品和价格。这种产品、价格以及服务方式的单一组合带来的优点有:

①能够大范围内推行基本相同的医疗服务。

②能够有效地降低成本,减小市场调查过程中所花费的开支。

③如果医院提供的服务产品具有垄断性且富有成效的话,便能够长时间占领市场份额。

不过其缺点也是显而易见的,无差异性营销策略与市场需求多样化的发展趋势是不相适应的。

(二)差异性营销策略

差异性营销策略是指企业在市场细分的基础上,根据自身的资源及实力选择若干个细分市场作为目标市场,并为此制定不同的市场营销计划。在此策略的指导下,医院结合自身的资源和不同细分市场的不同特点,制定有针对性的医疗服务方案和市场营销策略,来满足不同医疗消费者群体的需求。

1. 差异性营销策略的优点

①与无差异性营销策略相比,更能与医疗消费者的切身需要紧密结合。

②提高医疗消费者对医院的治疗满意度,从而提升医院形象,增强经济效益。

③通过满足各类医疗消费者的不同需求,能够全面提升医院的综合实力,使医院在激烈的市场竞争中处于有利地位。

2. 差异性营销策略的缺点

①会使得医院的开支增多,投资成本加大。

②提供的服务多、产品多,使得大规模的经济效益难以实现。

③加大医院的管理难度。

(三)集中性营销策略

集中性营销策略是指企业在市场细分的基础上,根据自身的资源及实力选择某一个细分市场作为目标市场,并为此制定市场营销计划。集中性营销策略在一般情况下只适用于规模大专科、小综合医院,这些医院只向医疗市场提供单一专业的诊治技术与服务,却能引起社会的关注,进而再开展其他辅助专业,如北京阜外心血管医院、北京积水潭医院等都是采用这种营销策略。

第三节　医院市场定位

精确的医院战略定位并严格执行是医院成功的关键,它通过向医疗消费者提供最有价值的产品与服务,创造出新的竞争优势。而错误的医院战略定位和执行力会将医院带向毁灭的深渊。因此,找准自己的定位,对医院来说特别重要。对任何医院来说,只有对目标市场进行准确的定位,才能使一系列生产经营策略得以顺利开展。

现实中的诸多例证表明,医院定位是否科学、准确,不但关系到医院功能的发挥,而且关系到医院的生存与发展。在我国医疗服务市场不断开放、医院竞争日趋激烈的形势下,认真思考、准确把握、及时调整医院定位,对于维系医院的生存、促进医院的发展、提高全民健康水平都是非常必要的。

一、医院市场定位的概念

市场定位是指企业针对潜在顾客的心理进行营销设计,创立产品品牌或企业在目标客户心目中的某种形象或某种个性特征,使其在客户心中留下深刻的印象,包括独特的位置,从而取得竞争优势。简而言之,就是在客户心目中树立独特的形象。对医院来说,这种独特形象可以从医疗消费者的心理和医疗服务效果两个方面反映出来,从医疗消费者的心理上,可表现为质优价廉、舒服、温馨、服务周到、方便等;从医疗服务效果上,可表现为技术先进、见效快、无不良反应等(图5-2)。

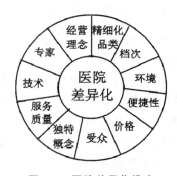

图 5-2　医院差异化维度

医院的市场定位非常重要,成功的定位与医院提供的服务直接联系,能够让医疗消费者感知并不断强化,从而让医疗消费者在获得满意的同时,对医院的服务留下清晰而深刻的印象。医院的定位虽然在很大程度上是医疗消费者的感知,反映在医疗顾客的心智上,但信息却是服务提供者传递的。医院要想把自己的定位传达给顾客,就要选择准确的市场定位。

定位的本质是实现差异化,是通过一系列的包装、服务、产品、宣传、环境、口碑等方式告知消费者医院的独特价值。例如,浦南民营医院开启了一场"医院平台化"改革,携手26家医生集团探索"共享医疗",以开放包容的胸怀走出一条"弱化权力、回归服务"之路,成为26家医生集团的"着陆点"。

医院的医疗服务种类很多,而服务对象也很多,任何医院都不可能在所有的医疗服务领域中做得非常好,因此只有充分全面地分析目标医疗服务市场,方能让医院找到生存空间,并逐步建立核心竞争力。

二、医院定位的策略

(一)医院类型

一般来说,医院的定位首先要确定是做综合医院还是专科医院,这主要参考当地医疗市场的总量、发育程度和医疗投资环境。例如,当地医疗市场的总量可以参考服务半径,不同的服务半径,医疗消费者源的数量差异极大。一般情况下,随着医院的发展,服务半径会逐步扩大,但就市场营销来讲,针对不同的服务半径有不同的营销策略组合。例如肝病医院,锁定乙肝市场肯定具有极大的市场容量,但是定位于丙肝、丁肝,医院可能就无法生存。

(二)医院目标群体

其次是要确定医院的定位,面对的是什么群体,服务的主要对象是谁,多是参照疾病谱、学科发展、支付能力来综合衡量。例如,某个专科医院市场定位是意外妊娠(意外怀孕),但是意外怀孕主要集中在哪一群体、这一群体有什么心理和行为特点等,都需要全方位的调研分析,最终确定一种适合的专科医院,同时确定有利于发挥竞争优势的群体作为目标消费群,即精细化定位和精细化传播。

(三)医院经营策略

最后要确定医院的经营策略。经营策略的定位可以从以下 7 个方面来考虑。

1. 了解"自己"

医院领导层要明确医院自身的核心竞争力在哪。医院有几十个科室,提供上百种服务,医院领导层要确定哪几个科室或服务是医院最核心之处、有哪些机会和弱点;要知己知彼,方能在与其他医院的竞争中立于不败之地;要做到每个医务工作者,包括清洁员,都知道医院的优势和劣势,形成共同的理念。

2. 了解医疗消费者

医疗消费者主要分三类:第一类是能给医院带来利润的医疗消费者;第二类是负值的医疗消费者,他们来看得越多,医院获利越少;第三类是未来能够带来巨大增值的医疗消费者。基本医疗服务必须满足所有医疗消费者,但特需医疗部分可以仔细斟酌,医院的发展战略关键是要瞄准未来能够给医院带来增值的医疗消费者。医院的管理人员不能仅仅了解医院有多少医疗消费者,这没有多大的价值,医院管理人员更应该了解:在 100 名医疗消费者中,有多少是老顾客,有多少是新顾客,老顾客为什么不来了,新顾客为什么会来……

3. 了解竞争对手

首先要找出哪些是竞争对手,然后对竞争对手进行分类,如果医院处于劣势,那么就要想办法扭转竞争劣势。同时,还要分析自己的利益相关者,即与自己的医院有直接关系的组织和个体,如医疗消费者、供应商(药品公司、医疗器械公司)、医务人员、股东等。医院的管理人员要了解医疗消费者有什么需求、股东有什么需求,等等。在分析各方需求的基础上,寻找共同的需求点,给医院定位,根据最优先的目标,设立重点发展项目。

4. 明确医院的核心竞争力

作为医院领导者,要分析一下,针对自己的核心竞争力进行资源合理配置,而不是将资源平均分配。在竞争激烈的 21 世纪,医院应千方百计地让优势发挥得更好,从而占领市场,再用这种核心竞争力带动其他资源。如果一家医院最强的是骨科,那么应优先给骨科配置资源,重点发展骨科。

5.培养忠实的医疗消费者

培养忠实的医疗消费者,就是培养义务宣传员。每一个忠实的医疗消费者,就是一个移动的医院广告,他会扩大医院的市场份额,最终给医院带来利润。

6.鼓励和欢迎投诉

过去的领导者最怕医疗消费者投诉,怕给医院带来不良影响。现在的领导者应鼓励投诉,要尽快发现不满意的医疗消费者,及时纠正医院存在的问题,以挽回损失。尽快发现和识别不满意的医疗消费者,对他们进行安抚和补救,让其变成满意的医疗消费者。

7.用文化来占领市场

医疗服务要强调医疗消费者导向,以医疗消费者为中心。医院如果只考虑为病人服务,那么身体健康的人就不会到医院去,实际上医院应是一个健康管理中心。例如,很多精神病人不愿意去专科医院看病,因为去看病就会让大家对自己产生异样的想法,如果精神病院是精神健康管理中心,正常人也可以去,那么就诊率就会有所提高。

三、医院定位的主要方法

医院开展市场定位的主要思维方式和长远的定位方法有以下四种。

(一)初次定位

初次定位是指新的医院初进入医疗市场,或者新的医疗技术、服务项目最初投入市场时,医院的市场定位。例如北京的和睦家医院,在建院初期,把服务对象定位为驻京的外国人和高收入人群,医院从诊室和病房设计、所用的医疗设备、医护人员的服务标准、医疗服务收费标准和结算方式等,都参照国外的标准执行。

医院刚进入医疗市场时,竞争者的服务常常已经开始或者已经形成了一定的市场格局,已经占据了比较有利的位置。作为新的医院,如何在这种情况下找到自己的最佳位置,以利于展开竞争并不断取胜呢?下面用一个案例来分析初次定位。

某医院调查得知,该地区胆结石病人有增长趋势,诊治胆结石的医疗服务需求在增加,具有较好的市场机会,该医院要进入该细分市场,应如何定位呢?胆结石病人最关心两个方面的问题,一是医疗技术,简单地说就是手术还是非手术;二是疗程的长短。该医院就以这两个方面作为定位的依据。假定目标市场有 4 家治疗胆结石的医院,分别为 A、B、C、D,它们分别采取手术、体外碎石、中医排石、内科保守治疗这 4 种不同的方法,或者这些方法的结合(图 5-3)。通过分析,该医院拟选择两种胆结石治疗技术的某一种进入市场,分别为碎石技术和腹腔镜手术治疗,那么该医院的定位有两种选择。

1.对峙定位

对峙定位也称竞争性定位,是指医院选择靠近现有竞争者或与其重合的市场位置,争夺医疗消费者,双方在服务对象、医疗技术、服务项目、收费价格,甚至是营销手段等方面区别不大。把医院的胆结石治疗技术定位在竞争者 B 的附近(短疗程的非手术疗法),即选择震波碎石技术(E 的位置)去同竞争者 B 争夺市场(图 5-4)。这种选择定位必须具备以下条件:

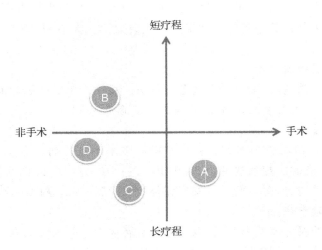

图 5-3 某医疗机构胆结石技术的市场定位

①该医院提供的碎石技术要比 B 的技术更先进,效果更好;②该碎石技术可能产生的不良反应比 B 更小或无不良反应;③治疗的疗程比 B 更短;④给医疗消费者提供更加完善和优质的配套服务。

这样与 B 比较具有多种优势,那么这种定位选择在该种技术进入市场后,很快就能挤占竞争者 B 已经占领的部分市场份额,并在该市场中处于有利的地位,否则就难以成功。

2. 回避定位

回避定位也称为弱势定位,是指医院进行定位时回避与目标市场上竞争者的直接对抗,向其示弱,寻找竞争者的薄弱地方进入,开发目前市场上还没有的特色服务项目。

该医院的胆结石病的服务技术定位在图右上方的空白处(F 位置),采用疗程短、创伤小的手术疗法,即腹腔镜胆囊摘除手术疗法(图 5-5)。选择这种定位必须具备下列条件:①这种疗法必须具有比普通手术疗程短的优点;②这种疗法必须具有比普通手术疗法对病人创伤小的优点;③这种疗法的治疗效果优于或等于普通手术疗法。

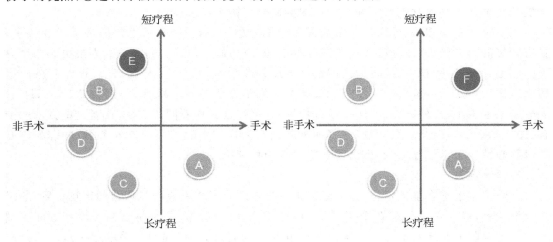

图 5-4 某医疗机构胆结石技术的市场定位 2　　**图 5-5 某医疗机构胆结石技术的市场定位 3**

如果目前尚无竞争者,或远离其他竞争者,这种定位选择同时填补了市场的空白,如果投资不大,市场需求潜力明显,价格水平适当,则医院的定位较为恰当,并有利可图。

广东东莞有三家大型民营医院,一家是东华医院,另一家是康华医院,还有一家是广济医院。东华医院位于东城区,建于 20 世纪 80 年代,三甲医院,科室齐全,覆盖整个东莞市场,效益良好。东华医院是东莞乃至广东民营医院的旗子,影响甚广。康华医院由东莞本地的企业家投资,位于南城区,建于 21 世纪初,医院级别、科室设置、覆盖市场与东华医院无异,效益良好。康华医院和东华医院都在城区,两者相距十几千米,康华医院的定位就是对峙定位。广济医院走了另一条路,选址在东莞最偏远的凤岗镇,而且还是在凤岗镇的雁田村,这个选址本身就体现了投资者的智慧,避开竞争激烈的主城区,到偏远的地方开拓市场,这是回避定位。经过十几年的发展,广济医院也取得了骄人的业绩。

(二)重新定位

重新定位也称为二次定位或再定位,是指医院改变服务特色、改变目标医疗消费者对其原有的印象,使目标医疗消费者对其服务有一个重新认识的过程。重新定位于医院适应营销环境、满足消费者需求、调整市场营销战略等,是必不可少的。

一般来说,即使医院在市场上的初次定位很恰当,但在出现以下情况下时,医院仍需要进行重新定位:①出现了新的竞争者,侵占了该医院的部分市场,导致该医院市场占有率下降;②医疗消费者需求和偏好发生了变化,从本医院转到竞争对手医院;③本医院需要并有条件扩大服务功能,选择了更多的细分市场。

例如妇产科,一说到妇产科,大家都有这样一种印象:妇产科生孩子是混乱的,是疼的——这就是消费者的痛点,如果医院能解决这两个问题,就可以在医院的营销定位上取得先机。所以现在有些医院就打造白领的、高端的妇产医院,走护理很好、环境很好的路线,这就是竞争力。针对分娩疼痛的问题,推出无痛分娩——这是一种技术革新。通过技术革新来重新定义妇产医院。把生育变成了享受,这就是重新定位,通过重新定位寻求医院的核心竞争力。现在还有一些医院,把生育科转变为二胎科,这也是重新定位的魅力,重点解决那些想要二胎、年纪较大、想要男孩的夫妻的困苦。

再重新定位前,医院需要考虑两个问题:①医院重新定位的成本是多少;②医院重新定位的收益是多少。重新定位可行的基本条件是能增加医院的总利润。

(三)心理价值定位

心理定位也称为感觉定位,是指医院从医疗消费者的需求出发,积极创造医疗服务特色,发挥自身的优势来定位,从而达到在医疗消费者心目中留下良好的印象的目的。心理定位贯穿医疗服务机构定位的始终,无论初次定位还是重新定位,无论对峙定位还是回避定位,无论医院整体还是部门或服务项目定位,都要考虑医疗消费者的心理反应,赋予其更多的服务特点。

心理价值定位主要有三种策略。

1. 廉价策略

医院采取措施降低成本,拉开与竞争者的距离,使自己处于明显的价格优势地位,在医疗消费者心目中造成"我的价格最低""我的价格最实在"的印象,从而提高市场占有率,通过增加医疗消费者数量来弥补降价带来的损失。

2. 光环策略

一个人有权、有势、有地位或有许多荣誉,好比头顶光环,人们看到的是明亮的地方,光环背面的缺点、问题却被掩盖了,这就是光环效应,心理定位可以采取光环策略,通过成功案例宣传、公益活动为自己打造光环,占据顾客的心理位置以获得认可。

广州复大肿瘤医院是一家民营医院,十几年之前在广州起步,瞄准东南亚尤其是印度尼西亚市场,通过大众媒体介绍医院的技术和成功案例,营造出技术领先的氛围,获得了大家的认同。

3. 首位策略

医院总是希望把自己的某一方面或某几方面优势展示给医疗消费者,让其牢记在心,成为其心目中的首选,这种定位也称为第一策略、偏好策略。这里的第一,可以是某种医疗服务技术,也可以是某项管理措施,或者是某项排名等。若医院成为大陆首家通过 JCI 认证的医院,这意味着该医院的综合管理上了一个台阶,在医疗消费者心中自然形成了良好的印象。例如,重庆长城医院在手足外科市场占有率达 60%,这自然给顾客强烈的震撼,当某一相应的疾病发生时,医疗消费者必然首先选择该医院。

医疗消费者的就医心理是绝不会把自己轻易交给医院做实验,不会选择那些没有经验的医生,也不会轻易选择新开业的医院,这就为医院采取首位策略提出了挑战,要想方设法让医疗消费者相信本医院是第一的,至少要在某一方面比别的医院强。协和医院综合能力强,但是在精神病治疗方面并不比安定医院;全国有上千家治疗肿瘤的大医院,但是,广州复大肿瘤医院的冷冻技术独树一帜,赢得口碑。

中外合资高端医疗"越来越接地气"

探索多元化办医格局,上海中外合资举办医疗机构正经历新一轮发展。日前,上海首家三级医院规模综合性中外合资医院——上海嘉会国际医院在徐汇区漕河泾区域正式开诊。坐落于上海漕河泾高新区的上海嘉会国际医院占地 3.2 万平方米,拥有核定床位 500 张。与美国哈佛大学医学院附属麻省总医院达成涵盖医院整体规划、运营管理、医护培训、临床研究在内的长期战略合作并联合挂牌。总投资约 30 亿人民币,建成后每年可满足 40 万人次的高端医疗服务需求。2016 年 9 月,日本独资外资医院——上海永远幸妇科医院落户外高桥正式运营。新虹桥医学园区内,与美国"MD 安德森癌症中心"密切合作的泰和诚肿瘤医院已在规划蓝图上……

上海市社会医疗机构协会最新统计显示:截至 2017 年 9 月底,全市社会医疗机构总数达 2200 家,社会医疗机构核定床位数 2.1 万张,占全市医疗机构核定床位总数的 17%。作为社会办医中的高端医疗服务探索,中外合资医疗机构占比虽有限,却肩负重要使命:引入高端服务管理理念,提供高品质、多层次服务。中外合资医疗机构在沪发展如何? 海外医疗品牌的输入,为本土办医格局带来怎样的变化?

初衷：引入国际先进技术理念

中外合资医疗机构最早于1990年落户上海，近年来，为促进社会医疗机构发展，本市先后出台了一系列文件：《关于进一步促进本市社会医疗机构发展的实施意见》《关于进一步促进本市社会医疗机构纳入医保定点工作的通知》《关于促进本市国际医学园内医疗机构建设与发展的若干意见》等，以此优化社会医疗机构发展环境。市卫生计生委主任邬惊雷表示，"上海支持社会办医，构筑多元化办医格局，既符合上海建设全球卓越城市和亚洲医学中心城市的功能定位，又满足国内外人士多样化、多层次的就医需求，也有利于引入国际先进医疗技术和理念，促进不同类型医疗机构之间的竞争与合作，从而提升上海整体的医疗服务水平。"

包括中外合资医疗机构在内的社会办医，审批权限在不断试点、改革。市卫生计生委有关负责人介绍，2015年年底，本市着手设计在浦东新区试点：将医疗机构设置等7项许可项目下放浦东新区，减少审批层级，大幅缩短审批时间跨度，节省成本，方便当事人；同时开展"营利性医疗机构设置审批"的"证照分离"改革试点，发布医疗机构设置指引清单，以此增加医疗机构审批的透明度，提高审批效能。迄今，浦东新区区域内执业中的中外合资医院共3家，门诊部共2家。

政策红利引来市场呼应。市社会医疗机构协会常务副会长闫东方介绍：经过一段时间沉淀，如今，本市已形成一批以高端服务为特征的国际化社会医疗机构。例如，上海和睦家医院、禾新医院、德达医院等。值得关注的是，相比以往"小打小闹"的门诊部，资本嫁接专科技术，成为中外合资医疗机构探索的新趋势。

亮点："资本"嫁接专科特色

"相比以往，如今社会办医的政策更透明更公开，也更积极。"闫东方说，"综观有影响力的中外合资医疗机构品牌，办院特点与理念具有雷同之处，即提供以人为本服务，同时走专科特色道路。"

位于青浦的德达医院，建院以JCI标准建设，定位于心脏疑难杂症诊治。医院由道斯资本投资，知名心脏专家孙立忠教授担任医疗院长。

目前，医院还与美国哥伦比亚大学心脏中心建立合作，实现跨国、跨学科的诊疗模式。刚开业不久的上海嘉会国际医院，也是类似模式。据悉，医院于2011年中美经贸合作论坛上正式立项，并获得挚信资本投资。医院同时与美国最大教学医院——哈佛大学医学院附属麻省总医院达成长期战略合作，未来，肿瘤诊治将是其发展重点，同时引入"全然关怀、与癌共舞"的生存期治疗新理念。浦东新区卫生计生委医政管理处副处长俞步青介绍，中德合资上海阿特蒙医院，也已纳入规划；阿特蒙集团在德国本土运营8家医院、5家养老机构，在骨科与心血管疾病领域保持欧洲一流水平。上海阿特蒙医院预计将于明年10月试运行。

成熟的管理经验、科学的流程规范，先进的服务理念，堪称中外合资医疗机构的优势。上海嘉会国际医院首席执行官葛丰介绍，医院明确每次接诊必须与患者交流不少于15分钟，这样才能对病情有全面了解和判断，避免过度或不足医疗。此外，医院其他的医疗服务流程标准也与麻省总医院接轨，确保符合国际标准。

定位：对接外籍本土双重市场

顶着"高大上"光环的中外合资医疗机构，在上海发展也需时日沉淀。业内人士透露，一些中外合资医疗机构因地处偏远、交通不便，就医人数并不多。可喜的是，更多中外医疗机构已不再局限于本土高端人群、外籍来华人士的初始定位,设定更亲民诊疗价格、牵手三级公立医院、吸引更多群体,成为一种全新尝试。这与上海当前办医市场的实际需求不谋而合。浦东新区卫计委主任范金成说:"随着医疗市场的发展,我们希望一方面引进国际高端医疗技术与服务理念,另一方面满足不断增长的上海本土与外籍人士医疗健康需求。"

目前,嘉会国际医院定价方式参照商业医保机制,报相关部门审批核准制定,在商业保险管理体系的等级评定中,医院属于"非昂贵医院"。嘉会国际医院门诊费、药费等领域定价与三级公立医院特需门诊基本一致。以全科门诊为例,诊费视病情复杂程度,集中在300元、500元、800元三档;同时接入30余种国内外商业保险,未来或将尝试部分对接本地医保。还未建成的上海阿特蒙医院,也决定尝试在价格上"看齐"公立医院,并尝试覆盖自贸区内3万余外籍人士与周边地区本地居民;医院除引入各国各类商业保险外,还将试水计划纳入本地医保,吸引更多本土人群。此外,阿特蒙医院还考虑试点单病种定额付费(DRGs)系统,即事先锁定某一种疾病的收费总额,超出医疗部分在符合相关条件下由医院承担。至于已来沪多年的禾新医院,因"磨成粉状"的儿童用药、少排队的便捷,也变成不少周遭居民就诊的优先选择。

上海阿特蒙医院首席执行官浦一佳直言:"骨科手术需要大量医用耗材,在公立医院实际操作中,这也是一笔大开销。未来通过享受自贸区关税优惠等政策,医院可以通过无经销商环节降低成本耗材,患者可节省近一半的耗材费用。"俞步青对此解释:"公立医院尚未落实的改革措施,在中外合资医疗机构这块'试验田'有了更多施展空间,如此也可积累丰富经验供公立医院借鉴。"

蓝图:高端现代医疗服务雏形

"随着市场的进一步放开,上海中外合资医疗机构的发展,还有很多潜在空间。"闫东方告诉记者。当前,上海正重点建设上海国际医学园区、新虹桥国际医学中心,并通过整合优质社会资本和国际、国内优质医疗资源,开设医疗机构,提供高端医疗服务,在全市形成高端现代医疗服务业雏形。

市卫生计生委有关负责人介绍,上海国际医学园区内,已引进10家高端医院、1家康复医疗机构、3家医疗科研机构、22家医学检验所和2所医学院校,总投资200亿元。上海新虹桥国际医学中心(一期)规划建筑面积约70万平方米,也已启动一期规划区域内的市政配套设施建设,建设了1家医技中心,引进了1家综合性医院和6家特色专科医院,总投资约100亿元,并经国家卫生计生委等部委评审列入全国首批健康旅游示范基地。新虹桥国际医学中心的规划蓝图上,泰和诚肿瘤医院等国际医疗品牌已入驻,医院定位国内乃至亚洲地区领先的肿瘤专科医院,未来,医院计划引进国内外先进治疗方法、医疗流程、管理手段。

让外籍医生更安心地在沪工作,是中外合资医疗机构的一大共同诉求。迄今,嘉会国际医院已先后筛选出近30位符合标准的外籍医师入职(累计输送600余人次医护人员赴美培训),阿特蒙医院也将引入约20名德国骨科领域专家(外籍医师占比20%,未来将提升至30%~40%)。浦一佳表示,根据目前《外国医师来华短期行医暂行管理办法》,在外国取得合法行医权的外籍医师,可应邀、应聘或申请来华从事不超过一年期限的临床诊断、治疗业务活动,"越来越多的外籍医师来沪,如果能适当延长注册有效期,方便外籍医师在华行医,现实困难便会迎刃而解,施展舞台也将更加广阔。"

(资料来源:解放日报,2017年11月5日)

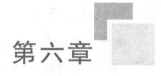

第六章
医院产品策略

产品在市场营销组合中的地位十分重要。在市场营销活动中,企业满足消费者的需求是通过产品来实现的,产品是买卖双方在市场交易活动中的物质基础。因而正确制定企业的产品结构和经营范围,决定生产和销售什么产品来为顾客服务,是企业的一项重大决策,是企业市场营销战略的核心,也是制定其他营销策略的基础。

医疗服务产品是医院提供给医疗消费者的一组有助于提升医疗消费者身心健康、提升生活质量、美化生活的医疗服务行为。与一般产品一样,医疗服务产品也有市场需求的多样化,医院不可能也不必要面面俱到地向医疗消费者提供一切医疗服务,医院需要对自身的业务能力和市场情况做好调查,科学地规划各科室的业务组合,以期达到最佳的经济效益和社会效益。与此同时,由于医疗技术快速发展和进步,医疗服务产品同样有生命周期,一些技术手段将随着技术的进步逐步淘汰,而新的业务也不断推陈出新。因此,医院必须慎重地审视市场的变化来对待新科技的吸纳和投入,了解医疗服务产品的生命周期和市场容量,更加合理地安排和组织医疗服务产品的创新。

第一节　医疗服务产品的内涵

一、医疗服务产品的整体概念

产品是指能够提供给市场,被人们使用和消费,并能满足人们某种需求的任何东西,包括有形的物品、无形的服务、组织、观念或它们的组合。医疗服务产品包含无形的服务(门诊服务、体检服务、住院服务、护理服务)和有形的物品(药品、耗材、器械)。

医院市场营销,一定要深刻理解医院的产品是什么,医院产品的特色是什么,面对的对象是什么,这些对象的需求是什么,医院特别能满足他们哪方面的需求。然后,把这些信息真实地传递给潜在的医疗消费者,使他们来到医院后的体验,不但达到医院的承诺,而且还能把医院原来没承诺的超额交付,也就是超过医疗消费者的期望值。只有这样,医疗消费者才会真正满意。这就要求营销部门和临床一线部门深切配合。医院必须先把产品弄清楚,之后才有可能去做营销,也只有在这个前提下,营销才有成功的把握。因此,要事先把医院的产品设计好,找到适销对路的产品,然后分解它有哪些特色,再把这些特色的焦点提炼出来,形成一定的标准、规范、话术,最后才能去做营销。这个时候,营销的效果是事半功倍的。

(一)核心产品

随着人们生活水平的提高,医疗服务产品的内涵也在不断增加,外延也在扩大,从传统的"治病"变为现在的"生存质量的提高"。医疗服务产品的核心部分是指医疗服务产品为满足消费者某种需求所必须具有的功能和效用,是消费者进行医疗服务消费时所追求的中心内容。医疗消费者对医疗服务产品的需求主要可以分为两个层次:

①基本医疗服务需求,是指常见病、多发病的治疗。

②特殊医疗服务需求,是指包括保健、康复、人体雕塑、整形、美容、特殊疾病诊治、临终关怀、器官移植、金卡服务等在内的特需医疗服务项目。

在基本医疗服务中,核心产品是对疾病的准确诊断和有效治疗;在特需医疗服务项目中,核心产品是对一些富有个性的需求的满足,概括地说是对健康和美的追求。这两个层次都是为了一个目标,即"生存质量的提高"。

因此,医院在开发和研究新的医疗服务产品时,首先考虑的因素就是如何提高医疗消费者的生存质量,从而帮助医院寻求消费者的新需求,充分利用现有资源,设计医疗服务产品项目,开发新的技术,以便丰富医疗服务产品的种类,挖掘潜在顾客,扩大业务范围。

(二)形式产品

医疗服务产品的形式产品是指医院提供医疗服务,满足消费者需求的基本过程和内容。医院要向医疗消费者提供核心产品,必须通过一系列的技术和人文因素组合来实现,这些因素主要包括:

1. 医疗设备

医院是否拥有大型的先进的医疗设备是衡量医院技术水平的重要标杆。先进的医疗设备无疑增加了医务人员诊断疾病的能力,缩短诊断的时间;先进的医疗设备大大扩充了临床质量的方法手段,使医务人员可以在更大的范围内选择合适的治疗方案,为医疗消费者提供医疗服务。

2. 基本服务流程和质量

在医护人员的问诊、体检、分析、医嘱、手术、护理等医疗过程中,诊疗是否方便快速、医患沟通是否及时有效、护理过程是否细心等,这些都影响医疗服务产品的整体质量和水平。

3. 药品

廉价、高效、不良反应少的药品是准确诊断和合理治疗的最重要的物质条件之一。药品的选择和储备在一定程度上决定了医院的服务水平。

4. 医护人员对医疗消费者的人文关怀

在医疗服务产品的消费过程中,强调医护人员对医疗消费者的人文关怀,就是为了改善医护人员在传统医疗过程中过分地把医疗消费者当成一个生物体来看待的"生物医学模式"下的对医疗消费者缺乏平等和人格尊重的状态,维护医疗消费者除了健康权以外的其他人格权利。医患的平等关系是医疗消费者在接受医疗服务过程中能否得到满意的重要因素。

（三）期望产品

医疗服务产品的期望部分是指医疗消费者在就医过程中对服务的预期和愿望。期望部分有上下两个限制。一是预期或预测，也叫适当的服务，即医疗消费者可以接受的服务水平，反映了医疗消费者在付出一定成本下应得的医疗服务水平，这构成期望部分的下限；二是愿望和渴盼，也叫理想的服务，即医疗消费者渴望得到的服务水平，反映了医疗消费者在付出一定成本后希望得到的医疗服务水平。医疗服务产品提供过程中的任何一个环节的感受和评价都可能成为医疗消费者评价医院所提供的医疗服务水平的重要参数，如治疗的效果、病程的长短、不良反应的大小、治疗过程中的病痛、术后的伤口、医疗环境的舒适、厕所的卫生、人格的尊重、护士的护理水平等。

（四）延伸产品

医疗服务产品的延伸部分是指医疗消费者购买医疗服务形式产品和期望产品时所能得到的附加服务和利益。这是医疗服务机构基于对医疗消费者需求的深入认识，提供给医疗消费者的各种额外服务和个性化服务。延伸部分表现为医疗消费者需要的、希望的服务，医院想到并且做到了，甚至还表现为医疗消费者没有想到的，医院也想到并且做到了，如给住院的医疗消费者过生日、出院时送枝花表示祝贺、出院后写封信进行回访等。延伸产品是医院区别于其他竞争者的重要因素，是维系老顾客的重要手段，是在竞争中夺取和保持优势地位的重要方法。因此，医院应该重视延伸产品的设计，如完善就医候诊环境、提供更完善的隐私保护、提供健康生活指导和相关医疗知识的讲解、医疗消费者出院后的跟踪等。

（五）潜在产品

医疗服务产品的潜在部分是指医疗服务在各个环节和各个层面的延伸和演进部分，最终可能发展成为未来的服务项目，如减肥、老年护理、人体美容、健康管理、跟踪管理等延伸服务项目。

医院在提供医疗服务产品的过程中，要将"产品"作为一个整体来看，在不断满足医疗消费者的核心利益的基础上，不断改进"产品"质量，并尽可能多地提供延伸产品，让医疗消费者感觉到所得大于期望，只有这样，医疗消费者才能得到满足。

如果一家医院诊疗技术不过关，经常出医疗事故，其他方面做得再出色也没有医疗消费者来就医；反之，如果一家医院虽然医疗技术不错，但是其他服务不到位，医疗消费者也不一定会去。

二、医疗服务产品的特征

医疗服务产品涉及人类社会的政治、经济、科技、文化、道德、心理、宗教、历史、地理等众多领域的多种因素。因此，医疗服务产品具有很显性的人类共同需求的宏观特征，同时，又体现出技术、设备、经营、服务水平、需求水平不同的微观特征。

（一）医疗服务产品是服务产品

医疗服务产品是由人类健康需求所产生的、以技术要素和服务要素为核心的多种产品类别的集合，包括医疗、保健、康复、健康咨询、健康检查、整形美容、疾病预防、疗养、临终关怀等。医院的核心服务主要包括疾病的检查、诊断、治疗以及咨询、健康体检等。医疗消费者在医院消费、购买的产品除了药品以外,大部分是无形产品,即服务。从服务的角度看,医疗服务产品具有服务产品所具有的特点,同时,因为医疗服务产品的特殊性,它还具有一般服务产品所不具有的特点。

1. 无形性

医疗服务产品的质量和效果都离不开医疗消费者的主观体验,医疗消费者在消费前无法感知和判断医疗服务产品的质量和效果,医疗服务产品是以医疗行为方式存在的,医疗消费者只有在消费了医疗服务产品以后才能检验其质量。医疗服务产品的无形性要求医院必须简化诊疗流程,提高医疗服务质量,改善就医环境,加强对有形部分的展示和推介,塑造良好的医疗服务产品形象,在群众中树立良好的口碑,并努力控制成本和合理收费,使医疗消费者感到安全、舒适、方便、放心,才能吸引更多的医疗消费者,才有利于构建和谐的医患关系。

2. 不可分离性

医疗服务产品的提供和消费是在同一地点、同一时间发生的,无时间间隔,而且需要相互配合和交互作用。首先,医疗服务产品的生产过程和消费过程同时进行,医疗消费者要直接面对医护人员,直接参与医护人员提供医疗服务产品的过程。在整个医疗过程中,只有医疗消费者直接参与,医疗服务产品的消费才能成立,医疗消费者的配合就是一种参与。例如,医疗消费者需要如实地和清晰地向医生叙述病情;手术过程中,医生的手术刀是直接在医疗消费者的身体上进行操作;治疗过程中,医疗消费者必须在医生的指导下吃药和进行各种护理改善措施。其次,医疗消费者在消费医疗服务产品时不是被动的、无关的,而是医方的重要协作者。医疗服务产品的质量不完全由医方决定,而是很大程度上受双方的合作意识、指导接受能力与参与配合程度的影响。最后,医疗服务产品的核心价值在医疗服务产品的提供者与接受者之间的接触与合作中产生,从医疗消费者接受医疗服务产品开始便始终与医生、护士、护工接触与合作,直至病情好转或痊愈离开医院。因此,医疗消费者成了医疗服务产品的合作者,并亲身感受医院的硬件、环境、安全、后勤保障,感受医务人员的友善、责任心、熟练的技术操作等,可以说,通过诊疗,医疗消费者对整个医疗过程会有一个比较系统的感知。可以看出,医疗服务产品的质量与效果受到医疗消费者的影响。因此,医院要充分重视医疗消费者在医疗过程中的作用,尊重医疗消费者提供的信息和资料,并让他们享有充分的知情权。

3. 差异性

医疗服务产品具有很大的差异性,诊疗过程需要医护人员和相关人员共同参与,需要医疗消费者参与和互动,加上服务过程和结果的不可逆性,所以很难进行标准化。医护人员自身素质的差别和医疗消费者主观意识的差别导致即使是同一医疗服务产品,其质量水平也会有很大的差异。由于医务人员心理状态、服务技能、努力程度等的不同,同一医院中的医务人员提供的服务也是有差异的,即使是同一医务人员提供的服务,在不同的精力条件下在质量上也可能会有差异;医疗消费者的知识水平、经济水平、个人体质等不同,也会直接影响服务的质量和效果;由于医务人员与医疗消费者间是相互作用的,在购买和消费过程中,即使是同一医务人员向同一医疗消费者提供的服务,也会因双方当时的情绪等原因而存在差异。医疗服务的差异性使医疗消费者在就医过程中,比购买其他服务产品承担了更大的风险。由于医疗质量缺乏一个统一的标准和统一质量水平的承诺,医院难以控制和监督医疗的过程质量,难以预测医疗服务效果。例如众所周知的常用药青霉素,即使用前先了解过敏史,然后按操作规程做皮试,但有人做皮试时也可导致严重后果,这种伤害并不是医院和医务人员的责任。因此,医院必须付出更大的努力来建立和维护自身的品牌,打造自身的核心竞争力,通过品牌的感召力来吸引医疗消费者。

4.易逝性

医疗服务产品的无形性、不可分离性、差异性等特性,使其不可能被存储。医护人员永远都不可能重复提供以前提供过的服务,每一次医疗护理措施都是不一样的。就如医院里常见的阑尾炎手术,每一台手术都是不同的,首先医疗消费者不同、配合手术的护士和麻醉师不同、手术方案不同、手术医生施行手术的操作不同……因此,医院只是在重复阑尾炎手术,但是不可能复制阑尾炎手术。医疗服务产品的易逝性特点使医疗服务产品的需求变化不规则,提供和需求相互影响,医院必须准备必要的设施和人员以提供即时的医疗服务产品。如果没有有效的管理,将会出现需求高峰的拥挤或者需求低谷的提供过剩。例如,急诊室永远是忙闲不均,一天或几天没有急诊病人的时候很闲,有了急救病人时就很忙,有时候一小时来好几个急救病人,医生护士常常忙得手忙脚乱,没日没夜地连轴转,而且这种情况常常是人为无法调节的,医院只能以良好的制度调节,当出现医疗消费者高峰时增加医疗服务。因此,医院在配备医务人员、医院设施和医疗设备时,要以医疗消费者的需求为依据。级别高的医院应该是医疗消费者满意度高的医院,而不是规模大的医院。

(二)医疗服务产品是科学与人文的统一

医疗消费者疾病的发生有生物学、心理学、社会学三方面的因素,因此,医疗消费者的需求也包含技术的、心理的和社会的三个方面。医院提供的医疗服务产品必须包含这三个层面需求的满足。一方面,医院需要通过技术手段来为医疗消费者诊断疾病、治疗疾病,同时也要通过人文的方法了解医疗消费者发病的社会因素,帮助改善医疗消费者的生存环境,指导医疗消费者养成良好的生活习惯;另一方面,医护人员需要与医疗消费者进行良好的沟通以期获得医疗消费者在治疗过程中的默契配合,否则在医疗服务产品的流通过程中,医疗服务产品的交易就可能受到阻碍,医疗消费者可能对失却了人文精神的医疗服务产品感到不满,而拒绝接受所提供的医疗服务产品,甚至可能因此发生医患纠纷,导致医院在激烈的市场竞争中失利。

(三)医疗服务产品的生命周期长

医疗服务产品的种类和特点取决于疾病的种类,而疾病的变化多样以及病种的不断发展,以及人类战胜疾病的能力还达不到彻底消灭一切疾病,因此,医疗行业始终不同程度地处于成长期,是永远的朝阳行业,同时难以体现出明显的生命周期。

(四)医疗服务产品的品质要求高

不管医院生产什么产品,技术要求必须是高品质。如果是工业产品或生活用品,可以允许走产品低端路线,通过低品质的产品或服务但低廉的价格来生产和经营。可是医疗服务产品生命攸关,不允许医院出残次品,若出了残次品,就会出巨大事故,哪怕是一个小小的纰漏,都会酿成巨大的灾难。

(五)医疗服务产品是高风险的产品

医疗服务产品仅仅是一种可能有助于医疗消费者健康的技术行为,医疗服务和健康之间存在着巨大的不确定性。不同的疾病,或是同样的疾病在不同的发展阶段,以及同样的疾病在不同的医疗消费者身上,都有可能对相同的治疗过程产生完全不同的结局,这就是医疗服务产品的高风险。医疗服务产品的核心价值是不确定的,医疗消费者并不能直接购买任何以"健康"为核心价值的医疗服务产品,除非人为因素,医疗消费者必须承担这种不确定带来的巨大风险。

(六)医疗服务产品是"需要的产品"

医疗服务产品最大的不同是,在大多数产品中,消费者购买的是"想要的产品",比如消费者"想要"度假,"想要"在餐厅吃饭。但是医疗服务产品却恰恰相反,消费者不想去医院,他们只是"需要"去医院。也就是说,医疗服务产品是"需要的产品"。这是医疗服务产品与其他产品相比的最大不同。

(七)医疗服务产品的伦理性和公益性

医疗服务行业作为社会保障体系的一个方面,国家和政府往往给予一定的财政支持和特殊的行业政策,目的就是保障社会成员的基本医疗和健康水平,带有一定的公益性。因此,医疗服务产品要强调社会效益,医院要服务于全社会,使社会效益与经济效益达到有机统一。医院服务的伦理性、公益性决定了它必须坚持以社会效益为首位的同时也要讲经济效益,以增强医院实力,提高为医疗消费者服务的水平与效果。由于医疗服务产品具有伦理性、公益性,因此,不能使用单一的最大化利润指标来评估医院的业绩,理想的医院产出指标是以较少的投入而使整个国家的健康水平获得较大的提高。

(八)医疗服务产品的时间性和连续性

时间就是生命,在治疗与抢救病人过程中要分秒必争。急性创伤、紧急病症和慢性医疗消费者的季节性发病等要求医疗服务必须在要求的时限内完成。例如,我国卫生部要求三级医院急诊接到电话5分钟内要乘着有五机八包(呼吸机、心电图机、心电监护除颤仪、电动洗胃机、电动吸痰器、气管切开包、静脉切开包、胸穿包、腹穿包、开胸包、剖腹包、导尿包、缝合包)与必备药品的急救车出诊;10分钟要达到5千米范围内的现场;病人入急诊5分钟内要开始处置;需急诊手术的30分钟内要做好术前准备;急诊医师处理不了的,院内各病区急会诊医师(按要求应该是被邀请病区的二线值班医生或住院总医师)要10分钟内到位。另外,医院要以方便医疗消费者就医来安排工作,星期六、星期天正是多数医疗消费者可以自由支配的时间,医院服务不应有节假日之分。接受医疗消费者就诊、病情观察与治疗要求连续不间断,各种工作安排都应适应医疗工作连续性要求,如建立病史档案、定期召开病友会、与医疗消费者保持长期联系的制度等。

(九)医疗服务产品服务对象的广泛性与特殊性

医疗服务面广,涵盖四面八方、各行各业、男女老少。但是,他们对医疗服务的态度是最好"别生病",这样医院就存在着大量的具有潜在需求的医疗消费者,因此,医院应尽量满足社会医疗的要求,主动面向社会开拓健康管理、健康体检等医疗服务市场,同时医院工作受到社会各种条件与环境的制约,也离不开社会各方面的支持,必须做好公关工作。另外,在医疗服务过程中,服务对象的身体或精神心理方面有着一定的痛苦,对医院的依赖性很强,对治疗期望值过高,且由于支付能力的不同,对诊疗服务需求的层次也各不相同,因此,在注重医疗服务广泛性的同时,更要看到医疗消费者的个体需求,并细化诊疗服务市场,以满足不同层次医疗消费者对不同类型医疗服务的需要。

(十)医疗服务产品服务中医患关系不对称性

由于医学信息的不对称性,在医患关系中,医疗消费者往往处于脆弱和依赖的不对称关系。医疗消费者在大多数情况下没有使他们自己恢复健康的知识和技能,不得不依赖医方的专门知识和技能,并且无法判断医方提供的医疗服务的质量。首先,医学的专业性非常强,医疗服务的供给方通过长时间的专门学习和临床实践才能胜任工作,成为具备信息优势的一方;然而医疗服务的需求方,因为难以得到与医疗服务供给方对称的医学信息,成为信息劣势的一方。其次,医学领域还有很多的盲区,人体生理与病理的复杂性、多样性和个体差异性,决定了现代医学总是在不断探索中发展,在很多情况下,疾病的治疗效果和预后只是一个总体概率,医方难以向医疗消费者传递足够的、准确的医学信息。医疗服务的需求方因为缺乏医学知识和信息,无法确定自己的疾病情况和需要的医疗服务的种类和数量,多数情况下只能被动地接受医疗服务供给方要求或建议的治疗方案。然而,在利益的驱使下,医疗服务的供给方可能会凭借自己在信息方面的优势地位"诱导"医疗消费者进行医疗服务的过度购买。同时,医疗服务需求方对其所获得的医疗服务的价格是否合理也难以做出判断,当需求方按照供给方的要求对医疗服务进行付费后,一旦最终的治疗效果与需求方的预期不一致,就容易产生医患纠纷。

医疗服务产品是一种特殊的服务产品,不易通过其自身的物理特征使医疗消费者在购买前对其进行评估和感知,无法对医疗过程和治疗进行预测,医疗服务产品服务产生的过程不仅仅需要医方的努力,更需要医疗消费者的参与和配合,只有掌握这些医疗服务的特性,才能更有针对性地采取对策和措施来构建和谐的医患关系。

延伸

> 对医疗服务产品还存在一些争议的问题:医疗服务产品是定制的个性化产品还是标准化产品? 由于医疗消费者所患疾病不同、需要提升生命质量内容不同、消费者本身个体在生物学和社会意义上有巨大差距,因此,每个医疗消费者到医院所寻求的医疗服务是千差万别的。据此,有学者认为,医疗消费者到医院购买的是医护人员为医疗消费者定制的整体医疗服务产品,也就是说,医疗服务产品是定制的个性化的产品。但是也有些学者认为,由于我国目前医疗收费是按照项目收费的,因此每个医疗服务项目应当属于一个产品,即医疗消费者到医院消费的是医护人员为其提供的一整套多项医疗服务产品构成的服务系列,而不是一个产品,从这个角度看,医疗服务产品就不再是定制的个性化产品,而是标准化的产品。也有一些学者取折中的观念,将临床路径作为产品

看待。在美国,医疗保险单位对很多疾病是按照病种支付医疗费用的,从这个角度讲,标准化的临床路径应当可以作为独立的医疗服务产品来看待。但是,临床路径尚未在我国广泛推广,而且标准化的临床路径并不能覆盖所有医疗服务产品,另外,我国医疗收费是政府按照项目定价的。

第二节 医院产品组合策略

虽然多数医疗服务产品的生命周期非常长,一些成熟的医疗技术通常多年没有什么技术更新,需求也一样保持稳定。但是,这些多年不变的成熟技术显然很难构成医院的竞争优势。因此,医院若不想因产品的生命周期而渐渐失去竞争优势,就不能仅仅提供每家医院都能提供的普通产品。医院的产品越多,受产品生命周期的影响就越小。但是,医院受到自身条件以及市场需求的限制,只能选择部分医疗服务产品,也就是根据实际情况对医院产品进行合理的设置以期获得最大的社会效益和经济效益,并赢得竞争优势。

一、医院产品组合的含义

医院产品组合是指一家医院在一定时期内开展的所有临床和医疗业务的组合。

要研究医院产品组合,就要清楚地理解医院产品组合的 4 个要素。医院产品组合主要有 4 个要素单位:宽度、长度、深度、关联度。

(一)医院产品组合的宽度

医院产品组合的宽度是指医院开设的医疗科室的数量。医院开设的科室越多,表明其提供的医疗服务的范围就越广。

(二)医院产品组合的长度

医院产品组合的长度是指医院的某一科室所提供的医疗服务项目的总数。医疗科室所开展的医疗服务项目越多,其医疗服务产品组合的长度就越长。

(三)医院产品组合的深度

医院产品组合的深度是指医院各科室开展的所有互不相同的医疗服务产品项目的总数。

(四)医院产品组合的关联度

医院产品组合的关联度是指医院提供的各项医疗服务产品之间相互联系的程度。这种关联度可以是诊疗方式和设备上的关联,如医院根据自身的硬件设备情况来设置科室,最大限度地发挥硬件设备的作业;也可以是目标人群的关联,如女子医院将妇科和美容科进行整合。

二、医疗业务组合的一般方法

医学的分科本身已经对医院产品进行了划分,虽然这种划分并不是一成不变的,但多数医院按照这种划分来组织医院的产品系列。这不仅受到医务人员的技术能力、科室设备条件等因素的限制,也是人们约定俗成的习惯。例如,大多数的内科医师也会治疗阑尾炎,但没有医院会这样做。因此,医院在策划产品组合时,首先需要确定的是医院要开设哪些科室,其次,需要确定的是每个科室要开展哪些具体的业务。科室的组合,一般可以分为三种,即单科室、有限科室和设置全部科室的综合型医院。从科室开展业务的数量分类,也可以分为三种,即单一业务、有限业务和全面业务。两个层面的组合策略结合起来,得到9种业务组合模式,但其中三种因不符合实际而被排除在外(综合医院有限业务、综合医院单一业务、有限科室单一业务),因此,可以看到业务组合一般只有六种(图6-1)。

业务宽度	×	×	综合医院全面业务
	×	有限科室有限业务	有限科室全面业务
	单一科室单一业务	单一科室有限业务	单一科室全面业务

业务长度

图 6-1　科室组合和业务组合

近年来也出现了一种新的模式,即根据医疗消费者特征,通过市场专一性来组合医院产品。若仔细分析这些采取市场专业化策略的医院,其实它们并没有突破科室和业务的组合特征。例如近年出现较多的女子医院,这些女子医院并非为女性提供所有的医疗服务,而是仅仅提供妇科、美容科两类医疗服务。因此,其本质上与"有限科室有限业务"的组合策略并无二致。

(一)单一专科单一业务策略

虽然世界上没有两个完全相同的医疗消费者,但是有些医院还是把仅治疗一种疾病,或仅提供一种诊疗方法视为单一业务。一些单一病种的专科医院,如肾类专科医院、糖尿病专科医院、肝炎专科医院等都可以看成单一业务策略。还有一些医院,仅提供一种治疗手段,如独立的伽玛刀医院。

由于仅仅治疗一种疾病,因此在技术上易于精益求精,在学术上可以拥有独特的优势,所需要的医疗设备可以简单优化,营销费用相对较低,更容易形成品牌优势。另外,通过连锁经营,单一专科单一业务的医院也可以把规模做大。近年来,这种形式的医院越来越多,如提供单一体检服务的医院、提供单一产后服务的"月子会所"等。

由于单一业务的医院对该单项业务的依赖性较大,因此医院需要不断地在服务上创新,保持医院产品的竞争优势,并通过这种优势迅速建立品牌的优势,扩大服务半径,或通过连锁经营扩大规模,以使自己在激烈的竞争当中保持优势。

（二）单一专科有限业务策略

单一专科有限业务是很多中等规模的专科医院的选择。由于规模和设备条件的限制，一些高级别的医疗业务没有能力开展。这类医院对业务的组合策略需要精心地策划，不能被动地按照医务人员的业务能力来决定业务组合，而应该根据市场分析来确定业务组合，否则必将面临被市场淘汰的命运。

对于新建立的医院，在建立之初就应当充分分析市场状况，先确定未来将开展的业务的大致范围，再根据业务组合策略来对医院的硬件设施和人才资源进行规划。

现有的医院应当对服务半径内的市场情况做出深入细致的分析和研究，同时要对自身的规模、设备条件、资金实力、技术力量、品牌知名度等多方面做出评估，重新规划业务内容，剔除那些缺乏市场需求、缺乏经济效益和社会效益的项目，以最小的代价获得最大的效益提升。

（三）单一专科全面业务策略

单一专科全面业务通常是规模较大的大型专科医院采取的，需要拥有充实的技术实力，有能力开展特定专科的所有高中低端的医疗业务。建立大型专科医院最大的难度并不在于投资，而在于技术力量的积累和品牌资源的积累。这两项条件限制了很多有经济实力的医疗投资集团。因为技术力量的积累并不是通过高薪挖一两个专家就可以实现的，而学术品牌的构建更需要背靠强大的科研力量，所以这些大型专科医院通常都是医学院校的附属医院。

虽然大型专科医院有能力提供特定专科的所有医疗服务，但同样需要对业务进行精心梳理。其业务组合需要从两个方面入手，即如何进一步提升品牌形象、如何进一步提升经济效益。通过对每一项业务的梳理，将那些经济效益较差、对品牌形象无益的低端业务，转移到建立联盟的中小型专科医院，自己则集中精力从事高端业务，包括学术高端和服务高端。

（四）有限专科有限业务策略

这是近年来一些民营医院比较流行的业务组合模式，被称为"大专科小综合"模式。名为"综合"，实际上仅有选择地建立少数几个科室，是属于一种哪里有钱挣就往哪里去的"市场机会主义"做法，科室的建立以及业务的规划完全以经济效益作为唯一依据。其实，这样做并不利于长期的品牌形成。因为专科不专，无法形成独立的技术优势和品牌优势，同时由于科室不全，也无法为服务半径内的医疗消费者提供全面的医疗服务，形成综合却不全的怪圈。因此，与其"不专又不全"，还不如建立市场专业化的医院，即按照特定细分市场的消费群需求来设置医院的科室，如女子医院、男子医院、外国人医院、民工医院、老年医院、白领医院等。

（五）有限专科全面业务策略

和上述有限专业有限业务相似，由于科室开设不全，无法成为真正的综合性医院，而又不属于专科医院，因此医院的定位和品牌较难以形成。这两种类型的医院更适合按照市场专业化策略来进行定位和建立品牌。设置科室的时候，应充分考虑科室之间的市场关联性。

例如,女子医院中设置妇产科与美容科这两个在医学上并没有关联的科室,但作为专业为女性服务的医院,却具有市场的专业性。

这里的全面业务策略也并不是说真的能够开展一切医疗服务,对具体的业务组合同样也需要进行梳理,有所为有所不为,有所侧重有所顺带。

(六)综合医院全面业务策略

这是一种旨在把市场"一网打尽"的策略。

新设置的大型综合性医院更需要做深入的市场调研,了解在服务半径内的医疗资源情况。若医疗资源缺乏,或在整体上缺乏足够实力的竞争对手,自然没有太大的疑问;若存在竞争的医院,就需要对其进行研究,在战略上是争夺市场还是考虑差异化。即使是全面业务策略,也并不是没有重点,毕竟要在所有专科上有所建树,总是比在单一科室或少数科室建立专科优势更难。

对于已有的综合性医院,则更需要建立自己在某些专科上的学界领导地位,分析自身优势科室,进行业务梳理,培养专科上的学术优势,通过建立医疗集团来扩张外部规模,理顺不同层次医疗服务产品的需求,通过自身的品牌优势,引进人才推动弱势科室的发展。

三、医疗业务组合的优化和调整

无论是新建的医院还是经营中的医院,其所开展的医疗业务组合,必须遵循一定的原则,即有所为有所不为。第一,所开展的医疗业务必须要有市场需求,即符合市场需求原则,缺乏市场需求或市场需求不足的,必须予以剔除。这里的市场需求原则,要在一定的服务辐射半径之内,即营销半径之内。超过了营销半径的市场需求,将导致营销费用过大而失去意义。第二,符合市场需求原则的目的,也是利润原则的前提,医院开展任何新业务或维持某项医疗业务,总是需要投入相应的成本,无法营利的业务,除非有助于医院学术形象的提升(这也是一种无形资产的收益),否则应废弃。第三,对于开展的医疗业务,应当充分考虑竞争环境,具有一定的竞争力,即竞争原则。第四,医院还需要充分评估自身情况,分析自身拥有的各项资源,在策划业务组合策略时,要考虑充分利用现有资源,包括人才资源、技术资源、设备资源床位资源、品牌资源、财务资源、营销资源、社会资源等,资源利用原则可以促使医院充分提高经营效益。无论是扩大业务组合策略还是缩减业务组合策略,都要全面考察上述四个业务组合调整的原则。

(一)扩大业务组合

包括拓展产品组合的宽度(增加科室设置)和增加产品组合的长度(增加科室的业务范围),两者都是医院规模上的扩张。其中,增加科室对医院来说调整更大,同时又需要对医院的硬件规模进行扩张而增加业务范围。一般需要增加的硬件相对较少,有些需要增加医疗设备,有些则不需要增加医疗设备,只需要委派专门人才去大医院进修即可。一般情况下,扩大产品组合可使医院充分利用人才、资金、医疗设备等资源,分散风险,增强竞争能力,提高经济效益。

1. 扩大业务范围

扩大业务范围扩大业务范围是培养专科强势地位的有效途径。多数情况下,医院并不需要投入太多硬件设施。例如,医院原先就有脑外科,但主要开展脑外伤清除血肿等业务,一旦遇到颅内肿瘤,往往需向外转诊,若需要增加颅内肿瘤、脑脓肿等疾病的治疗项目,只需要委派专科医师外出进修便可以开展新业务。有些新业务需要引入相应的医疗设备方能开展。一些高端的医疗设备本身就可以形成一定的技术门槛,与竞争医院形成差异化,获得相应的技术和设备优势。医院的业务扩展,通常是往高端发展,以便提升自身的学术地位,建立优势品牌,同时获取高端市场的高额利润回报,如人工关节置换等业务显然要比普通骨折外固定的经济效益高得多。少数情况也不排除向低端发展的可能,医疗业务向低端延伸的情况多见于向中低端市场的扩张(而非向低端技术发展)。一些原本服务于高端顾客的"贵族医院",可能被庞大的普通医疗市场所吸引,在其自身规模和服务条件允许时,也会向低端顾客市场进发。服务高端的医院,可以充分利用其自身的品牌优势以及顾客慕名的心理,逐步向低端顾客市场扩张。例如,一些专营体检的民营医院,开始时属于高级健康会所,待其规模扩张后,可逐步建立更大规模的服务于白领的体检中心,从而扩大在体检领域的市场占有率。

2. 增加科室的调整

增加科室对医院而言属于较大的动作。从宏观的角度来说,医疗技术本身在飞速发展,一些学科在不断地分化,一些新的边缘学科不断地诞生。例如,外科分化出骨科,骨科分化出矫形科,矫形科分化出整形科,整形科分化出美容科,外科与医学影像科形成边缘科学介入科。一些大型综合性医院本身科室设置已经很全面,但仍然不断地增加新的科室,这是医学发展的规律所决定的。一些中小医院根据自身实力的发展和市场的需求,也可以增加科室以扩大自身规模,但对专科医院来说,这种科室的增加通常要考虑专业的相关性。例如妇科医院可增加产科,再增加产后服务中心、不孕不育专科等。

(二)缩减业务组合

缩减业务组合一般发生在民营医院。因为公立医院的公益性,决定了它不能因为某一科室的经济效益差就将其剔除,而民营医院则不然。

1. 缩减业务范围

缩减业务范围的目的并不一定是缩小医院的规模,更多情况是要突出重点,有所为有所不为。随着民营医院的规模不断扩张、知名度不断增加和品牌形象不断完善,民营医院需要对其现有业务进行梳理,对一些优势科室的优势业务进行营销上的扩张,剔除那些床位占用较多、经济效益和市场效益较差的业务项目,以便腾出有限的服务能力向优势业务倾斜,这便是业务组合的优化过程。经过业务的优化,民营医院可以集中精力发展优势业务、高端业务或经济效益更好的业务,而将那些相对经济效益欠缺的业务转移到中小型的联盟单位去形成"双向转诊,互惠互利"的合作局面。近年来,一些大型民营医院普遍将一些小手术、术后康复等业务转移到联合病房,这样就可以在现有的床位规模下大幅度提升医院的经营效益。

2. 减少科室

减少科室常常发生在一些较小的民营医院。由于不具备优势的科室医疗消费者流量过低,但却占有着民营医院的硬件资源,一些亏损的科室本身不具备技术优势和设备优势,要重新建立优势不如腾出空间用于发展优势科室,便会逐步转型成专科医院。因此,减少科室正是为了增加其他科室的业务范围,即缩减业务宽度的目的是增加业务长度。

科室建设是一个动态的过程,其内容和标准会随着管理手段的创新和水平的提高而不断完善、更新。这就需要医院用发展的观点来思考,总结科室建设的成绩与不足,大胆尝试和探索新途径和新方法。

四、民营医院的业务组合方向

未来,随着竞争的加剧和政策的倾斜,对民营医院来说,未来的发展方向是"综合医院专科化,专科医院精细化"。民营医院必须明确科室的定位和规划,制定产品组合策略,设计营利模式,选择特色专科,打造核心竞争力,形成全新医疗传播通路,建立全方位客户服务体系。聚焦资源,专攻某一个学科容易做出特色,只有做成特色了,形成品牌了,民营医院的号召力增强了,才可能在未来的竞争中占有一席之地。

(一)学科群建设

如果已经是一所综合医院了,也不一定非得把其他的科室砍掉,而应该做学科群建设。

民营医院进行业务组合,首先要建立自己的专科医疗中心,然后以分工协作的形式做整合诊疗模式,也就是把学科划分为优势学科、支撑学科、配套学科,然后通过优势学科来带动配套学科和支撑学科的发展。这样的话,既可以形成自己的专科优势、专科特色,也可以带动其他科室的发展。

需要注意的是,并不是配套学科就一定挣钱少。例如糖尿病这个学科,糖尿病专科医院,若仅仅诊治糖尿病,那么经营起来是很困难的。首先,糖尿病病人本身对这个病的重视程度不够,到医院来也只是做些调理,这些调理本身的利润也不是太高,治疗方法也不是太多,住院周期相对比较长,利润比较薄。其次,糖尿病病情发展到严重的时候,也不是以糖尿病入院,而是以糖尿病的并发症入院,如糖尿病足、肾病、眼底病、心脏病等等。假设民营医院以糖尿病作为优势学科,把糖尿病治疗做成特色,这个学科可能不营利,但是医院的配套学科可以营利,比如外科、肾病科、眼科、心内科等,虽然它们是配套学科,但是它们不一定不是利润学科。

所以一定要把学科群内部的利害关系理清楚,而且在医院内部要形成一个共识,要知道哪些学科是带动发展的,哪些学科是可以在这个优势学科的带动下实现利润,并可以长足发展的。只有科室之间配合好才有可能把民营医院做得既有专科特色,又能团结合作,赢得竞争。

(二)民营医院诊疗模式的变革

将学科群搞清楚了,民营医院的诊疗模式也要做一个变革,也要做个优化。五维的诊疗模式,就是五个维度,一是治病,二是救命,三是康复,四是保健,五是养生。国家对未来的健康医疗的战略方向,是治未病,所以保健养生也很重要,如康复医学科。国家提出要大力发展康复医学科,虽然有政策的支持,但是目前大多数的民营医院病并没有把康复科做好。因为康复科和其他临床科室是分开单独设立的,也就是说医疗消费者,如神经内科的病人,只有过了急性期才有可能转入康复科进行康复治疗。所以,民营医院有两个风险,第一个风险是这些康复期的病人有可能会流失,并没有进入康复科治疗;第二个风险是急性期过后再进行康复,康复的效果可能就没有在急性期的时候康复的效果那么好。这两个风险不但给民营医院康复科的口碑、品牌形成、优势学科的建立带来不良的影响,而且给医疗消费者的康复带来不良的影响。所以民营医院可以提倡,其实国家也在提倡,就是床旁康复或床上康复,也就是在急性期的时候,病人不一定非得到康复科病区去康复,而是康复科的医护人员到临床其他科室进行康复治疗。这样的话就变成了整合医疗模式,也只有这样才有可能给予医疗消费者更好的治疗。疗效更好,民营医院的收入也会增加。医院的科室,有些是一手科室,有些是二手科室。一手科室就是要首先治疗、医疗消费者首选的科室。只有一手科室把这个病人转到这个科室来,这个科室才有病人的,叫二手科室。而康复科就属于二手科室。以糖尿病为例,肾病、眼底病、心脏病、糖尿病足等并发症,需引流到相应的科室来,在以糖尿病为优势学科的前提下,这些也叫二手科室。只有把一手科室、二手科室的概念搞清楚了,民营医院才能分门别类地进行管理。民营医院尽量在一手科室做诊疗的同时,把二手科室也纳入这个诊疗的过程当中,相互配合,要么会诊,要么同时诊疗,这样就可以把一手科室和二手科室同步管理好,从而为医疗消费者提供更优质的服务。

(三)开展特色医疗项目

1. 成立"健康超市"

"健康超市"旨在为健康人群、亚健康人群提供健康产品和服务,服务的方式灵活多样,有电话预约服务,还可以提供上门服务。"健康超市"里有健康体检中心、多样化的康体锻炼,包括健身器械、茶疗、药浴、足疗、针灸减肥、音乐疗法减压、心理咨询减压等。"健康超市"以健康至上为理念,追求星级服务。

2. 成立健康保健俱乐部

健康保健俱乐部是一种新型的集预防、保健和医疗于一体的服务形式。俱乐部采取会员制度。会员制的好处在于对客户来说,可持会员卡享有咨询、体检、专家门诊、休闲娱乐等一系列服务,也可将卡给亲朋好友使用,费用比单一的服务优惠得多,并且可以方便地建立起客户的健康档案,对客户的信息进行长期跟踪。而从民营医院的角度看,这种形式自然是能更好更有效地建立起医疗消费者对民营医院的亲切感和忠诚度,避免客户流失,也能更好地为客户服务。拥有会员卡的客户可以获得以下服务:定期免费健康体检、健康档案、提供健康知识咨询服务、营养与保健知识咨询服务、电话预约就诊、制定个性化的饮食及运动计划、代为请高等级医院医疗专家会诊、俱乐部会员联谊活动、会员在医院优惠就医、寄送健康资讯等优质的、全方位的服务。

3. 开设便民廉价药房

便民廉价药房既可吸引民营医院周边的居民,又可避免民营医院的处方流失,给居民带来便捷的同时增加民营医院的收益。民营医院还可以配备健康班车定时(如每星期两次,上下午各一次)定点接送周边的居民买药或就医。

4. 钟点病房

门诊留观室相对较嘈杂,开设钟点病房既可以满足一些检查项目多但无须住院治疗,且要求在比较安静和舒适的环境下接受治疗的医疗消费者的需求,也可以降低病房的空置率。

第三节　医院服务营销

全球三分之二医疗消费者对医生不满

康涅狄格州谢尔顿 2011 年 7 月 14 日电 /美通社亚洲/ —— SSI 和 The Research Intelligence Group(简称 TRiG)的新研究结果显示,全世界有三分之二的医疗消费者都感觉受到了医生的不尊重对待。沟通不清楚是医疗消费者感到不满的首要原因。全球大约四分之一的医疗消费者抱怨说医生不回答问题、没有让他们参与治疗决策,而且使用医学术语时不作解释。这似乎是医生在医疗消费者身上花的时间不够(44%)的直接结果。大约三分之一的医疗消费者也认为医生看诊不守时是对医疗消费者的不尊重。

在中国(55%)和德国(51%),医疗消费者对医生花在他们身上的时间有限尤其感到不满。在"医生不解释医学术语"这一项上,中国医疗消费者的比例也远远超过其他国家的受访者。相比之下,在澳大利亚(55%)、法国(48%)和美国(46%),医疗消费者更担心医生缺乏守时观念。

SSI 战略计划部副总裁 Chris DeAngelis 表示:"显然,人们没有享受到高水平的服务,也没有在医生办公室感受到他们在其他地方所受到的尊重。在我们调查了 23 个国家之后,我们发现,只有十分之三的医疗消费者认为他们从医生那里得到了很好的护理,而会向他人推荐自己的医生的医疗消费者比例还不到一半。"

在全球,医疗消费者不愿推荐自己的医生的主要原因是候诊时间过长(26%)。唯一例外的是中国,中国医疗消费者(44%)不愿推荐他们的医生的首要原因是"缺乏医学专业知识"。事实上,超过一半的中国医疗消费者认为,他们的医生需要改进后续护理注意事项和检查的彻底性。而在美国和全球,持同样观点的医疗消费者比例分别为 12% 和五分之一。

TRiG 高级副总裁 David Kweskin 说:"虽然所有国家在医患关系上都有严重的问题,但中国受访者似乎对他们的医生最为感到不满。比方说,43% 的澳大利亚医疗消费者和大约三分之一的美国、英国和瑞典医疗消费者认为医生提供的护理是很好的,而只有 8% 的中国受访者表示赞同,此外,62% 的中国医疗消费者说他们受到了医生的不尊重对待,而在美国这一比例只有 12%。"

只有四分之一的医疗消费者在治疗决策参与上感到满意

SSI 和 TRiG 的研究显示,只有四分之一的医疗消费者对在治疗决策的参与上感到满意。全世界几乎一半的医疗消费者(46%)说,如果医生能够更详细地解释治疗过程和可能出现的副作用,他们会更满意。特别是中国受访者(72%),他们最需要更详细的解释。

从全球范围看,当医疗消费者在指出哪些行为会提高他们对治疗决策过程满意度时,"倾听医疗消费者担心的问题"是第二大选项(37%),这也是中国受访者(64%)中特别突出的问题。医疗消费者希望看到的其他主要改善措施包括:医生应该花更多的时间来讨论治疗方案(全球,32%)和更多地使用有关特定医疗条件的文献资料(全球,23%)。

从两项全球性研究中得出的见解

这两个全球性的研究提供了对医患关系的见解。第一个是 TRiG 以 23 个国家的 22,

581 名成年人为对象、通过 TRiG 创建的 World Independent Network of Market Research（简称 WIN）来完成的在线调查。第二个是 SSI 以美国、英国、德国、法国、日本、澳大利亚、中国、新加坡和瑞典的 5,000 多名成年人为对象的在线研究，旨在更深层次地探究 TRiG 广泛的调查结果背后的原因。SSI 通过其动态抽样平台 SSI Dynamix（与其全球在线样本库相连）以及网站、社交媒体和联盟合作伙伴等将覆盖范围扩大到世界各地，为调查研究提供支持。

（资料来源：美通社，发表时间：2011 年 7 月 14 日）

服务营销是企业在充分认识消费者需求的前提下，为充分满足消费者需要而在营销过程中所采取的一系列活动。服务营销的研究形成了两大领域，即服务产品的营销和客户服务的营销。服务产品营销的本质是研究如何促进作为产品的服务的交换；客户服务营销的本质则是研究如何利用服务作为一种营销工具促进有形产品的交换。医疗服务产品既包含无形的服务（门诊服务、体检服务、住院服务、护理服务），也包含有形的物品（药品、耗材、器械）。医疗服务产品是包含少量有形产品的服务产品。

一、医院服务营销的意义

（一）导入服务营销有利于树立医院的品牌形象，提高竞争力

品牌是顾客区别于其他企业的一个重要标志，而医院导入服务营销，能促使医院从营销的角度出发来建设医院，树立起有医院自身特色的服务文化、理念，打造出具有医院自身特色的产品和员工，增强顾客需求的向导性，从而提高竞争力。品牌的效应，有利于医院开展内部营销和进行关系营销以及拓展医疗服务渠道和医疗服务市场。

（二）导入服务营销有助于促进医院的改革和发展

医院的改革越来越受到重视，如何进行改革也成为医疗消费者将来看病咨询的一个重点，而引入服务营销的观念，能使医院从医疗消费者的角度来思考，从而确定改革发展的方向。

（三）导入服务营销有助于医院按市场需要组织营销，更好地满足群众需求

导入服务营销，能为医院的战略规划、市场拓展、品牌推广、顾客管理、科室指导、服务培训提供良好的设计方案和实施计划，使医院了解市场需求，从而按需求组织资源，按营销的手段来满足群众的需要。

（四）导入服务营销有助于培养优秀的员工队伍

医院的管理者、医务人员以及其他服务人员的个人修养、技术水平和公关技巧对吸引医疗消费者也都有着极大的影响，员工良好的风范与技术是吸引医疗消费者的重要因素，而服务营销最重要的一点就是内部营销，即将第一线员工作为顾客进行营销。

（五）导入服务营销，有助于形成良好的社会人文环境

医院导入服务营销，最主要的是让医疗消费者感受到自己在医院中的地位，使得双方在

沟通的同时,也相互得到尊重,这样才能避免医患之间的信任危机,避免医院暴力等一系列医患间恶劣事件的发生。良好的文化环境是建立在尊重和信任的基础上的,所以服务营销观念的运用对塑造人文环境有重要意义。

医院服务营销无所不在,是全体医院工作人员的工作,存在于医院服务过程的各个环节。

引进第三方机构评估医院服务质量,可以促进医院服务质量的提升。例如,东莞医院委托和医院没有多少"交集"的市医院协会作为第三方机构,对全市医院进行医疗服务质量评估打分。

二、医院服务营销组合

20世纪80年代以来,人们开始认识到以顾客忠诚度为标志的市场份额的质量比市场份额的规模对利润有更大的影响,因此,公司的营销重点开始放在如何保留顾客,如何使他们购买相关产品,如何让他们向亲友推荐公司的产品,所有的一切最终落实到如何提高顾客的满意和忠诚,这就产生了3Rs+4Ps的新的营销组合理论,其中的3Rs即顾客保留(retentions)、相关销售(related sales)和顾客推荐(referrals)。"顾客永远是对的"这一理念应被"顾客不全是忠诚的"的思想所替代。营销努力更侧重于为消费者提供服务,依靠人际传播媒介传播公司的信息,而减少巨额的促销与广告的投入。新的营销组合更强调公司各部门之间的协调与合作,并充分利用最先进的电子媒介。

(一)顾客保留

顾客保留是指通过持续地和积极地与顾客建立长期的关系,以维持与保留现有顾客,并取得稳定的收入。随着老顾客对公司产品的熟悉,对这些顾客所需要的营销费用也将降低,因而这部分收入的利润率将越来越高。对现有顾客服务的费用也会随时间的推移而下降,这主要是由于顾客对公司的产品越来越熟悉。对顾客参与的服务来说,费用的下降更为明显。

顾客保留不能被视为理所当然的事情,消费者的购买模式也在随着时间的推移逐渐变化着。然而,服务被证明是与顾客建立长期关系的高效方法。塞斯与里查德的研究发现,顾客的保留率每上升5个百分点,公司的利润将上升75%。企业界的实践也证明了这一发现。

对医院来说,做好顾客保留可以从以下几个方面来进行:建立重点客户档案,加强大客户的营销关系管理,对医疗消费者满意度和员工满意度进行分析;抓好客户服务中心的管理工作,为医疗消费者提供诊前、诊中、诊后的一体化服务;加强与政府卫生行政部门、社保局、保险公司、各类公益组织、社会团体以及周边社区各单位的关系营销;等等。

(二)相关销售

在将新的产品销售给老顾客的时候,由于老顾客已对公司建立了信心,因此新产品的介绍与推广费用将大大降低,而且推进时间也大大缩短。同时,老顾客在购买公司新产品的时候,对价格也是不敏感的,因此,相关销售的利润率通常较高。另外,许多公司提供免费的顾客服务的一个重要的原因,就是公司期望在未来向这些顾客销售相关产品,并获取可观的利润。事实上,许多公司的成长主要来自产品的升级换代和相关产品的销售。

在制造业中,许多公司的大部分利润来自顾客服务,而不是其产品的销售。例如在电梯制造业,由于竞争激烈,美国电梯业中的大部分公司在电梯的销售上只能获取有限的利润,他们大部分的利润来自电梯的安装与维修等服务上。

对医院来说,提高医疗服务产品的相关销售,一方面可以从医疗服务产品本身来考虑,如开发新的医疗服务产品,增加与主要科室相关的辅助科室,等等;另一方面可以从便民的角度来考虑,如可以增设医院的便民药房、医疗器械、住院期间的心理辅导、停车服务,等等。

(三)顾客推荐

随着市场竞争的加剧、广告信息的爆炸,人们对大众传播媒介(如电视)越来越缺乏信任,而在进行购买决策时却越来越看重朋友及亲人的推荐,尤其是已有产品使用经验者的推荐。实施服务营销,提高顾客的满意与忠诚的最大好处之一就是忠诚顾客对其他潜在顾客的推荐。顾客推荐将形成对公司有利的效应,最终提高公司的盈利水平。

当医院的医疗水平或是服务好到能获得医疗消费者及其家属的普遍认可,那就可以让医院获得良好的口碑,并让医疗消费者及其家属主动为医院进行传播。

在当今世界,以服务营销理念为核心的高顾客满意度竞争战略被证明越来越适用于当今竞争日趋激烈的商业环境。一方面,通过服务等手段增加提供给顾客的价值,以此形成差别化优势;另一方面,通过顾客满意度,尤其是忠诚度的提高来获取大量忠诚顾客,提高了市场份额的质量,最终获得了比竞争者更多的利润,从而能获取并巩固公司的长期竞争优势。

三、医院服务营销的策略体系

为了有效地利用服务营销实现企业竞争获胜的目的,企业应针对自己固有的特点注重服务市场的细分、服务差异化、有形化、标准化以及服务品牌、公关等问题的研究,以制定和实施科学的服务营销战略,保证企业竞争目标的实现。为此,企业在开展服务营销活动、增强其竞争优势时应注意研究以下问题。

(一)医疗服务的差异化

服务差异化是服务企业面对较强的竞争对手而在服务内容、服务渠道、服务形象等方面采取有别于竞争对手而又突出自己特征的策略以战胜竞争对手,在服务市场立住脚跟的一种做法,目的是通过服务差异化突出自己的优势,与竞争对手相区别。

过去,医院面临竞争的时候,通常都是从服务态度上着手,实行礼貌用语、微笑服务等社会统一的服务道德规范,或是在医疗技术上精益求精,但却无法体现不同医院之间的服务差别,更是很少能想到医院也要资本积累、竞争和发展,也存在生存的危机。随着医疗服务市场竞争日趋激烈,为了赢得生存和发展,医院开始寻求技术和服务的创新。但是由于技术创新有一定的周期性,那些不具有技术创新能力的医院也能够在补偿的时间内利用已有的技术,通过学习、消化、吸收,迅速赶上。因此,差异化将成为医院的必然选择。

实行医疗服务差异化必须调查、了解和分清医疗服务市场上现有的医疗服务种类、竞争对手的劣势和自己的优势,有针对性、创造性地开发医疗服务项目,满足医疗目标顾客的需要。

1. 水平差异化

水平差异化主要是指医院在医疗服务产品上的差异化。医院提供与竞争对手具有不同特性的医疗服务产品，包括不同种类的医疗服务、不同的业务组合、相似的业务不同的诊疗方法，等等。

2. 垂直差异化

垂直差异化主要是指医院在医疗品质上的差异化。这种差异化在医疗服务的种类和内容上并没有太大的差异，但是在所提供的服务品质上有很大的差异，包括服务人员、服务环境、所使用的药械、对服务结果的承诺、附加服务的品质等，如特需门诊以及与之相对应的平价门诊。

在实践中，医院往往通过水平差异化和垂直差异化两种手段交替使用来制定医疗服务的差异化。

（二）医疗服务的展示管理

服务的展示管理是指企业借助服务过程中的各种有形要素，把看不见摸不着的服务产品尽可能地实体化、有形化，让消费者感知到服务产品的存在，提高享用服务产品的利益过程。

医疗服务是以行为方式存在的，医疗消费者看不到服务，但是能够通过一些有形物来感知医疗服务，如医疗环境、医疗设备、医务人员、医学科普宣传、服务项目展示、医疗服务价格表、其他医疗顾客的案例等。医疗消费者在决定是否购买无形的医疗服务时，格外关注这些有形的展示物，以便提供决策依据。医院可以通过这些有形的展示物来积极影响医疗消费者的决策。医疗服务展示的内容可以分为医疗服务条件展示、医疗服务信息展示、医疗服务人文展示三个方面。

1. 医疗服务条件展示

医疗服务条件展示是医院提供医疗服务和医疗消费者购买医疗服务产品的具体场所和气氛，它虽不构成服务产品的核心内容，但它能给医疗消费者带来"先入为主"的效应，是医疗服务产品存在的不可缺少的条件。国内外的许多研究都表明，医疗效果不仅取决于医疗技术，而且与医疗消费者对医疗环境的情感反应也有很大的关系。

近年来，越来越多的医院在医院环境的设计上投入了较大的财力，无论是在建筑设计、环境设计还是标牌标识设计等方面都花费了较大的精力，目的就是营造良好的就医环境。同时，还对影响就医环境的因素积极加以干预，如通过通风、引导医疗消费者分散等方式提高医院的空气质量。上海东方医院在候诊大厅引入星巴克咖啡店，不仅让候诊环境充满咖啡味，还让候诊者有一个更加优雅的休息环境。

2. 医疗服务信息展示

向医疗消费者传递有关医疗服务的信息，帮助医疗消费者做出消费的决策，这是医院需要做的工作。医疗服务本身虽然是无形的，但是在服务过程中，经常会用到一些有形的物品，如医疗设备、医疗药品、医疗 APP、医疗宣传图片、医院荣誉等，通过强调这些有形的物品，让医疗消费者了解医院的服务质量或医疗服务价值高于竞争对手，使无形的医疗服务易于被记忆。医疗设备在一定程度上代表了现实医疗技术水平，医院也常常通过宣传拥有设备的先进性来展示自身的实力。医院可以通过自动挂号取号机、自动缴费机、医疗 APP 等技术来实现医疗服务自动化和规范化;通过能显示医疗服务的某种证据,如各种宣传图片、医院荣誉等来保证医疗消费者可能得到的医疗服务利益,变无形服务为有形服务,增强医疗消费者对医疗服务的感知能力。

3.医疗服务人文展示

医疗服务人文展示主要指医院的人文气氛、医疗服务人员的形象、其他医疗消费者的形象等。舒适、优雅的医院人文气氛能够展示医疗服务的舒适程度、文明程度,能够提高医疗消费者的满意度。医疗服务人员是指所有直接与医疗消费者接触的医务人员、护理人员、财务人员、导医人员、保洁人员等,其所具备的医疗服务素质和性格、言行以及与医疗消费者接触的方式、方法、态度等,都会直接影响到医疗消费者的医疗消费态度和医疗决策行为。医疗消费者之间互相对话、互相帮助、和谐共处,就会对医疗消费者产生积极的影响;反之,医疗顾客之间相互的破坏行为、过度拥挤、彼此冲突,则会产生消极的营销效果。

医院之所以重视人文环境的塑造,根本目的是营造医疗消费者就医的信心。当医疗消费者走进医院的瞬间,看到整个医院严肃、规范、细致,同时格调高尚、使命明确的文化氛围,感受到医院工作人员的友善、认真和严谨的工作态度,自然就安心了,对医院提供的医疗服务便会充满信心。如果医院的内部文化氛围过于冷清、僵硬、浮躁,医疗消费者置身其中必然处处设防,医患沟通就会出现预设障碍,非常容易造成医疗纠纷,医疗消费者满意度也随之下降。

(三)医疗服务人员管理

医疗消费者的满意程度取决于医院提供服务的价值,医院提供服务的价值取决于员工对医院的忠诚度,员工对医院的忠诚度取决于员工的满意度,员工的满意度取决于医院为员工提供的价值,而医院为员工提供的价值取决于内部管理、机制、体制等一系列深层次的问题。因此,对医院服务人员的管理是非常必要和重要的。

为了体现医院的文化风貌和精神风貌、体现医院的良好服务、降低医疗服务的差异性,医院应该加强医疗服务人员的管理。首先,医院应该加强医疗服务人员的招聘与培训;其次,医院可以通过实行医疗服务的标准化来管理和规范医疗服务人员的行为,确保他们始终按照医院的要求来提供服务;最后,医院应该建立医疗服务人员的激励制度。

(四)优质医疗服务的小细节

1.礼仪规范

在以往,医院的经营思想里,医疗消费者是上门来求医生的,所以上到管理者,下到医务人员,从未注意过自己的行为规范,说话语气不耐烦,脸上也永远冷冰冰的。这种错误的观念随着社会的进步,已经被淘汰了。医院作为一个特殊的服务行业,医务人员的仪表、行为规范都是需要注意、维护的。

医务人员要树立一个良好的形象,因为这关系到医疗消费者放不放心让自己接受这家医院的医疗服务,因此,医务人员应该注重自己的仪表是否端庄、用语是否文明,对待医疗消费者时永远笑脸相迎,不耐烦的语气是不能出现的。但是,医务人员认为自己一天接待这么多医疗消费者,如何能够对每个人都保持耐心、微笑?实际上这个问题想要解决的话,不只是医务人员要改变,医院管理者也要有所支持,设置更合理的轮岗时间,让每个医务人员都能保持得体的行为举止,为医疗消费者提供更好的服务体验。

2. 微笑服务

语言是传递信息的方式,眼睛的对视也是,微笑的表情也是,微笑代表着善意、友好、积极乐观的精神。医疗消费者到医院,本身心里就存在着压力,如果医务人员能够微笑地对医疗消费者说:"有什么能够帮到你吗?"则会帮助医疗消费者缓解心里的压力,医疗消费者可以从医务人员的微笑中看到真诚,也会对医务人员产生信任的感觉。

3. 换位思考

"己所不欲,勿施于人",这句话或许不适用于医疗行业,毕竟为了治病什么苦都得受,但是医务人员却可以借鉴这句话所提倡的精神,这是一种换位思考的观念,把自己当成医疗消费者,想着自己如果身为医疗消费者,还需要什么。换位思考能够增进医务人员与医疗消费者之间的关系,使每一个医务人员树立"医疗消费者第一"的观念。

以一个阑尾炎手术为例,普外的专家一天要做十几台阑尾炎的手术,对他们来说,这是一个司空见惯的手术,非常熟练,而且非常简单。但是对单个个体的病人来讲,每次阑尾炎手术都是一个非常重要的手术。为什么呢?因为首先阑尾炎本身症状就非常疼,另外,只要牵涉手术,从医疗消费者的角度上来讲都是天大的事情。实际上,医生也可以换位思考一下生活当中的场景,只要有亲戚邻居哪一个人住院了,甚至是不开刀,不手术,只是简单的住院,这些亲戚邻居都会放下手中重要的事情,带上礼品去医院探望。如果需要开刀,那就更不得了了。所以,开刀对医疗消费者来讲是天大的事情。医护人员一定要从这个角度来考虑,也就是说,医护人员的感受和医疗消费者的感受有天壤之别,只有从医疗消费者的角度来考虑他们的感受,才有可能真切地去服务,才有可能真正地去关注到医疗消费者的感受,认识到他的痛苦,从而把医护人员的关爱、医者仁心传达到位,才有可能真正形成医院的服务口碑。

4. 沟通

医防人员与医疗消费者进行沟通是诊疗过程中必不可少的,良好的沟通能够让医务人员提供医疗消费者最需要的服务,提高治疗的效果,也能够促进医护人员与医疗消费者之间的相互理解,是医院形象的表现之一。如果医院只有先进的设备,缺少为医疗消费者提供情感支持的服务,就会影响到医院的形象。

医务人员应以"医疗消费者为中心、质量为核心"的原则为医疗消费者提供身心全方位、多层次的医疗服务,这就要求医务人员必须具有沟通意识,掌握沟通技巧,取得医疗消费者的信任,建立良好的关系,才能完成整个医疗程序,确保医疗质量。

福建省立医院的成功案例

(1)一站式服务:以往,病人来医院就医,导诊、住院、转诊、医保确认、结算、发票打印……每一回都得在不同部门间来回跑。如今,遇到问题,只需要找一个部门,最多跑一次。

(2)缩短就医时间:个性化分时段预约机制下,平均候诊时间由 57 分钟缩短至 16 分钟;调整抽血窗口的人员排班和服务时间,抽血等候时间由 38 分钟缩短至 10 分钟;建立药房品管圈来"找茬",西药房取药等候时间由 35 分钟逐步缩短至 9 分钟。如此,患者从进医院取号到拿药离开医院,平均只需要 60 分钟。

(3)院内"滴滴打车"：院内的滴滴打车，不是马云的滴滴专车。如果患者在到达医院前需要一辆轮椅或者推车，可以打开医院的 APP 进行预约，会有运送人员在指定时间和地点等候。各检查科室都设置有运送联络点，检查结束以后主动派"车"。2018 年上半年，通过"滴滴打车"运送患者量达 1543 例，平均每天有 9 位患者使用"滴滴打车"。

(4)床边结算：开启了"床边结算"服务，平均 5 分钟就能在病房办理好出院结算。

(5)针对性的健康宣教：建立了健康宣教知识库，"点对点"健康宣教，患者的疾病诊断是什么，就能在微信上收到相对应的疾病宣教内容。

……

在点滴的努力和真诚的付出之下，成效开始显现出来。先后有 200 余家医院来参观学习福建省立医院改善医疗服务的举措，带动了全省各级医院的改革。

与此同时，医院的社会满意度不断提升。福建卫生健康委发布的第三方满意度调查中，福建省立医院从 2015 年的 132 位，上升至 2017 年的 16 位，排名上升了 100 多名。

综上所述，福建省立医院的成功案例值得所有医院学习与反思，应合理重视提高病患满意度，当然还要付出实际行动，让患者感受到医院的改变给他们带来的便利，从而提高医院在患者心中的地位。

（资料来源：华夏医界，有所删减）

第四节 医院服务创新

创新是医院发展的必由之路，医院为了获得长远的发展，必须不断地改善医院的产品组合，将生命周期处于衰退期的医疗服务产品逐步退出市场，同时不断开发新的医疗服务产品。医院的医疗服务产品创新开发能力，是医院核心竞争力的重要组成部分。医疗服务创新业务，不仅包括医学科学的进步、医疗技术的更新换代，同时也包括医疗服务过程的创新以及附加服务的创新等内涵。医院创新的过程是医院引进新技术、新服务、新市场以及新组织管理形式的过程。

社会的发展一方面在于大量的全新的科学问题涌现出来，需要创新；另一方面在于人类社会的不断发展，需要创新。科技的发展、对疾病的认识进一步深化、环境因素使疾病的发生和发展更为复杂，也引起了生活方式的改变、对生命质量的要求进一步提高等，这些都对医疗服务产品不断提出新的要求。医院要满足新的需求，就必须进行医学科研的创新，才能保持长久的竞争力。医院开展医学科研，虽然不能直接带来新的医疗服务产品的诞生从而产生经济效益，但却是医院品牌建设和医疗新项目开发的基础条件。

一、医疗科研和创新

医疗正在改变世界，而科技正在改变医疗。医疗技术手段和方法的研究与创新，是推动医学发展的不竭动力。近年来，我国科学技术发展日新月异，医疗卫生领域越来越加强以技术创新为核心的专科能力建设，加快促进多学科交叉融合，指导医院加快临床应用转化，这让更多新方法、新思路、新药品、新器械加速涌现，"科技赋能医疗"正在从梦想照进现实。随着技术的发展,人们对疾病的认识更加深入,基因、环境等因素在致病中的作用逐渐被明确,为精准化、个体化的预防和治疗疾病提供了基础。

（一）医学理论的完善

医学是一个从预防到治疗疾病的系统学科,研究领域大方向包括基础医学、临床医学、法医学、检验医学、预防医学、保健医学、康复医学等。医学的科学性在于应用基础医学的理论不断完善和实践验证,医学理论必须不断创新,才能适应社会需要,从而达到治疗疾病与促进健康的目的。

（二）医疗实践能力的提高

利用新的科学技术发明创造出前所未有的医疗服务产品,它代表了一定时期的医学科学发展水平,从而改变了某种疾病的诊疗方式和效果。医疗实践能力的提高主要包括 4 个方面。

1. 新的诊断技术

例如,2018 年 1 月,全球首个肝癌核酸诊断试剂盒及检测系统开始用于临床诊断。中山医院肝肿瘤团队历经 9 年的攻关,在肝癌早诊早治、预测复发转移技术上有两项重大研发成果,并均拥有完全自主知识产权。miRNA 试剂盒研制成功并获得了国家Ⅲ类注册证,在临床上可更加准确地诊断早期肝癌,灵敏度和特异性均达 80% 以上,该试剂盒的推广应用预期可将我国肝癌病人的总体 5 年生存率从目前的 7% 提升至 20%～30%。人工智能辅助诊断技术已经在病理的辅助诊断、影像辅助诊断等方面崭露头角,成为医务人员的重要帮手,提高了诊断的准确性和效率。

2. 新的治疗手段

例如,急性早幼粒细胞白血病,经过上海交通大学医学院附属瑞金医院血液团队 20 多年的努力,已成为第一个可以被治愈的白血病。该团队从找到全反式维 A 酸,到证实并阐明了全反式维 A 酸和三氧化二砷的分子机制,再到创新性地提出联合治疗方案,使该病 5 年存活率从 10%～15% 提高至目前的 94%。

3. 新药物的开发应用

例如,中山医院神经内科团队通过研究,确立了血硫胺素代谢水平是诊断阿尔茨海默病的理想标志物,合成了新型 PET 示踪剂,研发新型防治药物,获得国家一类新药临床试验批文,目前已完成Ⅰ期临床研究,正在开展临床Ⅱ期试验,该药物也同步在美国开展Ⅱ期临床试验,有望在 2021 年完成Ⅲ期临床试验,报批新药证书,投入临床使用。

4. 医疗器械和耗材

例如,中国医学科学院阜外医院自主研发的心室辅助装置开展临床应用,解决了我国长期以来中长期心室辅助"无泵可用"的困难局面,填补了国内心室辅助研发领域的技术空白。

临床工作是医学创新的根本来源,高水平临床研究是高水平医院的重要标志,一方面,我国是人口大国,丰富的医疗消费者资源、优秀的临床医生为医院提供了得天独厚的科研资源;另一方面,高水平的临床研究提升了医院的整体实力,并吸引更多的疑难病患慕名而来。临床与科研在医院里相辅相成、相互促进,形成合力推动医学科学的发展。临床研究可以带动优势学科发展。例如,我国在 1995 年 1 月成功完成了首例活体肝移植手术,此后,这一技术在我国得到了迅速的发展,尤其是在 2007 年之后,活体肝移植更是发展迅猛,目前已经有数十家医院相继开展了活体肝移植手术,积累了众多的经验。随后,肝移植的顺利发展带动了其他器官的移植,如肾移植、肝肾联合移植、子宫移植等。

二、当前医疗技术创新的热门方向

医学的每一个发展阶段,对人类的生命健康都产生了积极作用。基于基因与细胞所产生的难治性疾病,如肿瘤、心血管、糖尿病、脑瘫已经成为现代医学的一个瓶颈。伴随生命科学技术的发展和临床的应用,一场以基因和细胞为基础的新医学革命扑面而来,为人类征服难治性疾病带来了新的方法和希望,并逐步在临床方面得到了证实和应用。

在政策的推动下,技术、人力、资本等所有医疗改革的核心要素都爆发了前所未有的能量和活力,尤其是医疗政策的支持和互联网技术、大数据技术的发展进步,为医疗创新带来了活力,也为探索新型的医疗服务模式提供了无限可能。

(一)以生物组学为基础的健康管理

生物组学的发展和应用让人类对自身的生命奥秘加深了认识,重新定义了"生命大数据"这一概念。通过生物检测(包括基因检测、转录检测、蛋白检测、分子检测、代谢检测等),让每个人能够获得蕴藏在身体里的各种生命的有效信息。通过该信息每个人能够对未来疾病的发生做出相对比较准确的预测,为每个人的健康管理、避免疾病的发生提供了科学的依据,能够让医院将治疗往前段延伸,更加注重疾病预防和健康管理。

(二)以细胞治疗为基础的生物治疗

细胞治疗、生物治疗是利用自身的免疫力和生命力,来治疗人类难治性疾病的一种新型治疗手段。它通过采集自身细胞,用基因工程与细胞工程的方式对其进行培养、诱导、增殖,获得具有治疗功用的细胞再回输到人体,从而对疾病进行精准的个性化治疗,以此达到治愈诸如肿瘤、糖尿病、脑瘫等疾病的目的。

(三)以生命数据为基础的智慧医疗

由于移动互联网的发展和应用,大数据医疗、远程医疗、移动医疗等日新月异,医生和医疗消费者"面对面"的医疗模式将会有所改变。医院的就医模式,如排队挂号、费用支付、药品配送等方式也将发生改变,远程医疗、远程会诊、在线咨询的普及和应用将变成一种大的趋势。

以人工智能技术为例,如果能够真正切入医生的诊疗流程,将医生的工作解剖开来,可以发现在传统的医院诊疗场景中,医生不需要事必躬亲,人工智能通过充分的认知学习,便可以协助医生诊断,甚至直接给出最合理的治疗方案。例如,牙科种植,一些先进的牙科诊所已经可以运用人工智能直接给医疗消费者种牙,其治疗效果与三甲医院的一名主任医师几乎无异,大大解放了医生的双手,释放了医疗生产力。并且运用大数据技术,这样的"智能医生"培养起来耗时很短,人力成本也会大大降低。

三、医疗附加服务的创新

医疗附加服务是指医疗消费者在医院获得的除针对健康的诊疗过程以外的其他服务。

努力构建就诊便利、沟通有效、诊疗安全、服务可及、信息共享、服务一体的新时代医疗服务体系，都可以使医院占据领先优势。例如，建立网上预约、电话预约、手机预约等多种形式的门诊预约系统；通过数字化的手段简化医疗消费者挂号→就医→检查→付费流程，缩减服务环节；建立医疗消费者随访的主动服务系统；强化医务人员与医疗消费者的沟通和健康指导；建立公众投诉系统，诚恳收集医疗消费者和相关公众的意见，作为改进服务的重要依据；优化各种服务细节，体贴关爱医疗消费者等。"比别人做得更好"和"超越医疗消费者的期望"，其实就是发展服务差异化优势的着力之处。

（一）以节能低碳为基础的绿色医院

节能低碳已经成为一个世界潮流和人类共同的价值观，绿色建筑理念已得到人们的普遍关注与广泛认同。医院24小时运行且大型医疗设备繁多，造成了其建筑能耗居公共建筑能耗前列，其能耗水平为平均能耗水平的2倍之上。由此可见，建设绿色医院对节能降耗有着重要意义。由于以智能化为核心的新技术发展，为医院在规划、设计、建造、运行、维护、拆解等方面的节能低碳提供了技术保障，绿色医院建设已经成为国家医疗发展的一项重要政策。

绿色医院涵盖的内容范围广泛，目前，国内外对绿色医院尚无统一定义，对绿色医院比较普遍的提法有四个方面：绿色医院建筑、绿色医疗、医疗消费者安全和医患和谐。我国《绿色医院建筑评价标准》（GB/T 51153—2015）仅对绿色医院建筑进行了定义，即在医院建筑的全寿命周期内以及保证医疗流程的前提下，最大限度地节约资源（节地、节能、节水、节材）、保护环境和减少污染，为患者和医护工作者提供健康、适用和高效的使用空间以及与自然和谐共生的医院建筑。与绿色建筑相比，绿色医院的建设核心不仅是不破坏自然环境、不浪费自然资源、与环境和谐共生，更强调在保证医疗流程合理顺畅的情况下，致力于为医疗消费者和医护人员两大群体提供满足生理、心理、社会需求的疗愈环境。

（二）以人本主义为基础的人文关怀

尊重生命、以人为本已经成为中华民族的基本价值观，医疗消费者在身体、精神和情绪上都需要得到比正常人更多的关爱和关怀，医院应通过就医环境、优质护理、文明礼仪等一系列的人文关怀措施，来更好地满足医疗消费者的就医需求，未来的医院应该像酒店一样舒适，比家庭更温暖，让医疗消费者得到更多的慰藉。

以杏树林私人医生为例，通过线上线下相结合，以"医疗消费者为中心"，从前端的专人服务，到后端的分级诊疗，对于普通疾病，让医疗消费者在家就能获得及时响应，无须等待。同时，线上和线下服务融合、硬件和软件服务融入生活，让医疗消费者获得无缝衔接的连续服务体验。同时，私人医生还可以为其贴身定制个体化服务，不仅治愈，更要提高生活质量。

案例

2018年12月，上海市卫生健康系统文明办召开了"创新医疗服务品牌"专家评审会。在前期各办医主体和区卫计委层层筛选的基础上，与会专家经过充分酝酿、推荐及投票，最终产生了上海市首批30个"创新医疗服务品牌"。首批30个"创新医疗服务品牌"更加关注新医改形式下的百姓就医需求,注重理念和模式的创新,努力构建就诊便利、沟通有效、诊疗安全、服务可及、信息共享、服务一体的新时代医疗服务体系,主要有以下几方面特点。

1. 整合医疗资源,优化服务流程。通过建立医联体、多学科合作、流程再造,发挥优质医疗资源作用,让基层卫生机构能够得到技术和人才支撑,让百姓就医更便捷、更实惠。

上海市华东医院将"最多跑一次"的理念延伸到医疗卫生服务领域,构建华东医院—社区双向转诊绿色通道,把传统来院就诊往返跑"三次"的模式,精简整合为"跑1次院、挂1次号"的转诊就诊模式,使社区转诊病人确实体验到了少折腾、少跑路、少忧心的管家式服务。同时,医院通过"一门式"服务(整合挂号、就诊、陪诊、收费等服务)、"三把手"理念(强基层的"帮手",双向转诊的"推手",诊治疑难重症的"高手")、"五优先"服务(预约门诊、大型设备检查、会诊、病房、手术五方面优先)的优化举措和流程再造,构建好分级诊疗的"最后一公里",进一步丰富了家庭医生签约服务内涵,赋予家庭医生更多可调配的卫生资源,实证了"基层首诊、双向转诊、急慢分诊、上下联动"转诊机制的优越性和医改成效。

复旦附属儿科医院秉承"一切为了孩子"的宗旨,主动承担国家队责任和使命,依托医院强大的学科支撑和齐全的人才队伍,聚焦疑难危重罕见病的诊疗,建立儿科诊断不明疾病诊治中心(undiagnosed diseases program,UDP)。硬件方面,医院具有国内先进的影像诊断中心、临床检验中心、国内首个由原国家卫计委批准的高通量分子诊断中心、精准医学中心、转化医学中心等一系列前沿技术和诊断平台;软件方面,中心由医疗副院长担任主任,50名专家组成核心团队,涉及临床专家、病理、分子诊断、影像、伦理等多个专业,人才梯队齐全,诊治疑难罕见病经验丰富。配合 UDP 门诊、疑难罕见病会诊、核心团队讨论三级诊治体系,实现精细诊疗,精准用药,使得疑难杂症获得较高的确诊率和临床症状缓解率,为全国患儿提供高质量诊疗服务。2018年2月被原上海市卫计委批准挂牌"上海市罕见病专科门诊",目前医院已开设26个罕见病多学科门诊,极大地促进了我国儿科疑难罕见病的诊治水平。

上海杨浦区控江医院立足老龄化热点,科学探索"医养护相融合"的老年护理模式。与沪东老年护理院形成"1+1"资源融合;与区内12家护理院形成"1+12"的技术引领模式;研发"一体化移动照护"系统,覆盖全区52家养老院,构建"1+52"服务辐射圈,将优质护理资源向基层延伸和推广。

上海安达医院从医疗诊治、健康管理、保健养老、后勤服务等方面着手,对居民实施全过程全方位医疗保障。医院通过与大医院开展联合等方式,形成了小病在社区、大病到安达、疑难病例送"三甲"、护理入住敬老院、康复再回社区的"一门式"良性循环服务网络,全过程全方位地满足居民的就医需求。同时,医院还将"一门式"体系与"互联网+"技术有机结合,着力打造"安达云医院",依托社区医疗服务站和智能可穿戴设备,形成以安达医院为依托的云医疗生态圈,医生可随时获取经授权的电子病历等信息并予以处置,为广大百姓提供更加便捷、高效的医疗保障和服务。

2. 完善急救体系,提高医疗质量。畅通急救通道,优化急救资源,简化急救流程,进一步完善急救体系的建设。

复旦大学附属中山医院进一步改善医疗服务,合理调配诊疗资源,全方位构建无障碍急救绿色通道,范围涵盖胸痛病人、危重孕产妇、脑卒中患者、创伤危重患者、应急救助病人等群体,大幅度提升了急危重症疾病医疗救治质量和效率。医院突破性改变传统就诊流程,构建以"虚拟挂号"为基础的就医模式,通过贯穿全程的"绿色通道一卡通",实现"诊治优先、支付后移"的新型举措;创新"医护患共同体"模式,切实以病人为中心,全程工作人员陪同指导就医,给予病人连续、高效、便捷的急救服务,充分展示了中山医院绿色通道的人文关怀,让患者感受到了醇厚的中山底蕴和一切为了病人的中山使命。

上海中医药大学附属岳阳中西医结合医院打造"便捷就医,速度急诊",将挂号环节后置,患者接受分诊刷卡后即可到相关科室就诊,就诊后再付费。优化"急诊病情评估分级标准",建立"生命体征"加"高风险症状"预警模式,避免危重患者漏诊。优化"绿色通道"流程,在急诊室设置"时钟提醒""抢救计时",将医护反馈和检验医疗反馈做成"1对1"闭环,帮助抢救医师在最短时间内做出正确决定。

上海市奉贤区中心医院整合院医疗资源,与区内急救中心、21家社区卫生服务中心协作,建立"网络社区医院—120急救中心—胸痛中心",完成院前急救与院内绿色通道的无缝衔接,最大限度地降低急性心梗者从发病至血管再通的时间。

3.创新宣教模式,促进医患沟通。以患者需求为中心,转变传播理念,创新沟通渠道,扩宽沟通范畴,帮助、指导患者更好地恢复健康。

上海市第一妇婴保健院关爱听力障碍孕产妇群体,针对她们交流不畅、容易焦虑的情况,原创手绘暖心漫画,通过浅显易懂的萌趣小漫画、朗朗上口的顺口溜,给予孕妇及家属提示与指导,帮助她们安然度过产程。这套手绘版《聋哑人分娩启示录》也为来院分娩的"老外"孕产妇提供了很好的帮助。

上海交通大学医学院附属新华医院成立"玫瑰园之家"肠造口医患交流平台,深入开展"造口患者分层多角度健康宣教与心理辅导""造口患者联谊会""基于信息平台的造口延续化护理管理模式"等多项优质科室特色服务,由单纯治疗向诊疗、护理、康复、预防、科普一体化医疗服务模式转变,极大提高了肠造口患者生活质量,获得了患者与家属的高度肯定。

上海市浦东新区公利医院以产科牵头,联合各科专家、营养师、哺乳师推出"生产合作社"服务团队,创新孕产妇服务新模式。团队以新媒体为平台,通过网络电视直播、微信群答疑、公众号科普、电台共联动传播、线下俱乐部活动等方式,致力于开展科学的有针对性的孕前、孕期、哺乳期的健康干预和营养指导,积极倡导自然分娩、母乳喂养、合理饮食等,促进优生优育工作。

4.创新服务模式,完善细节举措。关注患者就医体验和心理调适,从细微处入手,推出更具人文关怀的优质服务和关爱。

同济大学附属同济医院以基于"互联网＋"的H2H模式,开展精细化全过程营养管理,重塑膳食服务的理念和流程。通过手机APP订餐,做到精准营养;建立H2H全媒体营养宣传及管理平台,开展营养微课、在线问诊、科普视频、医患互动等不同服务项目,为患者实现全程闭环膳食营养管理。

上海长征医院打造物联网背景下的患者营养服务平台,利用便携营养不良筛查工具快速识别营养不良,配餐人员手持移动点餐终端,借助病员腕带信息可以识别具有营养不良的患者,再通过长征特色的多功能营养餐杯干预营养不良。

上海市徐汇区大华医院打造上海首个"渐冻人"专属病房,为"渐冻人"提供人性化、跨团队的整合性医疗照护,建立的"人性服务、精湛手术、心理辅导、健康宣教"(H.O.P.E)团队服务模式,从单纯解决患者营养支持问题到全方位整合性医疗照护服务,一站式服务好患者。

上海市同仁医院"蓝精灵护理团队"基于危重患者外科手术后的病情及所处的环境,创新重要管路固定方式,减轻患者不适感;创新皮肤减压用具,避免术后并发症发生;创新危重患者服装,提高舒适度。

上海市嘉定区南翔医院建成上海市首个综合性医院标准化示范儿科门急诊,与上海市儿童医院及周边5个社区卫生服务中心建立儿科医联体,率先实现了医联体内分级诊疗、双向转诊、疑难危重病人绿色通道、远程会诊、专家专科门诊预约、检查预约、雾化吸入治疗等服务,实现优质资源区域内共享。同时医院以儿童慢性咳嗽、喘息为主的呼吸道疾病为抓手,推广雾化适宜技术,将儿童慢性病下沉社区,使有限医疗资源的利用更趋于合理化、人性化、标准化。

5. 借助信息技术,优化医疗服务。利用信息化手段,为患者提供科学的就医流程,合理配置优势医疗资源,满足民众对医疗健康的需求。

复旦大学附属华山医院由院士坐镇,注重诊疗与团队建设并举,通过互联网织就"技术水平更高、服务力度更大、覆盖范围更广"三位一体医疗服务公益网络,将优质医疗服务输送至全国各地,充分挖掘优质医疗资源潜力,让医疗服务方便可及。同时,华山通过指导和帮助基层医生诊治与治疗,带动了区域医疗健康水平的整体发展,探索建立了一条具有特色的优质医疗资源联网输送之路:①通过创建多机构、多学科协作平台解决疑难病症的攻关;②发挥专科优势,建立院士工作站18家、皮肤科专科联盟181家、感染科专科联盟30家、影像专科联盟86家等特色专科联盟,服务更广大的患者人群;③成立远程医学中心,提供远程医疗服务,解决中西部地区、革命老区和偏远地区患者"看专家难"问题;④构建区域医联体,指导家庭医生掌握慢病的防治方法,助力分级诊疗新医改。

上海黄浦区香山中医医院创新中医药服务模式,建立"区域中医药管理服务平台"。中医师为患者开具电子处方后传至平台,经平台审方和输入配药、代煎的信息,煎好的中药汤剂即可通过物流配送直达患者家中。而患者还可通过手机实时查询其处方中的药品产地、中药饮片所处的煎制环节、物流配送等流转信息,解决了长期困扰病人的"等候配方费时、中药煎煮步骤烦琐"等难题。

普陀区卫生计生委研制开发"上海普陀健康"信息平台,开展全渠道预约服务,打通全途径的支付方式,减少了患者反复排队付费的时间。居民移动端打造"诊前、诊中、诊后"全流程的就诊服务。诊前,帮助患者选择医生、预约挂号;诊中,引导患者就诊、支付,推送检查报告等;诊后,开展咨询、健康宣教,提高居民健康自我管理能力。家庭医生移动端可实现移动签约、健康档案、慢病随访、健康咨询等在线功能,健康管理更加便捷、高效、智能。

上海市闵行区卫生和计划生育委员会将全区医疗资源与智能信息化技术进行深度融合,推出了医疗服务在线就诊"捷医"系统,解决"排队难"问题,是沪上首个全区层面的便捷医疗平台。"闵行捷医"APP建立居民就医统一登录入口,为居民在就医过程中提供分时预约挂号、移动支付、智能导诊、便捷寻医、排队叫号、报告查询等服务,通过该信息平台实现居民就医"减少排队、精准导诊、快速支付"的目标,患者就医时间平均减少约40分钟,较好地缓解了"看病难、看病累"问题。

（资料来源:上海市卫健委,发布时间:2018年12月26日）

第七章
医院品牌战略

现代医院的竞争已上升为战略的竞争,不仅仅是人才、技术、设备和资金的竞争,更是以医院的无形资产经营管理模式为核心的品牌战略竞争。医疗信息不对称使得品牌塑造成为必然。一个医院有无品牌及其品牌美誉度、知名度的高低不同,对消费者的吸引力就不同。品牌化的转变,是医院与市场良性关系扩大化的过程。塑造医疗服务业的品牌形象,建立良性的品牌资产,更好地为医疗消费者服务,无疑是医院可持续发展的重要市场策略。

第一节　医院品牌概述

一、医院品牌的概念

根据美国市场营销学会的定义,品牌是指一个名称、术语、设计、标志或是其他标志一个卖者的产品或服务有别于其他卖者产品或服务的特征。品牌既是一种关系的承诺,也是一种质量的保证。

医院品牌是指社会公众对医院医疗服务的感受,并由此而产生的信任、健康托付和具有心灵占有意义的总和。医院品牌是医院医疗技术与服务水平的组合,是医院在社会范围内广泛传播的概念。医院品牌建设的目的就是要在社会公众心目中树立值得信任和值得托付自己健康乃至生命的服务形象。建立医院品牌,在社会进行品牌推广,对医院具有重要的战略意义,可以帮助医院对内提高凝聚力,对外提高竞争力,并发挥不可替代的作用。

二、医院品牌的作用

医院的特色和形象,是医疗服务质量的内涵和市场价值的评估系数及识别的印记,更是医院核心竞争力的体现。医院要想充分实现其社会效应和经济效应,品牌建设尤为重要。成功的医院品牌意味着高质量的医疗服务及良好的医疗信誉,具有强势品牌的医院是医疗市场的主导者。

（一）医院品牌有利于提升核心竞争力

医院品牌建设的最终目标是提高医院知名度和美誉度，这才是激发医院核心竞争力的支撑点。医院品牌可以通过包括核心技术、高效服务、创新理念、优势学科等多种元素，在技术、服务、管理上形成自身品牌特色，从而不断提升医院的核心竞争力。

（二）医院品牌有利于建立良好的公共关系

良好的医院品牌形象可以有效地改善医护人员与医疗消费者之间的关系。类似医生或医疗消费者被殴打这样的刺激公众神经的医疗事件近年来频频发生，渐渐削弱了医生和医疗消费者之间的信任，导致部分医院的公信力出现崩塌似的局面，所以这就要求医院在根本上改善医疗环境，增强服务能力，提升医院在社会上的公信力。

（三）医院品牌有利于增强医院凝聚力

医院凝聚力是医院全体员工共同的理想追求、共同的责任和使命、共同的思想文化和价值观念的集中体现，是医院管理的重要标志之一。在市场经济条件下，医院有无竞争力，对医疗市场有无应变力，最终都将反映在医院有无凝聚力上。那么医院凝聚力主要从哪些方面体现呢，关键还是医院品牌建设。当前经济文化一体化经营是时代的潮流，通过文化的引导，使医院的医务人员确定目标，产生认同感、使命感和自豪感，增强整个团队的向心力，从而赢得医疗消费者的信任。

（四）医院品牌有利于扩展市场

一旦形成良好的医院品牌，无论老医疗消费者、新医疗消费者，无论路途远近，医院都会有巨大的吸引力。同时，良好的医院品牌往往可以让医疗消费者接受更高的医疗价格，形成品牌溢价，特别是医院自主定价的医疗项目，可以采用高价策略，从而提高医院的利润。

（五）医院品牌有利于人才的引进和培育

医院品牌的建立和扩展，可以更多地吸引人才，扩大人力资源的储备。同时，这样的医院还可以争取到更多的机会，让员工在职称晋升、课题申报、出国培训等方面获取优先权，继而促进更多高级人才的造就。另外，前来学习和参观的人员也会络绎不绝，进而促进医院管理更上一层楼。

（六）医院品牌有利于不断提升无形资产

医院品牌作为无形资产，不但可以在经营中不断增值，而且可以让医院在医院兼并、医院筹资融资、医院集团化、医院连锁化等医院战略中产生巨大的价值。

医院品牌的建设是一个日积月累的过程，好的、知名的医院品牌，都是在与同行的不断竞争中胜出且被社会认可的具有一定美誉度的医院。

三、医院品牌的内涵

在医疗消费者走进医院之前，医疗消费者对医院的感知只有品牌印象。所以，医院品牌给医疗消费者留下的印象直接影响医疗消费者的就医决策。品牌内涵是医疗消费者对医院品牌的印象,是医院成败的精神支柱。医院品牌的最大功能是改变医疗消费者的选择偏好。医疗消费者对医院的印象不是简单的好与不好,而是一种选择的信心。医院的品牌内涵是医院品牌的核心价值,医院在构筑品牌时,要围绕技术品牌、服务品牌、文化品牌、形象品牌这4个方面进行战略部署,制定整体的发展策略,并通过不断升华品牌的内涵,使品牌得到不断创新。

(一)技术品牌

技术品牌是指医院所提供的诊断、检验、处方、手术等技术性医疗服务所树立起来的品牌影响力,是医院品牌的核心。医疗消费者到医院的主要目的是保持和恢复身体健康,一所医生医术高超、手到病除、人才济济、阵容整齐、学科齐全、特色鲜明的医院,本身就对医疗消费者具有强烈的吸引力,其品牌必然熠熠生辉。医疗技术是决定医疗消费者就医的首要因素,是构成医院综合竞争力的基础,因此技术品牌是医院竞争力的核心。

作为医院品牌的核心内容,技术品牌建设就是通过高水准的医疗质量在社会公众中确立技术优势,让医疗消费者对医院的医疗质量充满信心。2005年开展的"中国首个大型医院品牌营销研究",对全国11个中心城市的20家大型三级甲等医院进行了品牌营销现状的调查。在研究中发现,有51%的医疗消费者认为医疗技术在医院品牌构成中占第一位,反映出社会公众对医院品牌的认识仍以医疗技术为主。技术品牌的定位是多角度的,包括率先开展具有领先地位的诊断治疗方法;具有疑难疾病的解决能力;拥有若干个在学术影响力、医疗服务效益、病源覆盖面、临床技术水平、解决疑难问题能力等方面得到行业和社会公认的学科或特色技术;具有在同种疾病治疗效果方面更有优势的质量和价格等。

在技术品牌的构筑中,特色技术品牌和个人技术品牌能够在社会公众心目中树立医院良好的技术保证形象。

1. 特色技术品牌

特色技术品牌的定位必须要进行系统的态势分析(superiority weakness opportunity treats,SWOT),即对医院的现有资源和外部环境进行研究,对医院所在的区域位置、人才优势、技术基础,尤其是对当前医疗服务市场的空白点和发展的可能性、可行性进行充分分析,确定特色技术的发展方向。特色技术品牌的建设可以从两个方面来考虑,一方面可以建立优势专科品牌,另一方面可以建立医疗服务产品品牌。

(1)优势专科品牌

古往今来,无论东方还是西方,医院管理者们始终把科室管理作为医院管理的重要内容和关键环节。人们了解并把握科室管理的内在规律,摸索科室管理的有效途径,力图促进医院整体发展的良好效益。医院从提高知名度到提升美誉度,再建立顾客忠诚,是一个非常漫长的过程,而建立优势专科则相对要简单得多。优势专科可以带动医院品牌,提高医院品牌的竞争力,同时,良好的医院品牌也有助于优势专科的建立。事实上,很多特大型医院都有自己的优势专科。但是,任何一家医院都不可能把其所有的学科都打造成优势学科,优势专科建设需要有自己的特点。以复旦大学附属中山医院为例,其综合实力在国内数一数二,但优势专科仍以心脏学科、肝脏学科等传统优势学科为主。

（2）医疗服务产品品牌

对中小医院而言，不太可能在各个专科上都拥有优势，有的医院连一个专科都很难获得突出的技术优势，更不用说建立整个医院的优势品牌。建立医院产品品牌可以使中小医院在较小的市场缝隙中找到生存空间。一台本地区独特的医疗设备，一项特定的技术，一种通过临床经验积累起来的、在特定疾病诊疗方面的技术优势，等等，这些都可以为之树立品牌。例如上海儿研所自制的湿疹药膏，很多医疗消费者去儿研所就是冲着医院的湿疹药膏去的。

2. 个人技术品牌

个人技术品牌是指医院拥有高明的医生，形成突出的个人技术力量，但这种技术力量较容易受到个人因素的影响。良好的个人品牌形象一旦形成，就会赢得社会公众的持久信任，而且这种由个人特质所带来的稳定的信任感，通常是无法被复制的。个人技术品牌多半是凭借自身的专业造诣和多年的工作慢慢形成的，也可以通过医院有意识地进行营销策划来精心打造。

一些中小医院或新建的民营医院短时间内无法建立自己的品牌效应，可以通过聘请著名的医学专家，借助名医的个人技术品牌在较短的时间内吸引医疗消费者，从而打开医疗市场。

随着信息化及国际国内学术交流的加强，先进医疗技术领先的半衰期越来越短，也就是说，其他医院很快也会掌握相同的新技术，同时，医疗技术日趋同质化，相同技术水平的医院之间医疗技术不再存在显著的差异，另外，由于医疗市场的公益性，85％医疗技术要求普通化，且大多数的医疗消费者只需要普通成熟的医疗技术就可以解决临床问题。医院技术品牌的发展主要受两个方面的影响，一是人才培养的时间，二是高端设备投入的资金。因此，医院技术品牌的建设要遵循"人无我有、人有我优"的原则，不但要让优势专科始终保持相对领先的地位，加大对医院产品品牌、个人技术品牌的宣传，用特色技术吸引医疗消费者前来就医，同时还要加强各学科与国内外知名医院和医学院校的横向合作，吸收和引进先进的技术和科研成果。

（二）服务品牌

美国肿瘤社会学家霍兰教授曾经讲过，医者有"四个救生圈"：

①1.技术魅力与呈现。

②爱心与人格魅力的表达。

③温暖陪伴。

④信仰与生命哲学的感悟与支撑。

霍兰教授的观点，在日本的铁蕉会龟田医院得到了深刻的验证。

2013年10月的某一天，日本一位70多岁的老人，一个癌症晚期医疗消费者被家人用轮椅推着来到一家医院，他要看看这家医院的太平间。

医院里的一位护士在得知老人的来意后，随即将其和家人一起带到住院部的最高层，也是整间医院的最高层——第13层。对此，老人的家人既惊讶又有些不满地问道："带我们来这么高的地方干什么？我们可不是来看风景的！"护士先是一愣，然后笑着回应道："我知道呀，但我们医院的太平间就在这第13层上呀！因为这里的视野和阳光都是最好的。"

接着，护士把老人和他的家人领到了一间带有窗户的小太平间里，里面布置相当温馨和精致。老人最后看着窗外的景色,沉默了一会儿,然后对身边的家人说:"我想死在这家医院,火化前被安放在这里……"家人顿时泪如泉涌,频频点头答应了,之后便办了入院手续。

这家医院为什么要把太平间放在最高层,而不是像其他的医院,放在阴暗潮湿的地下室或其他少人涉足的某个偏僻角落里呢?医院的负责人给出这样的答复:"因为这里离天堂最近,而且有阳光,有风景,不冷寂!"这家医院名为铁蕉会龟田综合医院,位于东京近郊的千叶县鸭川市内,鸭川市的常住人口只有不到 4 万人,但铁蕉会龟田综合医院的规模却相当大,医院里的医师达 400 多人,护士等相关人员也有近 900 人,而且常年"医疗消费者盈门",效益非常好,因为有许多医疗消费者都是慕名从日本的其他地方赶来的,这在日本全国上下医院经营状况普遍惨淡的大环境下可谓是一枝独秀了。

"如果你在那里治疗过的话,我保证你一定还想再回去住一次。"这是许多曾在该院接受过治疗的人的共同心声。铁蕉会龟田综合医院的成功秘诀是什么?答案就是尊重医疗消费者,一切以医疗消费者为先为大,即便他们无药可救了,也要给他们最后的尊严和关怀。

什么是医疗真正的以人为本?这就是。

(资料来源:https://www.sohu.com/a/200392700_100004411)

医院服务品牌形象构筑策略,是指医院在符合医疗规范的前提下,从服务内容、服务渠道、服务形象等方面突出自己的服务特征,以此使医疗消费者感受到超越自己期望的真诚的服务,培育医疗消费者的忠诚度。在医疗技术产品日渐同质化的今天,优质服务愈加成为医院赢得社会公众信任度和忠诚度的强大手段。医疗消费者在最关注医疗技术的前提下,对服务的关注度也在逐渐提升,即从单纯的治愈疾病、寻求技术性医疗服务为主,到逐渐注重就医感受、环境和流程等人性化服务。一项对住院医疗消费者进行的需求问卷调查表明,83%的医疗消费者希望医务人员能详细地告知病情状况、治疗方案及其注意事项;78%的医疗消费者希望出院后有追踪和随访服务;76%的医疗消费者希望医务人员能经常巡视病房;70%的医疗消费者希望医务人员能介绍出院后疾病的自我保健知识;48%的医疗消费者希望能与曾患有同种疾病的康复医疗消费者交流抗病经验。调查结果不但说明了医疗消费者的期望和需求,也从另一方面反映出目前我国医院人性化服务的欠缺之处,即在与医疗消费者沟通、全程健康维护和心理照护等方面急需加强。

服务品牌的塑造最终要在实际的实施中体现出其核心价值,医疗服务与其他服务或有形商品有很大的不同,在医疗服务的提供过程中,医疗消费者与非营销人员的接触远远超过与营销人员的接触。所以,医院营销必须靠营销部门以及其他部门的配合,让各部门都积极主动地参与营销活动。

医院通过提供人性化、个性化的服务树立起医院的品牌影响力。医疗服务是高人性化的服务,只有在充分尊重个体、在特定情况下才能实现其价值并获得成功。

案例

莆田市中医医院的品牌建设

莆田市中医医院的品牌建设目前主要从两个方面来进行。一方面是个人技术品牌,积极聘请著名的医学专家,借助名医的个人品牌以在较短的时间内吸引医疗消费者,从而打开医疗市场。例如,医院在 2019 年 5 月 1 日开设儿科门诊,特邀儿科专家宋少俊加入医院的专家团队。儿科门诊虽然开设时间不长,但是就诊人数爆满,经常到中午 13 点的时候还有患者在排队。另一方面是服务品牌,通过长期的良好的服务来提升医院的整体形象。事实上,医院的服务一直是有口皆碑的,特别是体检中心的医护人员的服务水平。为提高医疗服务质量、增强医疗服务意识,医院会不定期开展相关的培训,如 2018 年 5 月 26 日开展的护理礼仪培训。希望医院能做到让每一位患者在就医时、受检时都能享受到高品质的服务,使他们能有一种宾至如归的感受,拉近医院与患者之间的距离,增强患者与医院的互动和理解,提高医院的亲和力和感染力。

(资料来源:莆田市中医医院微信公众号)

(三)文化品牌

医院的文化品牌是医院组织文化的自然体现,是指医院在发展实践中所创造和形成的具有自身特色的精神观念,是个体所具有的价值观和行为方式的共同趋向。一个具备优秀组织文化的医院将产生巨大的凝聚力,将使员工共同承担其组织的使命和责任。这种优秀的组织文化会潜移默化地渗透到每一位员工的日常行为中,并使社会公众通过员工的行为感受到医院的文化品牌和价值。文化品牌不等于文娱活动。文化品牌是组织内的个体所形成的在精神、制度、行为、物质等方面共同的观念和模式。因此,医院文化品牌的构筑应围绕如何提炼出组织在发展中所形成的精神观念、如何建立规范化的制度、如何倡导上下一体的行为模式和如何构建以优良和谐的工作环境为代表的物质文化这 4 个方面展开。在文化品牌的建设中,要避免过多地向员工灌输所谓的理念和精神知识,要避免急于求成、以行政命令的方式营造所谓的文化氛围。医院在创建文化品牌的过程中,要有切实的、能够引导全员参与的、影响每一位员工工作态度的措施,通过不懈的努力,在医院上下形成共同的价值观和行为趋向。近几年在医疗过度市场化观念的引导下,对医疗质量和人文服务的关注及对整体组织成长的关注逐渐淡化。因此,作为集临床诊疗、护理、医技检查、后勤保障、设备管理、行政职能、科学研究、人才培养(教学)、信息技术、财务运营等多行业、多功能于一体的医院,要引进应用具有良好质量改善和质量促进作用的科学的现代管理方法,如全面质量管理(total quality management,TQM)、ISO9000、六西格玛等,通过倡导全方位的医院质量意识,强调全面质量改进的人人参与性,依靠全体员工的共同所为,逐渐在员工中建立共同的精神观念和行为方式。

台北市立万芳医院

乐器表演、艺术讲座、小型音乐会、画展……每逢七夕、圣诞、母亲节等节日,万芳医院会为病人举办联欢或插花展览等关怀活动,院长甚至亲自扮成圣诞老人,为住院儿童送去圣诞礼物。义大医院:图书馆、咖啡吧、主题餐厅、西餐厅、祈祷室和佛堂。有人称,义大医院让医院不仅仅是看病的地方,更是人性化的充满艺术气息的休憩场所。护理科的护士穿粉色护士服,呼吸科的护士穿绿色护士服,急诊室的护士穿红色护士服,护士长穿紫色护士服,医师助理穿蓝色外套……

北京儿童医院快乐小丑走进病房

红红的大鼻头,黑黑的眼圈,滑稽的高尖帽子,肥大鲜艳的小丑装,当住院治疗的孩子们看到这个"怪叔叔"时,都变得活跃起来。这是北京儿童医院为了让孩子们更好地接受治疗,克服恐惧、寂寞心理而专门请来的"快乐小丑"。

"小朋友们,猜猜叔叔能从袋子里变出什么小动物,大家举手回答哟!"刚刚还哭着闹着找妈妈的孩子们立马转移了注意力,积极地参与到游戏中来。病房里荡漾着孩子们欢乐的笑声。

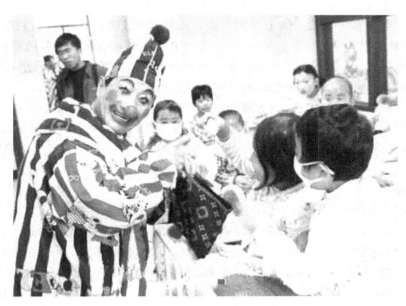

原来,"快乐小丑"是北京儿童医院"人性化的就医环境"建设中的一部分。医院还倡导"亲亲孩子小脚丫",号召医护工作者把患儿当作自己的孩子,给予真诚的爱护。一名医生告诉记者,看病时摸摸就诊孩子的头,蹲下来和小朋友交谈,都能有效消除孩子们的恐惧心理。此外,"六一"儿童节时每个病房都会布置得像儿童乐园一样。医护人员还组织患儿表演节目,举行绘画比赛,为他们准备小奖品。这让孩子们觉得,住院不只是打针、输液,也可以像在幼儿园一样,开心地和小朋友玩耍,和阿姨一起放声欢笑。每周,医院还请来义工,为住院患儿教英语、叠纸、画画,进行小丑表演,丰富孩子们的住院生活。

(资料来源:人民网,发布时间:2011 年 8 月 5 日)

四、医院品牌形象导入

医院品牌形象是医院文化的外在表现,医院通过进行品牌形象设计,将医院理念和价值观通等要素高度提炼并符号化,通过统一的视觉识别规范,将医院形象准确、快捷地传播给社会公众,通过进行医院视觉识别系统的规划,使之形成持久而深刻的品牌效应,从而塑造医疗服务业的品牌形象,建立良性品牌资产。

品牌建设中的形象导入是指通过一定的识别特征和行为实施,在社会公众心目中树立医院独有的品牌形象。品牌的识别特征包括院徽、院标、院训、院报和院歌以及在印刷品、信封、病历文书、宣传品甚至员工名片等方面具有统一化、规范化、形象化的标记。良好的品牌识别特征应该能深刻地反映出医院的内在精神,应该以高度亲和力、高度责任心的形象在社会公众心目中产生印记。在品牌识别特征的设计中,既要充分发挥广大员工的积极参与性,共同为医院的品牌设计出谋划策,又要借鉴专业形象设计公司的理念和技巧,形成医院独特的品牌识别特征。作为为大众提供健康服务的医院,可以通过各种各样的活动和行为向社会展示自己,包括先进的医疗技术和特色、德"艺"双馨的名医、良好的服务环境和流程、体现符合现代人个体化需求的医疗服务、对社会所具有的高度责任心等。良好的构思和组织活动可以非常有效地在社会公众心目中导入医院的品牌形象,如医院在门急诊区域张贴所举办的各种学术会议海报,可使公众认识到医院在该技术领域所具有的实力;利用各种健康宣传日、节庆活动等举办为民健康服务项目,让公众更多地体验到医院服务的延伸;适当的媒体宣传可以有效地让公众了解医院的技术特色和具有专长的医务人员;收集社会对医院服务的反馈信息,听取批评意见和建议,树立不断改进的真诚可信的形象等。

医院品牌形象的建立表现在方方面面,它不是简单地画个院徽、挂个院旗、写首院歌就算完了,而是一个科学的系统工程,是一项长期而复杂的品牌战略。大到医院的建筑景观和空间环境,小到一张名片、一个广告,医疗消费者眼睛可以看见的一切都可以用医院形象来概括。

1. 医院环境

医院环境是医院内在气质的外在表现,随着社会的进步和"生物—心理—社会—环境"新医学模式的建立,就医环境对疾病康复治疗和医院发展所起的作用越来越大,医疗消费者不仅要求医院能看病,而且希望医院看好病;不仅要求医院技术好,而且希望医院环境美。外观上,医院门诊大楼的独立性、稳重感、轮廓、造型、墙面、窗格、高度、颜色、标志、灯光、朝向等细节,会塑造出一种视觉上的气势,这种气势稍有不足,或者某一方面严重缺陷,则会大大降低医疗消费者走进医院的信心。内部装修方面,无论怎么装修、装饰,首先都必须突显医院的就医方便性、识别性、引导性以及医学科学的严肃性和严谨性。例如北京某骨科医院,外观就像一个中医院,但内部是非常豪华的、中欧混搭的酒店式装修风格,医院的引导标识不明显,墙上尽是董事长与社会名流的合影,医生办公室桌椅造型怪异,装饰大红大紫、布局混乱……这样的医院给医疗消费者留下什么印象?除了消费昂贵,可能不会有更好的

136

印象。

2. 医院的品质及细节

医院的品质及细节,也处处关乎医疗消费者就医的信心。医生递给医疗消费者的一张名片,其档次高低也会给医疗消费者不同的心理感受;医生的着装气质、个人形象、沟通方式,都会给医疗消费者留下不同的印象;医院的内部科普资料,纸张的厚薄,设计、印刷的精美程度都会给医疗消费者传递不同的信息。塑造医院的品牌形象,根本目的就是传递一切有利于增强医疗消费者信心的信息。

医院品牌形象导入可以从以下几个方面来进行。

(一)提高医护人员素质

提高医护人员素质是塑造医院形象的核心内容。针对群众强烈反映的热点问题,开展多种形式的医德医风教育,有计划地安排医务人员进修学习,不断加强对医护人员形象和技术素质的提高。

(二)引进先进的医疗设备

医疗质量的好坏不仅取决于医护人员的素质高低,还跟诊断、治疗设备的先进落后有很大关系。随着医学的发展,医疗设备对准确诊断病情和制定临床治疗策略的作用越来越大,医疗消费者对医疗设备的依赖心理和要求也越来越高。一所医院拥有的先进设备越配套、越尖端,医院的含金量就越高,整体实力就越强,竞争力就越明显,特别是拥有一批大型高精尖医疗科研设备,会极大地增强临床诊断的准确率,也会使医疗消费者对医院多一分信任,增加安全感。

(三)提高窗口服务质量

针对窗口服务存在的问题,医院可以设导医、导诊服务,对挂号、收费、中西药房等部门建立"青年文明号"服务岗,强调准时开窗、延迟关窗、使用礼貌用语、有问必答、微笑服务、杜绝投诉现象、严格奖惩制度等。

(四)提高管理水平

现代化的医院需要有现代化的管理模式,可以借鉴其他行业优秀的管理模式,但却不能照搬或模仿,因为管理无定势。"越是民族的就越是世界的。"所以,医院院长和管理人员要学习国内外先进的管理经验,不断提高自身的管理水平,更要针对自己医院的特点,摸索出一条行之有效的管理模式。管理包括管理观念、管理手段、管理技术等,如依法治院、从严治院、规范化管理、微机管理等。

(五)改善医院环境

一方面,通过绿化、美化医院,创造一个适合医务人员及其他工作人员工作和生活的环境,以保证他们在一个安全、安静、舒适的环境下积极、文明地工作和生活;另一方面,通过装修病房、改造卫生间、安装诊室空调、购置门诊大厅饮水机、设方便栏和健康知识宣传栏等,创造温馨、舒适、体现人文关怀的就医环境。

（六）创建学习型组织

创建学习型的医院,首先,医院领导和专家应带头学习,只有这些领导和专家通过自身的引导,才能在全院营造出学习的氛围;其次,必须努力建立一个有利于组织学习的环境,为医院在个人学习、团队学习、组织学习三个层面上都提供良好的条件;再次,学习型医院模型允许多种多样;最后,学习应该是一种文化,而不是一时的现象,只有当学习成为一种文化,深深地根植于医院员工的头脑之中,潜移默化地影响其行为方式时,才能形成持久的发展战略。

此外,医院形象设计中重要的一点是要怀有一颗关爱医疗消费者的心,并且不断投入实际行动中去,持续改善,才能让这种形象成为医院最大的财富。

医院品牌形象的确立不能一蹴而就,它需要社会、医院、医疗消费者等各方的共同努力,特别是医院要内强素质、外树形象,以高超的技术、优质的服务、先进的设备和过硬的医德赢得医疗消费者的信赖。同时,医院的品牌塑造是一个动态、变化的过程。要注重经营和维护良好的医院形象,要与时俱进、苦练内功,医院的正面形象才会根植于社会之中。

有一种产科病房叫别人家的产科病房

在产科病房的设计上,采用一些温馨的主题化设计,既是医疗机构对"产妇"这一特殊群体的人文关怀,也是在国内大量贵宾(very important person,VIP)产科房间兴起的情况下形成差异化竞争的手段之一。文章通过上海某医院 VIP 产科病房采用主题化的设计实例,从公共区域的设计、病房设计、配餐室设计等方面,阐述了产科病房的特色设计。

目前,国内医疗市场为满足不同患者的需要,为患者提供个性化服务,各大医院陆续开设 VIP 特需房间。而产科病房,是迎接新生命降临的地方,产妇不同于一般的患者,当一个新生命呱呱坠地的时候,带给大家的是兴奋、喜悦,产妇及家属都需要有一个温馨的环境来烘托这样的心情。上海某医院 VIP 产科病房设计以"花"为主题,营造了一个童话般的氛围,很好地烘托了产妇的特殊心情,房间内设施齐全,处处考虑细节,体现了医院周到贴心的服务。其具体特色,体现在以下各个功能区域。

一、公共休息区域

（一）护士站

从 VIP 产科病房的专用电梯上来后,第一眼看到的是别致的标识牌和被花形灯具天花环绕的护士接待台。护士台由接待工作区和谈话区两部分组成,前者为护士接待产妇和家属的工作区域,后者是医护和产妇谈话以及记录病情的区域,被设计成看似随意的花形吧台,充分考虑产妇的隐私。

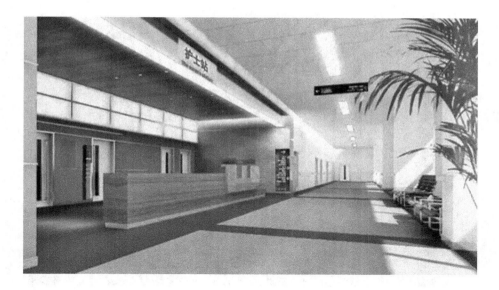

（二）公共休息区域

放置了几组沙发供访客和家属休息交流,金鱼缸和绿色植物以及油画作为装饰和点缀,这个区域还提供饮用水和自动贩卖机,为产妇提供方便。

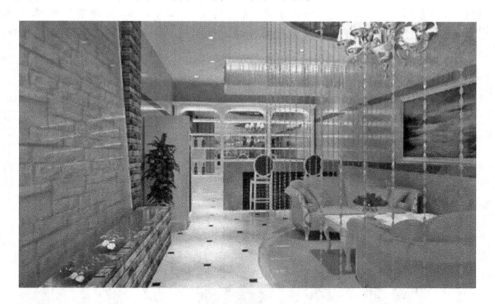

（三）产房走廊

走廊选用易清洁的、色彩柔和的护墙板以及木纹聚氯乙烯(polyvinyl chloride,PVC)扶手、塑胶地板。在灯光布置方面,靠近房间一侧使用温暖的灯带间接照明,另一边的筒灯也按照三个一组的花形布置,灯具色温均选择 3600 K 的暖光源,营造了柔和温暖的家庭化氛围。

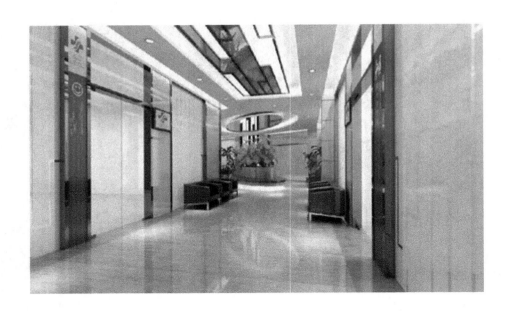

(四)室内装饰

在天花、地面、家具以及标识上处处可见"花"形装饰。设计采用的"生命之花的美丽绽放"主题使人印象深刻,既讴歌了产妇"生产"这一特殊的人生历程,又暗喻了呱呱坠地的美丽小生命,很好地呼应了产妇迎接新生命降临的愉悦心情。

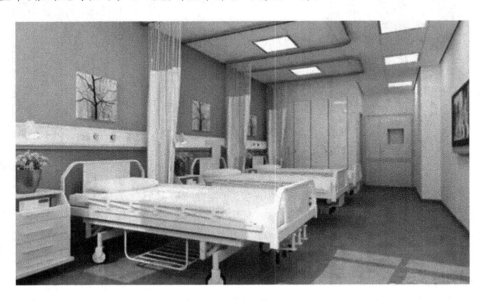

二、VIP 单间和套间病房

整个 VIP 产科病房由 8 个单间和 3 个套间组成。在房间设计上采用了粉色和浅绿色两大色系,每个房间使用不同图案的壁纸来突出个性化的特色。每个房间内设豪华多功能电动护理床、写字桌、可移动餐桌、陪护沙发床、电动婴儿摇床、冰箱、储藏柜、中心供氧系统、立式空调、独立卫生间及淋浴房、闭路电视、宽带网、电话、饮水机等,并提供多种一次性生活用品,如毛巾、牙刷、纸巾、拖鞋、浴帽、梳子等。

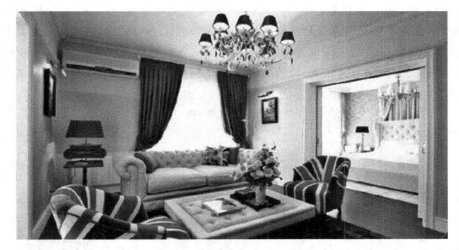

因为 VIP 产房是在旧楼中进行改造的项目,原来的格局和卫生间的设计有不尽合理之处,所以在装修改造时,房间入口的位置调整成向内退 60 厘米,既保证了安全和隐私,又很好地利用了空间;而单间房的卫生间改变了开门的位置,把卫生间做了一个"切角"的处理,使得护士观察产妇更方便而且推床更容易进出。在房间的布局上,形成在床休息治疗、会客陪护、工作兼配奶、储藏等几个区域,满足产妇及家属的多种需求。

(一)豪华多功能电动护理床

可自由调节移动床的角度、高度、位置以及复杂的起伏变化,以适应卧、坐、按摩、读书、写字等需求,并配备移动式餐桌,方便产妇就餐。

(二)电动婴儿床

母婴同室,电动床的摇摆节奏使婴儿舒适、及时地入睡。

(三)中心供氧系统

可及时、有效地改善产妇缺氧状态,对其进行供氧。病房和卫生间配备传呼系统使医护人员能提供及时的服务。

(四)独立式空调

产妇可根据需求,自主调节室内温度。

(五)独立卫生间和淋浴间

卫生间可坐立洗浴,淋浴间尺寸满足产妇需有人陪护的要求,安全助力设施保证安全舒适。

(六)可折叠陪护沙发床

满足陪护和会客的需求。

(七)医疗带

医疗带上的背景音乐,可调节和缓解产妇的紧张情绪。宽带和电话让产妇和家属在住院期间保持畅通的信息联络。

(八)套间卫生间

采用高级酒店套房卫生间干湿分区和双通道的设计,方便产妇和探视者的使用,保护隐私。

三、婴儿沐浴肤触游泳室

VIP 产科楼内专门设计了一个新生儿沐浴肤触游泳的房间,这个房间的天花被设计成蓝天白云的感觉,墙纸的图案是定制的,藤蔓和花骨朵从墙上垂挂下来,小蝴蝶和小蜜蜂在其间飞舞,可爱的小宝宝们在这样的场景之下沐浴和游泳,家长可以透过玻璃窗观赏这动人的一幕。泳池上方还安装了摄像头,在外面休息区域等候的家长可看到宝宝游泳的直播,医院还可以提供录影带制作的服务,既为家长提供了贴心创意的服务,又可为医院创收增值。

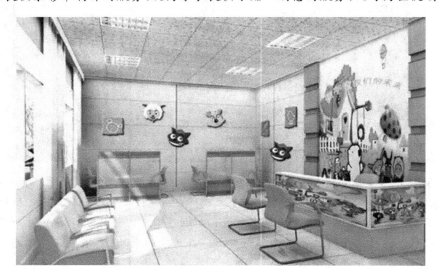

四、配餐室

家庭化配餐室设置微波炉、电磁炉、冰箱等设施,方便产妇及家属自行烹制食物,最大化满足产妇的生活需求。

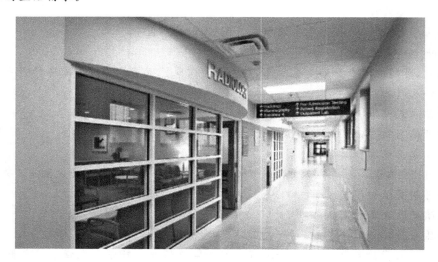

五、医护工作休息区域

VIP 产科房间不仅关注产妇,还注重改善医护人员的工作环境。在医护人员的工作区域内,房间尽量拥有自然采光,房间的布局和家具配置上尽量考虑细节,以方便工作为核心。比如说在治疗室的吊柜上设置灯带,照亮下方的操作台面;会议教室设计美观、功能齐全,很好地满足了医护人员的工作和教学要求；另外，洁污分流明确、工作区和生活区分开等方面都考虑得细致周到。

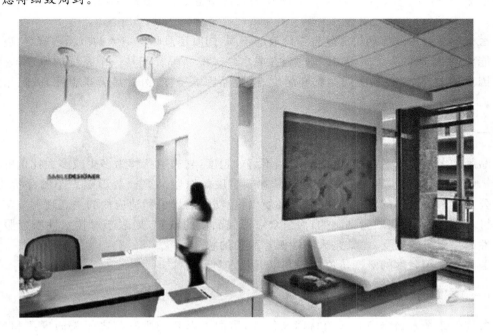

六、结束语

实践证明，改变就医环境，如产科房间实行家庭化、装修宾馆化、医院环境设计园林化，将房间的墙面涂刷为粉红色、湖蓝色，将床单、被套的颜色改为淡绿色、淡红色或花色，护士服改为粉红色或淡绿色，在大厅摆上富有生命活力的金鱼缸，定期播放背景音乐，等等，这是减轻产妇焦虑或恐惧心理的有效手段，它能让产妇心情愉悦地接受分娩，迎接新生命的降临。在产科房间的设计上，采用一些温馨的主题化设计，能够让一辈子可能就进一次产房的妇女留下难忘的印象，这既是医疗机构对"产妇"这一特殊群体的人文关怀，同时也是在国内大量 VIP 产科病房兴起的情况下差异化竞争的手段之一。

（资料来源：网络，网址：https://www.sohu.com/a/114529498_139908）

第二节 医院品牌资产

加利福尼亚大学伯克利分校的戴维·A·艾克（David A. Aaker）认为，品牌资产是这样一种资产：它能够为企业和顾客提供超越产品或服务本身利益之外的价值；同时品牌资产优势是与某一特定的品牌紧密联系的；品牌文字、图形如做改变，附属于品牌之上的财产将会部分或全部丧失。品牌资产给企业带来的附加利益，归根结底来源于品牌对消费者的吸引力和号召力。所以品牌资产实质上反映的是品牌与顾客（包括潜在顾客）之间的某种关系，或者说是一种承诺。这种顾客关系不是一种短期的关系，而是一种长期的动态关系。那些有助于强化消费者购买信息的记忆、体验和印象,以及在此基础上形成的看法和偏好,都是构成品牌资产的重要组成部分。品牌作为资产概念、金融概念,引起了当代企业的高度重视。

医院的品牌不仅体现出医院自身价值的不同,同时还意味着更大的市场占有率、更高的溢价能力、更优质的人才资源、更低的服务成本。医院品牌资产是一个系统的概念,它由一系列因素构成,主要包括医院品牌知名度、医院品牌美誉度、医院品牌联想度、医院品牌忠诚度。

一、医院品牌知名度

品牌知名度是指某品牌被公众知晓、了解的程度,它表明品牌为多少或多大比例的消费者所知晓,反映的是顾客关系的广度。品牌知名度是医院品牌社会影响大小的评价指标。社会公众对医院品牌的医疗品质、服务品质、特色功能的价值和适应性的主观理解与整体反应,是以医院的客观品质为基础的;而公众对医院品质的认知,局限于对技术性医疗服务与人文性医疗服务的感受,尤其是人文性医疗服务的感受。

医院品牌知名度的资产价值体现在以下几方面。

(一)有助于人们产生品牌联想

名称就像是人脑海中的一个特殊文件夹,里面可以装进所有与之相关的事实和情感。因此,没有对品牌的认知,这些事实和情感就缺少了依托,在消费者做出购买决策时,这些信息就无法被消费者"提取"。当以品牌名称为基础的品牌认知建立起来之后,余下工作的开展就方便得多,只要将一些新的信息与品牌建立联系即可。例如,厦门眼科医院在很多福建人的心中就是专业、高技术等正面词语的代名词。

(二)使人们因熟悉而引发好感

熟悉意味着拉近距离,意味着减少不安全感。消费者总是喜欢买自己熟悉的品牌,就像人们总是喜欢跟自己熟悉的人打交道一样。医疗消费者也是如此,医疗消费者会对自己熟悉的医院品牌及其提供的医疗服务产品产生好感,产生忠诚。

(三)暗示某种承诺

知名度可以作为医院的存在、实力、表现及其医疗服务产品特点的信号。这些因素对医疗消费做出消费选择有着非常重要的作用。因为人们会产生这样的推论:名扬天下必然有其道理。这个推论使得医院品牌知名度发挥了向医疗消费者暗示某种承诺的效果。相反,如果一家医院完全不为人所知,那么就很少有医疗消费者会主动进去就医。

(四)成为被选购的对象

在决定进行医疗服务产品的消费后,医疗消费者往往会在几家医院之间做出选择,而这些备选的医院品牌集合一般只含有三四个品牌。因而,医院品牌能否进入医疗消费者的这个候选品牌集合里,其知名度可能是至关重要的因素。知名度高的医院品牌,往往更容易被认为是好医院,因为有很多的人选择它,这样它就更有可能被单个医疗消费者当作可信赖的选择对象。知名度越高的医院,越容易进入医疗消费者的品牌选择集合里。

（五）弱化竞争品牌的影响

消费者对信息的吸纳,一般要经过"过滤"这个环节,只有那些对消费者有用的、新鲜的、有特殊意义的信息,才有可能进入消费者的"长时记忆"而被存储起来。医院品牌知名度越高,意味着医疗消费者对该医院的印象越深刻,竞争品牌进入医疗消费者"印象领域"的难度就越大。

提升医院品牌的知名度可以从两方面入手。一方面,需要设计良好的易记的品牌标识,且最好能精准反映出医院的定位,才更容易帮助公众建立名称和品牌标识与医院定位的联想;另一方面,进行整合传播。

二、医院品牌美誉度

品牌美誉度是指某品牌获得公众信任、支持和赞许的程度,是相对品牌知名度而言的一个质的指标,只有建立在美誉度基础上的知名度才能形成品牌资产。

医院品牌美誉度的资产价值主要体现在口碑效应上。调查发现市场各类媒体的影响力:口碑宣传＝广播广告×2＝电视广告×3＝人员推销×4＝报纸广告×7。品牌的美誉度越高,口碑效应就越明显,品牌的资产价值也就越高。

提高医院品牌的美誉度,首先要提高医院的服务品质,要从技术水平和服务质量上提高;其次要提高医院的营销品质,通过研究医疗消费者的就医行为和影响因素、研究医疗消费者品质印象的形成过程和判断依据,从而不断地调整服务标准,提高医院品牌的美誉度。

三、医院品牌联想度

品牌联想度是指社会公众看到、听到某个品牌时所产生的印象、联想和意义的总和,包括品牌属性联想、品牌利益联想、品牌导向联想。不同类型医院品牌联想度的建设重点有所不同。区域品牌联想度的建设与实际环境建设的联系比较高,全国品牌联想度的建设则与政治、科技、经济中心的关联较高。

对医院而言,建立起来的品牌联想就是能够符合品牌核心价值的联想。通俗一点讲,当一个医疗消费者听到某家医院的名称时,立即想到该医院医疗技术水平很高,或该医院服务品质很好,或该医院环境很优美,等等,他可能就是因为其中一个原因而选择该医院作为自己的医疗服务单位,这种品牌联想就构成了医疗消费者就医选择的重要参考依据。

医院品牌联想度的资产价值主要体现在以下几方面。

（一）产生差异化

品牌通过产品、品牌名、定位、广告公关、促销活动等形式传递出差异化信息。医疗消费者的品牌联想中便会具备差异化、个性化成分,这是与竞争者形成区隔、遏制竞争者跟进的屏障,也是越来越趋向个性化的消费者喜欢一个品牌的主要理由。

（二）提供购买理由

品牌联想的信息主要是产品类别与属性、触动心灵的品牌情感与品牌气质等。

（三）创造心理与情感认同

医院一般通过医疗服务产品的设计、广告的感性诉求与美学的表现,润物细无声地使医疗消费者对医院品牌产生心理与情感上的认同。

（四）为品牌延伸提供强力支持

品牌延伸决策中的"核心价值中心论"的一个重要原则就是:当品牌所代表的价值,尤其是核心价值,也能包容并促进医疗消费者对延伸医疗服务产品的认同与购买的,就可以进行品牌延伸。

四、医院品牌忠诚度

品牌忠诚度是指消费者在购买决策中,多次表现出来对某个品牌有偏向性的(而非随意的)行为反应。医院品牌忠诚度建立在医院技术、服务、价格满意的基础上,医院应该充分把握医院所具有的社会与经济二重性。医院要维持并提高医疗消费者的品牌忠诚度,应该从三个方面入手,即提高顾客价值、提高顾客的满意度和提高医疗消费者的转院壁垒。

医院品牌忠诚度的资产价值主要体现在以下几方面。

（一）降低行销成本,增加利润

医院的目的是创造价值,而不仅仅是赚取利润。为医疗消费者创造价值是医院成功的基础。医院创造优异的价值有利于培养医疗消费者的忠诚度,反过来,医疗消费者的忠诚度又会转变为医院利润和价值的增长点。医院为医疗消费者创造价值和医疗消费者的忠诚一起构成医院长远发展的真正内涵。

（二）易于吸引新顾客

品牌忠诚度高代表着医疗消费者都可以成为一个活的广告,自然会吸引新的医疗消费者。根据口碑营销效应:一个满意的顾客会引发 8 笔潜在的生意,一个不满意的顾客会影响 25 个人的购买意愿。因此,一个满意的、愿意与医院建立长期稳定关系的医疗消费者会为医院带来相当可观的利润。品牌忠诚度高就意味着医疗消费者对这家医院很满意。

（三）赢得供应商的主动权

拥有品牌优势的医院拥有更多的医疗市场资源,这意味着医疗用品消耗更多,对供应商来说市场更大。因此,具有品牌优势的医院在与供应商讨价还价中可以获得更大的主动权。

（四）面对竞争有较大弹性

营销时代的市场竞争正越来越体现为品牌的竞争。当面对同样的竞争时,忠诚度高的品牌,因为消费者改变的速度慢,所以可以有更多的时间研发新产品、完善传播策略来应对竞争者的进攻。

医院品牌建设的核心是提高品牌的知名度、美誉度和消费者的联想度、忠诚度。其中,培育忠诚度应当作为医院的长期追求,树立自身的美誉度则是医院品牌的重要保证,美誉度决定了医院品牌的说服力。不管是知名度还是美誉度,最终还是医疗消费者说了算。医院如果没有一定的美誉度,那么千万不要盲目扩大知名度。也就是说,在美誉度不高的情况下,知名度越高,可能存在着越大的市场风险。例如某市医院,由于自身管理的原因,频繁发生医疗事故或医疗纠纷,导致知名度提高但美誉度受损;又如某些规模较大的医院,靠虚假宣传蒙蔽公众,虽能一时受益,但谎言被戳穿之日,正是其名誉扫地之时。由此看来,美誉度是医院品牌建设的重中之重,而美誉度必须建立在大部分医疗消费者满意的基础上。医院应立足实际,慎重对待医疗安全、质量、价格、医疗服务品质等重要环节,全面提高医疗技术质量和服务质量,真正为医院美誉度的提高打牢基础,迎合医疗消费者的就医心态。在一定程度上,医疗消费者选择医院时主要考虑的因素是医生的服务态度及专业水准,因此,改善医生的服务态度,提高医疗服务品质,是医院加强医院品牌建设的必然选择。好的医院文化和品牌氛围对增强医护人员的凝聚力、全面提高服务品质有着重要的作用,对推动医院品牌建设具有重要的战略意义。

第三节　医院品牌战略

一、医院品牌的类型

从品牌战略出发,医院的品牌可分为如下几种:

(一)全国性品牌与区域性品牌

这类医院的品牌建立是以医疗技术为基础的。例如要建立全国性品牌,首先该院必须拥有全国一流的医学临床专家,能提供全国一流的医疗服务,再加上长时间的品牌经营,才能确立全国品牌的地位,如北京协和医院、解放军总医院(301)、上海瑞金医院等。

区域性品牌又可分为:

①跨地区品牌,如中山大学附一院在华南地区的品牌形象、四川大学华西医院在西南地区的品牌形象等。

②省级品牌,如各省的省人民医院等。

③市级品牌　,如各地市的三甲医院。

(二)综合品牌与专科品牌

多数综合性医院是以综合品牌出名的,但也有一些综合性医院以某专科著称,如北京同仁医院的眼科、天坛医院的脑外科、上海九院的整形外科等。大多数专科医院的品牌形象是专科品牌,但也有一些专科医院的品牌形象不如综合医院,如某市妇幼保健医院的妇产科、儿科可能不如该市某综合医院的妇产科、儿科。

例如原浙江金华第三医院(结核医院)经产权改制后更名为"广福医院",建设以诊治肿瘤为特色的"大专科、小综合"的现代化三级甲等综合医院。改制后第一年的门诊量、住院人次及业务收入分别比改制前提高了143%、157%、248%。这说明了品牌战略在医院营销中的重要作用。

(三)联合品牌与医疗集团

医疗集团实际上是一种联合品牌效应,如上海瑞金医疗集团、南京鼓楼医院管理集团等。技术力量强的医院与技术力量相对较弱的医院或是在地理分布(不同地区)上、医院科室配置(疗养、康复病床)上、病源(门诊量较大)上具有互补性的几家医院形成医疗集团,打造联合品牌。

例如,金陵药业入主江苏宿迁市人民医院(地级市),产权改制后定位为营利性医院,由南京鼓楼医院参与新医院的管理,共创联合品牌。

二、医院品牌的维持和管理

在初步树立医院品牌后,医院必须注重品牌的持续创新,使医院品牌形象能长久地伫立于社会公众的心目中。医院在技术和服务质量上要追求精益求精,以不断改进的质量使品牌对公众的影响由表观的印象逐渐变为心灵的占有。医院要不断给品牌输入新的"故事"和内涵,包括医疗技术的创新、开展具有特色的新技术新项目、重大或疑难疾病的攻克、医院以爱心回报社会的举措等。在品牌的持续维护中,不可忽视的是对医疗消费者投诉、医疗设施故障等应急事件的正确处理。其中,以坦诚的态度积极面对医疗消费者的意见、在最快的时间里向公众说明事件的缘由、明示院方的态度等,是维护品牌不受损害的明智之举,甚至会在公众心目中树立有错必改、值得信赖的良好形象。

(一)品牌需要细心呵护

对一个医院来说,品牌就是市场,品牌就是资本,品牌就是财富,品牌就是生命。对于医院,优质的品牌是以优质的服务为基础,优的服务首先体现在无差错服务。一家医院在一年中要收治一万个医疗消费者,假如有一个因重大责任或技术事故而致残或致死的病例,对医院来说这一年的重大责任(技术)事故率为万分之一,但对这个医疗消费者来说灾难则是100%。而这个"100%",足可以毁掉一个医院花费数年乃至数十年建立起来的品牌形象。所以,维护品牌形象,保持品牌长久的生命力,应是医院每一个医务工作者肩负的神圣使命,也应成为医院经营理念与医院文化的重要内涵。

(二)求精不求多,品牌发展要优质

科室应成熟一个,发展一个,切忌同一时间推出过多的品牌。否则,一方面,资源的分散利用会导致品牌质量变差;另一方面,公众接受过多的品牌信息,反倒对品牌印象模糊。医院品牌定位的目标,是让医疗消费者清晰地知道,医院最擅长治疗哪些疾病,在哪些方面比其他医院做得更好!

服务是医院的"魅力"所在。服务,是以人性化的服务理念、个性化的服务模式创设的,在同行业中具有一定的影响力和知名度的经营模式。例如,一个被医疗消费者认可的医院,才能经得起市场竞争的考验,并取得长足的发展。反之,服务粗劣、没有好口碑、无视医疗消费者利益的医疗部门,就会被市场淘汰。大部分医院作为独立的企业单位,和其他企业一样,只有走以市场为导向的品牌化道路,提升服务质量,实施品牌服务战略,才能在新时期的

医疗市场竞争中获胜。由于之前缺乏主动性和竞争意识,如今的医院都"齐刷刷"向市场看齐,它们必须以服务求效益,自觉接受市场竞争的磨炼,同时要找准自己的差异化位置和亮点,走品牌可持续发展道路。这也要求医院必须像企业经营一样,时刻准备着接受来自竞争对手的挑战,在竞争中谋生存、求发展,树立品牌服务意识,提高服务水平。

中南大学湘雅医院通过"宣传也是生产力"打造医院"金字招牌"

目前,中南大学湘雅医院有 3500 个编制床位、88 个临床医技科室、5 个国家重点学科、5 个国家级精品共享课程、25 个国家临床重点专科建设,以及大于 300 万的年门急诊量、13 万年出院病人、7 万年大中性手术,还有研究生 1700 多人、本科生 1200 多人。

偌大的医院,应该如何宣传呢?

宣传工作如同用心灵来诉说故事,应该是有真情才有亲切,因为亲切让听众感觉温暖,因为有真情、温暖,最后才会被听众喜闻乐见,大家才会接受。说来简单,做起来不易。仅在医院文化的塑造上,就做了很多事。在 2016 年年初,关于中南湘雅医院的院庆,编了一本书《湘雅医魂》。目的是通过文化的载体来宣传湘雅医院,让全体湘雅人贡献智慧。从 2016 年春节后,开始向每个医院员工征集 1~3 个故事,该故事首先要能感动当事人。当初预期是收到至少 100 个故事,意外的是不出 3 个月,便搜集了几百个感人的故事。

接下来便是组织一批人整理故事文稿。不到一年的时间,这本书就完成了。

书出版后,医院的职工或院领导的朋友们都希望出第二版。这就是做宣传要有温度,让读者产生共鸣。通过这些比较灵活多样的、感人的、接地气的宣传和文字,让更多人了解湘雅医院的文化。

在此基础上,湘雅医院认为宣传工作必须要具备以下几点:

第一,要有创新理念。让宣传工作成为重要生产力。湘雅医院宣传有个原则,新闻不过夜,精准传播。在选题上,主要是发现一线的亮点,主动策划新闻。临床一线有很多的故事,只要你去急诊室,每天都会有感动你的故事发生。因此,医务工作从来不缺少美,只缺少发现美的眼睛。2018 年春节,湘雅医院做了 11 个系列的报道。

第二,利用各种海内外资源,通过多种现代化传媒途径,形成最大的渗透力。医院的宣传策略是,全方位、全资源、全媒体主动策划与推进,包括人才、创新、资源平台。

第三,宣传内容主要是科研、管理和公益服务;光荣历史和学科实力;优秀的传统和医院文化。

第四,围绕传播湘雅的好声音,包括理念、事例、工作成绩、计划等,展示湘雅的成就,提升湘雅品牌美誉度。

第五,积极探索工作新模式和新方法。要有技术水平、服务品质和媒体协助,另外要有凝聚力。

第六,宣传队伍人才培养。目前,医院宣传部门有 8 个正式职工,有学新闻、媒体、平面设计、中文的,他们都具有专业化的背景,再加上正确的引导和这些年的磨炼,所以这些专业化的宣传队伍,是医患之间桥梁的建筑师、解密医生工作的解说员、见证医院发展的记录者、舆情中冲锋在前的突击队。

同时还有250多人的宣传队伍,每月培训一次,而且医院有专门的培训部。每位受众都是湘雅医院的宣传员,如果能够感动受众,他就会是你的传播员和支持者,如果得罪受众,他就会和你唱反调,所以要尊重受众,同时让他认可你的观点,认可你的做法。因此,宣传不但是对话,而且要让"我"变成"我们",让受众和医院站在一条线上,持有一个观点。这个时候的宣传、品牌维护是不一样的,它有很可观的放大作用。

第七,宣传人人有责,构建大湘雅宣传队伍。经过这些年的教育、实践、潜移默化,现在湘雅医院确实形成了这样的风气——每个职工都是湘雅医院的形象代言人,特别是医院每年都有300多个人到国外进修学习交流,他们会带着一个很简短的英文宣传片去,然后在实验室播放,边放边说,这也是宣传。让更多的国内外朋友了解湘雅的历史,也要了解今天的湘雅。

做到这一点,关键是要在职工中树立对医院的信赖、归属感和集体荣誉感。换句话说,医院的品牌营造和维护,不单单是一个宣传工作,这只是一个侧重点而已,还涉及医院的方方面面,比如后勤。

第八,联合行动,有效应对舆情。医院专门和一个舆情监控的专业公司签订协议,每个礼拜会有一个舆情报告发送给医院,包括了整个行业的舆情和国家重要的动向与政策。

第九,主动与媒体配合做正面宣传,你不找媒体,媒体就会找你,不如主动和媒体合作。比如说《职场健康课》等都是我们和媒体一起做的。医院的目标是全开放的,不但有国内的媒体,而且有国际上的主流媒体,医院之间都是互动的。

在宣传渠道的选择上,所有能用的全媒体资源都用上了,如官网、微博、微信、院报,院报是全国首家,每个礼拜发一次。

第十,热衷做科普,全院的医生护士都很热情地做科普。将宣传工作作为医院中心工作来抓,实现从"跑新闻"到"管新闻"的转变,将湘雅医院百年品牌的温暖传递下去,让今天的湘雅故事具有感动人心的温度。

互联网时代,如何让医疗过程更有温度? 医院有效提升品牌形象将成为医疗领域新的加速器。

(资料来源:全球品牌网,有所删减)

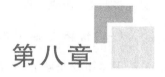

第八章
医院价格策略

价格是市场营销组合因素中十分敏感而又难以控制的因素,它直接关系着市场对产品的接受程度,影响着市场需求和企业利润,涉及生产者、经营者、消费者等方面的利益。因此,定价策略是企业营销组合策略中一个极其重要的组成部分。

第一节　医疗服务价格概述

我国医疗服务价格体系源于计划经济,虽然经过短暂的几年价格放开,但很快便重回原来的轨道。群众对医院药品及医疗服务的价格十分敏感。全面破除以药补医是我国医改取得的重要成果,也宣告了更系统、更宏大改革的开始。取消以药补医后,医疗服务价格调整是非营利性医院获得补偿的主要渠道,事关非营利性医院的健康持续发展,事关广大医务人员积极性的调动和提高。

当前,我国非营利性医院的医疗服务价格调整工作主要由各省物价部门或卫生行政部门主导,多数地区都是在相关部门将价格制定以后,听取医生团体及各方意见,然后发布实施。近年来,随着国家鼓励社会办医,医疗的整体格局出现了新的变化,越来越多的医疗项目开始实行市场定价,医疗服务大范围的价格竞争已经箭在弦上,特别是对民营医院来说。

一、医疗服务价格的特点

(一)不完全竞争市场下的价格

医疗服务市场相对于完全竞争市场有其特殊性,医疗消费者很难对医疗服务进行自由地比较、挑选和评价;医疗服务产品的提供者具有法定的垄断权;医疗需求对价格变化的反应不灵敏。医疗服务市场是不完全竞争市场,其价格是在不完全竞争市场中形成的。

(二)与经济体制关系密切

在计划经济体制下,医院不是一个独立的经济实体,它是由卫生行政部门直接管理的,医疗价格由政府硬性规定,群众以价格手段在医院获取医疗福利,医院收支的差额部分由国家补助,医疗服务系统在这种机制下得以运转。在市场经济体制下,国家对医院的补助由差额改为定额,投入相对减少,医疗服务部分市场化,而医疗服务的定价格局仍保持僵化的计划经济状态,造成了医疗服务系统的政策性亏损。

(三)价格是福利性的载体

卫生事业是政府实行一定福利政策的社会公益事业。福利性是可以通过对医疗服务价格进行管制来实现的。医疗服务价格的福利性决定了医疗服务单位既是服务的提供者,又是福利的分配者,这就造成医疗服务系统运作上的一系列矛盾现象。医院一方面作为经营者,目标自然是追求利润最大化,然而另一方面作为福利分配者,目标是降低群众的负担,最大限度地提供优质服务。

(四)价格决定的两面性

医疗服务价格一方面是由生产医疗服务的要素成本决定的。从投入角度看,在国家不投入的情况下,只有以成本为基础的价格,才能维护医疗服务系统的正常运行。另一方面,应该从医疗服务的产出进行考察,医疗服务和一般商品有所不同,医疗服务价值的判断对价格形成的影响是客观存在的。医疗服务的接受与否与人的生命健康息息相关,即使医疗服务价格高于收费标准,医疗消费者也只能自愿或不自愿地接受。价格对医疗机构来说是一把"双刃剑",它既是决定医疗机构营利的主要工具,也是决定医院竞争优势的主要工具。价格管理对医疗机构之所以重要,主要有三个原因:①市场上服务的同质化趋势增强;②市场份额的争夺日益剧烈;③医院品牌定位的考虑。

二、医疗服务价格的作用

上述医疗服务价格的特点决定了医疗服务价格的产生不可能完全由市场调节,而应采取由政府指导下的有限接受市场调节的机制。医疗服务价格的作用有以下几方面。

(一)价值补偿作用

价格是价值的货币表现,制定价格政策应自觉地遵循价值规律。如果医疗收费标准不能反映价值,譬如收费标准低于成本,那么,医疗服务的价值得不到合理补偿,就会致使医疗机构难以维持简单再生产,医疗功能萎缩,进而影响人民健康水平的提高。医院是技术密集型行业,医务人员的技术劳务消耗包括科技含量和体力的消耗,理应得到合理补偿。如果医务人员的劳务价值得不到体现,就会挫伤医务人员的积极性,影响卫生事业的发展。现实中,在有些价值得不到补偿的情况下,还会出现一些违规收费的行为。

(二)调节医疗卫生资源配置

一般情况下,价格的变动可以引起生产和消费的变动,进而引起资源流向的变化。当某种商品的价格上升时,生产者一般会增加这一商品的生产,这就会吸引社会资源流入这一行业;当某种商品的价格下降时,生产者一般会减少这一商品的生产,部分资源可能就退出这一行业,消费者则可能增加对这一商品的需求。价格正是通过这一过程调节着企业的生产规模以及资源在行业间的配置,使社会总供给和总需求趋于平衡。合理的医疗服务价格体系,能够优化卫生医疗资源的配置,使其适应医疗卫生需求的状况,最大限度地提高全民健康素质。如果价格体系不合理,项目间的比价不合理,会致使医疗卫生单位从经济利益出发,对医疗服务进行布局,各医院争着提供有利可图的项目,无利可图的项目少做甚至不做。久而久之,会使有的项目资源多,有的项目资源少,使资源在区域内、行业内、项目间配置不合理。

(三)调节医疗服务供求状况

价格的涨跌,犹如一只无形的手,调节着人们的行为,指挥着生产者的行动,牵动着消费者的神经。某种商品价格上升,供给者提高该商品的产量,消费者减少该商品的需求;反之,某种商品价格下降,供给者减少该商品的产量,消费者增加该商品的需求。医疗服务价格不可能完全通过供求来决定,政府可以而且必须干预医疗价格,在一定限度内调节医疗服务的供求关系,使卫生资源得到充分利用。在现行的收费标准中,大多数医疗项目没有按照医院级别合理拉开档次,形成医疗消费者过度向大医院集中的现象。对于同样的医疗服务,大医院供不应求,出现看病难、住院难,医院超负荷运转,而一些基层医院出现了门庭冷落的局面,造成了卫生资源紧缺和闲置并存的现象。

三、医疗服务价格的影响因素

营销价格是在价格决定的基础上,由市场供求关系形成的买卖双方的成交价格。医疗服务价格的形成是极其复杂的,受到多种因素的影响。医院在进行医疗服务定价时必须全面分析各种影响因素。

(一)定价目标

任何企业都不能孤立地制定价格,而必须按照企业的目标市场战略及市场定位战略的要求来进行。医院的医疗服务定价也是如此。在市场竞争中,医院的定价目标对医院医疗服务定价有着重要的影响。同时,医院的管理人员还要制定一些具体的经营目标,如利润额、销售额、市场占有率等,这些都对医院的定价具有重要影响。医院的定价目标主要有以下几种。

1. 维持生存

一些新进入市场的医院为了打开市场或是某些医院为了应对激烈的市场竞争,需要把维持生存作为主要目标。在这种情况下,医院必须制定较低的价格,并希望医疗消费者对医疗服务价格是敏感的。只要医疗服务价格能弥补医院的变动成本和一些固定成本,医院的生存便得以维持。

2. 获取利润

利润是考核和分析医院营销工作好坏的一项综合性指标,是医院最主要的资金来源。即使是具有社会公益性质的非营利性医院,也不是不讲利润、不讲效益的。对非营利性医院来说,医院必须通过营利来再投入,以提高医院的服务能力;对营利性医院来说,更要考虑医院的利润和效益。因此,利润目标是医疗服务定价的首要目标。特别是对民营医院来说,追求利润最大化是常见的定价目标之一,这需要民营医院估计医疗服务需求和医疗服务成本,并据此选择一种价格,使之能产生最大的利润、现金流量或投资收益率。追求利润最大化并不意味着民营医院可以无限提高医疗服务价格,而应在价格的变动、所带来的医疗消费者流量的变动之间进行衡量,来指定最终的医疗服务价格,从而达到利润最大化的定价目标。

3. 获取投资收益

投资收益定价目标是指使医院实现在一定时期内能够收回投资并能获取预期的投资报酬的一种定价目标。采用这种定价目标的民营医院,一般是根据投资额规定的收益率,计算出医疗服务的利润额,加上医疗服务成本作为医疗服务价格。

4. 提高或维持市场占有率

市场营销的实践证明,民营医院在一定程度上可以通过定价来获得控制市场的地位,以占有更大的医疗市场份额。市场占有率能准确反映民营医院在医疗行业的地位和竞争力,因此,许多民营医院以市场占有率作为自己的定价目标。因为当医院赢得最高的市场占有率之后,将享有最低的成本和最高的长期利润,所以,民营医院应尽可能地通过医疗服务价格的制定来追求市场占有率的领先,或是追求某一特定科室或医疗项目的市场占有率。例如,某民营医院宣布 B 超的价格是每次 10 元,其目的就是用低价吸引消费者前来就医,从而扩大市场占有率。事实上,很多营利性医院的医疗服务价格并没有高于非营利性医院的医疗服务价格,其原因就是怕过高的医疗服务价格会让医院失去市场份额。

5. 提升医疗服务质量

民营医院也可以考虑满足多层次医疗消费者对医疗服务质量的多样化需求。通过优质高价的医疗服务来让医疗消费者觉得"物有所值",从而占领这部分市场。例如,有些民营医院推出高级 VIP 病房,其设备设施更加先进完备、服务质量更高,其价格也远远高于普通门诊、普通病房的价格,但是仍然供不应求。

6. 应对或防止竞争

民营医院对主要竞争者的行为都是十分敏感的,尤其是价格的变动状况。在市场竞争日趋激烈的形势下,民营医院在实际定价前,都要广泛收集资料,仔细研究竞争对手医疗服务价格情况,通过医疗服务定价去应对和避免竞争。

7. 树立民营医院的形象

民营医院通过长期的营销活动来提升医院的形象,如价高但质也高。

(二)医疗服务成本

医疗服务成本是指医院为提供医疗服务而支付的各项费用的总和。首先,医疗服务成本是医疗价格的主要组成部分,是医疗价格构成中最基本、最主要的因素。一般来说,成本的大小在很大程度上反映了医疗服务质量的大小,并同医疗价格的高低成正比。医疗服务的价值和其他商品的价值一样,取决于它所消耗的社会必要劳动时间。这个社会必要劳动时间的消耗,既包括物化劳动的消耗,也包括活劳动的消耗。物化劳动的消耗是指提供卫生服务时所消耗的仪器、设备、卫生材料等,其价值转移到医疗服务商品中去。活劳动的消耗创造了新的价值,它分为两部分,一部分是医务劳动者为自己付出的劳动,属于必要劳动的消耗;另一部分劳动消耗则属于医务劳动者为社会付出的劳动。其次,医疗服务成本是制定医疗价格的界限。一般情况下,医疗服务的价格应该与其价值大体相符。但由于供求关系的影响,或者是为贯彻国家的卫生政策,某些医疗服务项目的价格有计划地偏离其价值,这也是可以的。

(三) 供求关系

医疗服务的特殊性,削弱了供求关系对医疗服务价格的影响。医疗服务市场中,医疗服务是由医务人员提供的高度专业化服务,专业性和技术性要求很高,普通医疗消费者很难掌握复杂的医学知识,而且人们搜寻医疗服务相关信息的成本也比较高,因此,医疗服务市场中的信息不对称问题表现得更为严重。医生具有医疗服务提供者和医疗消费者代理人的双重身份,可以创造额外的医疗服务需求。而且,医疗服务需求比较缺乏弹性,医疗服务消费具有强制性,医疗消费者虽然会对医疗服务的价格变化有所反应,但是反应的敏感程度不高。在医疗服务需求缺乏弹性的情况下,医疗服务供给者提高价格可以获得更多的收益,使其有提价的潜在动机。

(四) 市场需求

市场需求对医疗服务产品的定价有着重要的影响。对医疗服务产品而言,有些会威胁到医疗消费者生命安全的疾病的需求弹性是很低的,如脑膜炎、白血病、癌症等。这类医疗消费者在寻求医疗服务的时候,医疗服务价格对他们决定消费与否影响不大,他们不会因为价格高而不看病,也不会因为价格低而没病找病治。有些医疗服务产品的需求弹性则比较高,主要是一些与生活质量有关的医疗项目,如美容、牙齿矫正、激光治疗近视等。因此,民营医院应该根据医院所提供的医疗服务产品来具体区分其需求弹性。

(五) 竞争环境

在最高价格和最低价格之间,民营医院能把医疗服务价格定得多高,取决于竞争者同种项目的价格水平。民营医院必须采取适当方式,了解竞争对手所提供的医疗产品质量和价格,然后就可以与竞争对手的医疗产品进行质量和价格的对比,从而更准确地制定医院的医疗产品价格。同时,竞争对手也可能随机应变,针对本医院的医疗服务价格而调整其价格;或是不调整价格而调整营销组合中的其他变量来争夺市场。因此,对竞争对手的医疗服务价格的变动,民营医院也要及时掌握有关信息,并做出明智的反应。

(六) 国家政策对价格的影响

1. 财政补贴

由于医疗服务是一种消费无排他性但有竞争性的准公共产品,医疗服务产品具有极强的正外部性,政府对医疗进行财政补贴以改善医疗价格形成的成本补偿机制是十分必要的。非营利性医院的主要收入主要来自两个部分:财政补贴、医疗服务价格。财政补贴和医疗服务收费在本质上均是对医疗机构的运行成本的一种补偿。

2. 价格政策

由于医疗服务市场的特殊性,不同的国家在不同的医疗保险形式下,实行不同的价格政策来进行宏观调控。中国的医疗服务事业是实行一定福利政策的公益性事业,对医疗价格实行统一领导、分级管理。医疗服务的价值不是全部通过市场实现的,体现福利的那部分价值通过财政补贴的形式实现。国家的价格政策对医疗服务价格的形成的影响主要体现在:①医疗服务价格决策已经向科学化决策发展,医疗服务价格的制定开始注重医疗服务价格研究成果,部分研究成果被应用到医疗服务价格决策中;②医疗服务价格决策既考虑到医疗服务项目的成本,又考虑到消费者的支付能力;③医疗服务价格逐步实行分级管理,增加了地方政府的自主性和价格管理的灵活性。

3. 医疗费用支付方式

医疗费用的支付方式对医疗服务供给者具有激励和导向作用。常见的支付方式有按服务项目付费和按病种付费两种方式。在按服务项目支付医疗费用的方式下,医疗服务供给者提供的所有服务项目都将得到偿付,他们不承担任何经济风险。按病种付费则通过提供适当的经济激励影响医疗服务供给者的行为,能够防止医疗服务供给者延长住院时间或提供不必要的、可有可无的保健服务,以降低成本或降低成本上升的速度,控制医疗费用的过度上涨。

我国非营利性医院的医疗服务价格一直受到政府有关政策制定的规范和约束。而对于营利性医院,政府对其医疗服务的价格是放开的,但是国家的相关的政策法规还是影响到非营利性医院的医疗服务定价。

四、医疗服务价格的管理和监督

医疗服务价格是国家价格管理的重要组成部分,要根据客观经济规律的要求和不同时期的政治经济形势,对医疗服务价格的制定、调整和执行过程进行有效的组织、领导和监督。当前,我国医疗服务价格是由物价主管部门和卫生行政部门统一管理的。根据宏观调控和市场调节相结合的原则,医疗服务实行政府指导价和市场调节价相结合的定价方法。

(一)医疗服务价格管理的方针与原则

1. 坚持政府与市场相结合的基本方针

在社会主义市场经济条件下,医疗事业不能完全由市场决定,医疗事业必须坚持社会福利性和公益性基本导向。同时,医疗事业的发展也应该符合市场经济体制建设的基本要求,逐步转向以市场调节为主,充分调动各方面的积极性,用市场经济的手段促进医疗事业的快速发展。

2. 坚持物价稳定、社会安定的方针

价格改革是经济体制改革的关键。物价问题是社会热点问题,稳定价格是物价工作的总方针。医疗服务价格关系到人民群众的健康利益,受人们的心理承受能力和经济承受能力的制约,因此,必须要贯彻价格稳定与社会安定的方针。

3. 实行统一领导、分级管理的方针

统一领导,分级管理是我国管理国民经济的基本原则,也是物价管理必须贯彻的方针。医疗服务价格作为部门价格,一般由省政府批准,医疗服务价格的监督检查,一般由同级物价部门执行。分级管理是物价管理的分级负责原则,由各级物价部门代替政府行使检查监督权,同时,还包括物价综合部门从上到下的纵向分级管理及与同级物价机构横向分工管理相结合,使医疗服务价格形成一个纵横交错的管理网络。

4. 成本核算的原则

物价主管部门和卫生行政部门按照国家规定的医疗服务成本测算方法组织或委托有关部门、社会组织进行成本调查,对医疗服务价格和成本要素构成进行监测,为合理调整医疗服务价格提供依据。医疗机构应建立成本核算制度,努力降低成本,并配合物价主管部门和卫生行政部门进行成本调查。

5. 专家委员会监督的原则

物价主管部门和卫生行政部门共同成立由医学专家、卫生经济学专家和其他有关部门专家组成的医疗服务价格咨询委员会。专家咨询委员会对重要技术服务的价格名称、价格和服务内容以及医学专业技术性问题等提出咨询意见和建议。

6. 明码标价的原则

医疗机构向社会提供的医疗服务必须实行明码标价,提供费用较大的医疗服务项目要实行事前明示,征求病人或家属的意见。物价主管部门依法制止价格欺诈行为。支持营利性医疗机构对医疗服务价格开展行业自律。

7. 医疗消费者知情的原则

医疗机构有义务接受医疗消费者的价格查询。在医疗费用结算时,要通过纸质账单、电子账单等多种形式向医疗消费者提供医疗服务明细账单,对有要求的医疗消费者必须无条件提供医疗服务明细账单,以接受社会和患者的监督。

8. 违法必究的原则

物价主管部门依据《中华人民共和国价格法》《价格违法行为行政处罚规定》等法律法规,对医疗机构的服务价格进行监督检查,对违法行为实施行政处罚。

(二)医疗服务价格监督形式

1. 国家监督

国家监督指国家以行政命令和法制的形式,对医疗服务价格进行监督。国家监督是医疗服务价格监督的主要形式。从目前国家监督的情况看,主要是通过财税、物价大检查的形式对医疗服务价格进行监督及年审制度。

2. 卫生系统内监督

卫生系统内监督是指由卫生行政主管部门,根据物价部门的要求,对医疗服务价格进行监督。这种监督形式一般每年都要进行,由各级卫生行政主管部门组织人员对卫生系统进行物价监督。

3. 社会监督

社会监督是指通过社会力量,主要是发动人民群众对医疗服务进行监督。医疗服务价格涉及广大人民群众的切身利益,社会监督是行之有效的监督形式之一。

4. 单位内部监督

单位内部监督是指单位领导、职代会、工会、审计和物价机构的人员,对单位在经济活动中执行医疗服务价格的情况进行监督。单位内部监督的形式有公布医疗卫生服务价格、组织人员进行内部检查、实行院长接待日活动、征求病人对医疗服务价格的意见等形式。

第二节　医疗服务定价的种类

医疗服务价格是对医疗服务作为商品交换所采取的一种价格形式,本质上是医疗服务价值的货币表现,是医院对医疗消费者服务的医疗服务项目的收费标准,包括门诊、住院、各项检查、治疗、检验、手术项目等的收费价格。医疗服务价格是医院组织收入的主要渠道,是医院弥补医疗支出的主要方式。

一、医疗服务定价类型

根据国务院 2016 年 7 月份发布的《关于印发推进医疗服务价格改革意见的通知》规定,医疗服务价格实行分类管理:公立医疗机构提供的基本医疗服务实行政府指导价;对人力消耗占主要成本,体现医务人员技术劳务价值、技术难度和风险程度的医疗服务,公立医院综合改革试点地区可探索由政府主导、利益相关方谈判形成价格的机制;公立医疗机构提供的特需医疗服务,及其他市场竞争比较充分、个性化需求比较强的医疗服务,实行市场调节价,具体服务项目由省级价格主管部门会同卫生计生、人社、中医药部门确定;非公立医疗机构提供的医疗服务,实行市场调节价(图 8-1)。

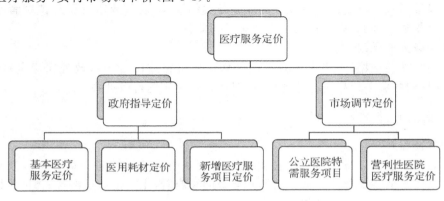

图 8-1 医疗服务定价类型关系图

(一)政府指导定价

公立医疗机构提供的基本医疗服务实行政府指导价。对人力消耗占主要成本,体现医务人员技术劳务价值、技术难度和风险程度的医疗服务,公立医院综合改革试点地区可探索由政府主导、利益相关方谈判形成价格的机制。

1. 政府指导定价的内容

国家负责制定全国医疗服务项目技术规范,统一项目名称和服务内容,指导医疗机构规范开展服务,并作为确定医疗机构收费项目的依据。各地依据全国医疗服务项目技术规范,确定本地区医疗机构服务收费的具体项目。政府指导定价的这一部分主要体现医疗服务的公益性。由于医疗服务属于公共产品的范畴,医疗服务不同于一般的商品,具有福利和商品的双重性,国家不向其征收税金,同时给予一定形式的财政补贴。政府在定价的时候既要考虑对公立医院成本的合理补偿,也要考虑兼顾群众和基本医疗保障承受能力。因而,医疗服务价格不是通过市场供求的调节自发形成的,而是采用不完全生产价格模式,即由政府有关部门通过理论价格,再根据国民经济的发展水平、居民的承受能力等来确定价格的水平,因此医疗服务价格一般低于医疗服务价值。

2. 政府指导定价的分类

(1)《全国医疗服务价格项目规范》目录内项目(基本医疗服务)

医疗服务项目价格以成本为基础。为了体现优质优价,对不同基本医疗机构和医生制定差别价格。例如,《吉林省医疗服务价格管理暂行办法》规定:医疗服务价格以政府指导价格为基准,市级医疗机构的手术类价格必须下浮10％以上,县级及以下医疗机构必须下浮20％以上。

(2)医用耗材(未列医疗服务项目的耗材)

纳入医疗服务项目内的卫生材料、诊断试剂,应按平均消耗纳入项目成本。未纳入医疗服务项目医用材料,按照医疗机构试剂购进价格加一定的加价率定价。加价率由省级价格主管部门确定。

(3)新增医疗服务项目

新增医疗服务项目是指符合卫生相关法律法规和政策规定,尚未列入国家和省《医疗服务价格项目规范》,经临床验证和科学论证(鉴定)对提高诊断和治疗水平确有显著效果,确属国内、省内首创或从国外引进的新技术、新方法、新材料开展的医疗服务项目。新增医用卫生材料是指尚未列入国家和省《医疗服务价格项目规范》,省级价格主管部门确定的,为开展先进医疗技术所必需的,能够切实提高诊疗效果的医用卫生材料。

(二)市场调节定价

1. 公立医疗机构

公立医疗机构提供的特需医疗服务及其他市场竞争比较充分、个性化需求比较强的医疗服务,实行市场调节价(图8-2)。公立医疗机构应严格控制特需医疗服务规模,提供特需医疗服务的比例不超过全部医疗服务的10％。公立医疗机构实行市场调节价的具体医疗服务项目,由省级价格主管部门会同卫生计生、人力资源社会保障、中医药部门,根据本地区医疗市场发展状况、医疗保障水平等因素确定。

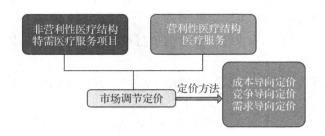

图8-2 市场调节定价

2. 非公立医疗机构

非公立医疗机构提供的医疗服务,落实市场调节定价政策。基本医保基金支付的实行市场调节定价的医疗服务,由医保经办机构综合考虑医疗服务成本以及社会各方面承受能力等因素,与医疗机构谈判,确定合理的医保支付标准,引导价格合理形成。

二、医疗服务价格的种类

中国目前的医疗服务价格基本上实行的是以服务项目作为计量单位收取费用的"项目

收费"方法,服务项目不同,制定收费价格的标准也不一样。医疗服务项目可以分为常规医疗服务价格、药品价格、医疗用品价格、高新技术医疗服务价格。

(一)常规医疗服务价格

常规医疗服务主要是指医院提供的起主导作用的医疗服务,并由物价主管部门控制其价格,包括门诊服务、住院服务等基本的诊断、检查和治疗服务。

(二)药品价格

根据《中华人民共和国药品管理法》第一百〇二条关于药品的定义:药品是指用于预防、治疗、诊断人的疾病,有目的地调节人的生理机能并规定有适应证或者功能主治、用法和用量的物质,包括中药材、中药饮片、中成药、化学原料药及其制剂、抗生素、生化药品、放射性药品、血清、疫苗、血液制品和诊断药品等。

2015 年 5 月 5 日,经国务院同意,国家发展改革委会同国家卫生计生委、人力资源社会保障部等 7 个部门联合发出《关于印发推进药品价格改革意见的通知》(以下简称《通知》),决定从 2015 年 6 月 1 日起取消绝大部分药品政府定价,完善药品采购机制,发挥医保控费作用,药品实际交易价格主要由市场竞争形成。《通知》规定,自 2015 年 6 月 1 日起,除麻醉药品和第一类精神药品由国家发展改革委实行最高出厂价格和最高零售价格管理外,其他药品取消国家和本市原政府制定的药品价格,不再实行最高零售价格管理,按照国家分类管理原则,药品实际交易价格主要由市场竞争形成。其中,麻醉药品有 121 品种,第一类精神药品有 68 品种,以及 283 种低价西药。这意味着,中国取消绝大部分药品的最高零售限价,药品实际交易价格将由市场主导。

按照征求意见稿提出的方案,其中三类药品价格政策将发生变化:

①医保基金支付的药品,由医保部门会同有关部门制定医保支付标准,引导市场价格合理形成。

②专利药品(包括医保目录外专利药品)、独家生产的中成药等市场竞争不充分的药品,建立多方参与价格谈判形成机制。

③医保目录外血液制品、国家统一采购的预防免疫药品和避孕药具则通过招标采购或谈判形成市场交易价格。

④其他原来实行市场调节价的药品,继续由生产经营者依据生产经营成本和市场供求情况,自主制定价格。

2017 年 9 月起,所有公立医院药品零差价。药品零差价是指医疗机构或药店在销售药品的过程中,以购入价卖给医疗消费者。这些医疗机构或药店一般会受到政府的补贴。对于医院取消药品加成实行零差率销售而减少的收入,其中的 10% 由财政给予补偿;8% 由公立医院通过加强管理、控制成本予以消化;82% 通过调整体现医务人员技术劳务价值的门急诊诊察费、住院诊察费或中医辨证论治费价格给予补偿。

2018 年 11 月 14 日,中央全面深化改革委员会第五次会议审议通过了《国家组织药品集中采购试点方案》,我国药品带量采购正式通过国家顶层设计落地实施。11 月 15 日,经国家医保局同意,《4+7 城市药品集中采购文件》在上海药事所网站正式发布。同日,各试点城市均转发了《4+7 城市药品集中采购文件》,带量采购火速启动。根据《4+7 城市药品集中采购文件》，此次集中采购以结果执行日起 12 个月为一个采购周期，试点地区范围为北京、天津、上海、重庆，以及沈阳、大连、厦门、广州、深圳、成都、西安 11 个城市。质量是国家带量采购的底线和亮点，会把医疗消费者用药的水平和质量提升一个层次。因为都是通过一致性评价的品种，和原研药可以互相替代的。中标之后药品的质量怎么保证？这接下来肯定会有配套的措施。以上海带量采购为例，中标的品种都要进行红外光谱的检测，这是上海药监部门配合完成的，每一批产品都要进行检测，以保证药品质量的稳定性。这就要求企业，投标时是过了一致性评价的标准，中标后也要按一致性评价的标准继续供货。

（三）医疗用品价格

医疗用品主要是指医院在提供医疗服务过程中消耗和使用的医用商品，如 X 光机摄片、一次性注射器、人工器官、血液制品等。根据国家卫生部的有关规定，医疗用品的价格应按照进货价格出售，实行保本经营。各省已经在陆续取消耗材加成。

（四）高新技术医疗服务价格

对于高技术、新开发的医疗服务项目，物价主管部门由于信息不对称而无法控制其价格，该类服务制定的收费价格比较高。

第三节 医疗服务定价策略

价格决策不仅是一门学科，更是营销艺术。所谓定价策略是指企业为了在目标市场上实现定价目标，给商品制定的一个基本价格和浮动的幅度。定价策略是医院的一种重要营销手段。医院应在全面分析各种因素的基础上，选择适当的定价策略。

一、医疗服务定价方法

医疗服务价格的高低受到国家相关政策、市场需求、成本费用、竞争情况等因素的影响和制约。医疗服务在定价的时候应充分考虑这些因素，但是，在实际的定价工作中往往会侧重某一方面的因素。

（一）成本导向定价法

成本导向定价法是指以医疗服务成本作为定价的基础，以确定商品价格。当医疗服务成本变动时，医疗服务价格也随之做出相应的调整。成本导向定价法是一种完全按卖方意图来确定商品价格的方法，其优点是保证企业不亏本，计算简单。

1. 成本加成定价法

成本加成定价法即将产品的单位总成本加上预期的利润或利润率所定的售价，售价与成本之间的差额即加成（销售毛利）。其计算公式：

$$P = C(1+R)$$

式中：P——单位医疗服务项目价格；

  C——单位医疗服务项目社会平均成本；

  R——成本加成率。

  成本加成定价法的适用范围：进价经常变化、种类繁多，并且费用的收取是其他医疗服务项目的附带收费，如医疗单位一次性医疗用品、药品等的定价。

2. 损益平衡定价法（保本定价）

  损益平衡定价法是指以医疗服务成本与医疗服务收入保持平衡为原则的一种定价法。其计算公式：

$$P=F/Q+Cv$$

  式中：P——保本价；

  F——总固定成本；

  Q——总工作量；

  Cv——单位变动成本。

  损益平衡定价法的适用范围：多用于医院查体项目综合定价、社区收费项目定价等。

3. 目标收益定价法

  目标收益定价法是指根据医院的总成本和计划的医疗服务项目提供数量及按投资收益率制定的目标收益而制定的医疗服务价格。其计算公式：

$$P=（F+V+I×R）/Q$$

  式中：P——单位医疗服务项目价格；

  F——医疗服务项目总固定成本；

  V——医疗服务项目变动成本；

  I——医疗服务项目的总投资；

  R——目标收益率；

  Q——医疗服务项目提供数量。

  目标收益定价法的适用范围：检查检验和手术等项目以及新投资开展的项目的价格制定。

4. 病种费用定价

  病种费用定价是指在按病种的支付方式下以病种成本测算为基础，计算每个病种组合的固定支付额度，一般方法参照公共事业物品定价公式制定。其计算公式：

$$R=VC+ROR×RB$$

  式中：R——费率；

  VC——可变成本包括经营费用税收和折旧；

  ROR——指许可的资产收益率；

  RB——费率基础。

病种费用定价的适用范围：按病种付费的医疗支付方式。

（二）需求导向定价

  需求导向定价是指以市场需求状况、产品效益或消费者对产品价值的理解和需求强度为基础确定商品和服务的价格。

1. 市场认可定价

根据社会对医疗服务的认可度确定服务价格。通过细致的市场调查分析,预测某一价格水平下的就诊数量,决定投资额度,核算成本及利润。

2. 特需项目定价

对潜在服务对象的需求调查,根据医疗消费者的消费心理,设置少量特殊医疗服务项目,服务价格高于市场认可的常规价格,满足特殊需求。

3. 专科特色定价

对于在本地具备领先水平、占有绝对市场份额的医疗服务项目,收费高于普通价格,如专业技术高、诊断水平高、治愈率高的专科项目或专家。

(三)竞争导向定价法

竞争导向定价法是指根据主要竞争对手的医疗服务价格来确定医院的医疗服务价格,以竞争为中心的定价方法。这种定价方法并不要求医院把自己的医疗服务价格定得与竞争对手的价格完全一致,而是使自己的医疗服务价格在市场上具有竞争力。

1. 随行就市定价法

随行就市定价法是以本行业的平均价格水平为标准的定价方法,是竞争导向定价方法中广为流行的一种。其原则是使医院的医疗服务价格与竞争对手的平均价格保持一致。

2. 低成本竞争定价

如果公立医院药品价格偏高,医院就可以通过降低采购、管理等成本来降低药品价格,从而吸引医疗消费者。

3. 促销行为定价

为了扩大影响和市场占有率,使某一类或某一项服务的价格低于同行平均价格的定价策略。

二、医疗服务定价策略

医院对各类医疗服务项目有了定价目标,并选择了定价方法后所制定的医疗服务价格往往不是该医疗服务项目的最终价格,而只是该医疗服务项目的基本价格。为了提高医疗服务的竞争力和使该医疗服务项目能够获得一定的利润,还应当考虑其他因素,从而对基本价格进行适当的调整,作为医疗服务项目的最终价格。这就需要采用医疗服务的定价策略。

(一)医疗服务新项目定价策略

在医院自身辐射半径内没有同质竞争的医疗服务项目可以看成是医疗服务新项目。新项目的定价是营销定价策略中非常重要的一个问题,它关系到新项目是否能顺利地进入市场,是否能获得相当的利润。医疗服务新项目的定价主要采取撇脂定价法和渗透定价法。

1. 撇脂定价法

撇脂定价是指把医疗服务新项目的价格定得比较高,尽可能在医疗服务产品生命周期的初期,在竞争者推出相似的项目之前,尽快地收回投资并获取尽可能大的利润。这种定价策略主要是利用人们求新的心理,以尽快收回投资并获取高额利润。比如最初兴起的伽玛刀治疗恶性肿瘤、脑磁图诊断等价格都比较高,但随着设备的增加和市场的饱和,慢慢地价格就有所下降。

从市场营销实践看,在下列条件下医院可以采取撇脂定价:

①医疗市场有足够的购买者,他们的需求缺乏弹性,即使把医疗服务价格定得很高,市场需求也不会大量减少。

②高价使需求减少一些,因而供应减少一些,单位成本增加一些,但这不至于抵消高价所带来的利益。

③在高价情况下,仍然在一定范围内独家经营,没有竞争者。

④某种医疗服务产品的价格定得很高,使人们产生这种医疗服务产品是高品质的印象。

2. 渗透定价法

渗透定价是指医院把新的医疗服务项目价格定得相对较低,以吸引大量的医疗消费者,使医疗服务新项目迅速和深入地进入医疗市场,从而在短期内赢得较大的市场份额。低价格可以赢得较高的需求量,从而降低成本,使医院能进一步减价。

从市场营销实践看,医院采用渗透定价法需具备以下条件:

①渗透定价的前提是医疗消费者对该医疗服务产品的需求是有弹性的,否则低价格反而导致医疗消费者对该医疗服务产品的不良看法,从而产生拒绝消费的心理。

②低价格导致的需求量上升有助于降低成本。

③医院必须保证低价格不会导致恶性的价格战。

(二)心理定价策略

心理定价策略是指医院在确定医疗服务价格时,针对医疗消费者心理所采用的定价策略。

1. 尾数定价

这是根据大多数医疗消费者的求廉心理制定的医疗服务价格,主要包括奇数价格、零头价格、低价位价格等。利用尾数定价会给人以价低、准确、便宜的感觉。例如,某项目定价为19元,而不定20元,或者定98元,而不定100元,原因就在此。

2. 声望定价

医院可以利用医疗消费者仰慕医院名望或对某医疗服务项目偏爱的心理制定医疗服务价格,有意识地把价格定成整数或高价。事实上,对非专业人士而言,医疗服务产品的品质是很难分辨的,对很多医疗消费者来说,价格被看成判断产品品质的唯一参数,即高价等于高品质。这是医院制定高价的消费心理基础。

3. 招揽定价

大多数医疗消费者都希望医院所提供的医疗服务质优价廉,因此,医院可将某几种医疗服务项目的价格定得偏低一些,以吸引医疗消费者。如有些医院推出的"扶贫病房"价格、"平价药房"价格都是一种招揽定价。

(三)折扣与让价策略

折扣与让价,是医院为了争取医疗消费者,扩大服务量,直接减少一定比例或让出一部分利益的一种定价策略。例如,有医院规定凡单位体检,人员在50人以上100人以下的,体检总费用可优惠5%,100人以上200人以下的,体检总费用可优惠10%;凡住院医疗消费者,可报销往返车费等,都属折扣与让价策略。

（四）地区定价策略

根据医院所处的地理位置、服务对象的不同等制定的价格策略称为地区价格策略。比如对乡村与城市、小城市与大城市、发达地区与欠发达地区、人口密集地区与人口稀疏地区等应采取不同的价格策略。

（五）产品组合定价策略

医院的功能是提供疾病的预防治疗、康复、保健等多个服务项目,而且在为同一名医疗消费者服务时,这些项目又总是相互关联的,所以,为了满足医疗消费者的医疗需求,就需要开展多种医疗服务项目。医院在确定医疗服务价格时,就需要对这些项目进行综合考虑并确定最终的价格费用,这就是一种组合定价策略。医院在定价过程中经常采用产品组合定价法。例如体检套餐,检查项目可以达到几十种,但按照一个服务项目定价销售。

民营医院的价格营销策略可谓多种多样,比如有的民营医院通过公开打折并承诺预约来吸引人;有的民营医院专家出诊不收出诊费;有的民营医院对常年就诊的群众进行免费体检;有的民营医院甚至可以进行议价等。这些价格营销策略都使民营医院扩大了市场份额,提高了声誉,值得民营医院在营销实践中借鉴的。

武汉同济医院手术限价 价格优惠60%引业内风波

2006年10月,同济医院对3～12岁的患者,凡做单纯（房间、室间）隔缺损、单纯动脉导管未闭、单纯肺动脉瓣狭窄等手术,实行封顶价6800元;对13～18岁患者,手术价则统一由过去的2.8万元左右降至1.1万元。另外,国产单个瓣膜、进口单个瓣膜置换封顶价分别为33800元和45000元;轻症的冠状动脉搭桥限价为45000元,价格优惠幅度达60%。

同济医院心胸外科主任潘铁成测算,按日均8台心脏手术的最大工作量计算,10月限价手术约250台,这样,医院需补贴200多万元。

价格向来都是医院心脏外科抢占医疗市场的一个强大武器。2001年,武汉一家民营心脏专科医院以低价“入市”。5年中,为争抢市场,协和医院、市儿童医院、武汉中心医院、省人民医院先后降低心脏手术价格。医院降价,使很多心脏病患者得到实惠。武汉市目前心脏病手术的价格在全国来说比较低,由此带来的是更多的患者得到治疗,目前,武汉市年心脏外科手术量由过去不足800例增加到5000多例。

顾客对降价的反应

顾客广泛认为,医院的手术“安全重要,价格也重要”。

3岁的冯康靖10月5日到同济医院做了间隔缺损手术,原本25000元左右的手术费,她只花了7800多元,省下了近18000元。她妈妈说,孩子刚出生几天的时候就被检查出患有先天性心脏病,他们一家常年住在深圳,这次国庆回武汉做手术,刚好遇到医院优惠,感到非常幸运,为家里减轻了不少负担。

6 岁的唐雨刚刚做完气胸手术,这个月她也将接受室间隔缺损手术,父母都在孝感靠种田为生。"这次做手术真是碰到了运气,正好 10 月份有优惠。"唐雨的爸爸说。

然而,和冯康靖同一个病房的何娟则没有"碰到运气",26 岁的她也做了室间隔缺损手术,但是由于她还并发心内膜感染,手术费则花了 2.5 万元多元,住院以来花了 4 万多元。据该科主任潘铁成介绍,该院对成人手术实行出院减免 5500 元的优惠政策。不少患者希望医院能够延长优惠时间,扩大优惠范围,不然一个病房价格相差这么大,让人有点"不舒服"。

虽然在国庆期间大批的心脏病患者都出院回家了,记者仍然在武汉中心医院病房里面找到两个先心病患者,他们尚在住院等待手术。两位病人都认为对医院的信赖度是自己的首选因素,因为家住在武汉中心医院附近,一直就在这里看病治病,所以对这里的医术很信赖。在他们看来,手术价格轻微的差别并不重要,人身安全才是他们最关心的。

虽然刚过黄金周,但武汉亚洲心脏病医院的病患还是很多。其中一位患有先心病的患者说:"虽然同济医院是武汉的一块牌子,医疗技术很高超,现在也降价做活动,但我还是觉得专门做心脏手术的医院更为专业些,好歹这么多人都选择在这里做手术了,可能成功率更大些吧。"

其他医院对降价的反应

同济医院的这次降价引起了武汉市内众多医院的议论。尽管院方声称,此次降价是缓解"看病贵、看病难"的一次优惠活动,不针对其他医院。但因其强大的综合医疗实力背景,同济医院此次降价还是受到武汉市各大医院的关注。

武汉中心医院宣传部门负责人说:"没有金刚钻,不揽瓷器活。如果有好的治疗技术,又能够给予患者优惠的价格,对心脏病患者来说是一种福音。"据他介绍,近几年来,武汉大的三甲医院纷纷开设心脏手术项目,该院在五年前开始做这种手术,而且发展态势很好,等于在同行业竞争中也分了一杯羹,其中武汉中心医院的先天性心病患者的手术费是 7000 元。据该负责人介绍,如果心脏病人手术后的并发症比较少,手术价格也会相对便宜。如果手术病人手术前体质较弱,手术后情况不平稳,出现大量缺血情况,这样就需要高档的药物来支持,手术总价钱也会不菲。对于同济医院这次"爱心月"心脏手术限价的活动,她认为有两方面的好处。首先,对医院影响力进一步扩大是有益的,其次,对病人来说能以优惠的价格在同济治疗也是好事。

据了解,因为心脏病手术费用昂贵,很多病人虽然很早就知道自己的病情,但仍然无法支付这笔费用。每天去武汉中心医院咨询心脏病手术的患者不在少数,但真正付得起治疗费用的患者可能只占咨询患者的二分之一。

这次同济医院的心脏手术限价更多地惠泽 3~18 岁的青少年儿童,同样在先心病患儿治疗上有优势的武汉市儿童医院也有很多自身的优势。儿童医院宣传部门负责人告诉记者,该院也有很多针对心脏病患儿或者贫困儿童的优惠活动。因为是儿童专科医院,内科外科的技术都很细致。因为有这个优势,省内和省外都有病患愿意去儿童医院治疗。他认为最吸引患者的除了合理的手术价格,更重要的是最好的治疗效果。

政府的反应

湖北省卫生厅医政处处长黄金星认为,医院已经越来越考虑到市场效益了,近年来,医院不断提高服务水平,"手术打折"既是一种经济现象也是医疗界的一种现象。让利于民,何乐而不为?降低价格,虽然只是一个月,但是也体现了医院进一步提高医疗服务水平的决心。有患者指出，医院优惠活动手术对象有限制，不能满足所有病人的要求。对此，黄金星说，这就像商场打折一样，不可能让每个人都得到好处，还要看适合不适合，因此，只要一部分人确实得到了实惠，对社会来说就是好事。

武汉大学副教授、心理健康硕士生导师、省心理卫生协会副秘书长戴正清认为，从医学的角度讲，生命所系、健康所托的东西都会为老百姓所关注，人的健康生命是神圣的，所以很多病人送红包求保险，这也不单单是医生的问题了。医院打折给老百姓一种心理上的冲击，因为他们认为商场打折有虚假性，打折的产品都是次品或者打折商品价值不高，所以对医院的打折也会有质疑，怀疑所用器材和药品是否是最好的。医院定价应该遵守物价或者卫生部门的规定，不应该随意打折。而且他本人不太赞同医院过多投放广告拉病人，医院不能完全运用市场竞争的规则办事，手术打折是不合适的。

（资料来源：搜狐新闻，发表时间 2006 年 10 月 10 日）

第九章
医院营销渠道策略

渠道是企业的无形资产,是企业核心竞争力的重要组成部分,因此,企业都非常重视渠道建设,把渠道的建设和维护看成企业的命根子。在大多数人看来,医院不存在营销渠道,当然也就不存在渠道营销。其实并不是那么回事,医院同样可以组建营销渠道并且能够通过渠道营销达到开拓市场、增加医疗消费者的目的。虽然医疗服务本身无法通过分销商传递给医疗消费者,但是有关医疗服务的信息、医疗费用的结算等却可以经由各种渠道来传递。医院的医疗服务项目必然经过一定的营销渠道才能让医疗消费者认识这种服务,并最终获得这种服务。对已经成为市场主体的医疗行业来说,渠道的建设势在必行,管理者需要做的是改变以前的那种坐堂行医的模式,主动出击,开辟各种渠道与人群和有关机构发生联系,从而扩大医院自身的业务范围。

第一节　医疗服务的营销渠道概述

在市场经济环境下,只有拓展空间、广辟渠道,才能获得更多的收益,经济发展才能顺畅,这里的渠道就是指市场销售渠道。

一、医院营销渠道的内涵

医院营销渠道是指配合起来供给、分销和接受某一医院医疗服务的所有机构和个人,即包括某一医院从供给者到医疗消费者之间的所有机构和个人。需要指出的是,医院营销渠道是医院提供医疗服务给医疗消费者的服务途径,而非医疗消费者获取医疗服务的途径。

渠道营销是医院经营不可忽视的重要措施,营销渠道是往医院这个躯体源源输血的管道。医院生存和发展的基础是客户源,有了客户源医院才可能产生利润,有了利润医院才可以生存,才可以发展。这是每一个医院营销者都明白的道理,然而,很多医院却一味只注重医院的内部建设,希望通过提高医院的技术含量和服务品质来吸引客户自动上门就诊。

渠道营销同"医托"不是一回事,"医托"是框医疗消费者,是骗医疗消费者,是把医疗消费者引到没有治疗能力的医院去"宰",而渠道营销是通过渠道的推荐让医疗消费者自主选择。渠道营销是医院的竞争手段,只要不触犯法律和违背政府的明文规定,同时不损害客户的利益,就可以去实施,要通过营销渠道来让医院发展得更好。

二、医院营销渠道的特点

渠道营销是企业离不开的经营手段,医院同样离不开渠道营销。只不过医院的营销渠道和一般企业的渠道营销不同,它不存在分销,它不能将医院的技术和医疗服务产品搬到客户的聚散地去,更不能拿到客户家中去同客户交换,没有批发商也没有零售商。一般企业是将自己的产品推出去,叫作推销,医院的医疗服务产品光推销还远远不够,医院不仅要把医疗服务产品的各种要素推出去,如医疗服务产品的品质、服务等,更重要的是把医疗消费者拉进来。推出去并不能完成医疗服务产品的销售,因为医疗服务产品的生产和消费都必须在同一个地点,在消费的过程中无法由医疗消费者自己独立完成,而且医疗服务产品的消费对消费的环境有严格的专业要求。这也为医院的渠道营销带来非常大的困难,但是,这并不是做不到的。

三、医院营销渠道的必要性

医疗服务大部分是医疗消费者直接到医院获取的,另一部分如社区服务、健康普查、疾病普查等由医院通过各种手段向人群主动提供。在医疗消费者直接到医院获取的部分中,医疗消费者到哪个医院获取医疗服务又有几种情况,第一种是医疗消费者直接选择到某医院获取医疗服务,这多见于社区或辖区内距医院较近的人群的就医途径;第二种是医疗消费者到首诊医院就医后,因为价格、技术、执业资格、服务等方面的原因由首诊医院转诊到其他医院获取医疗服务;第三种是由于医疗保险机构的限制或规定,规定投保者在定点医院接受医疗服务才支付保险费用,医疗消费者被迫由首诊医院转到定点医院接受医疗服务。

医院的营销渠道还与具体的科室有关,不同科室的医疗消费者有着不同的分布,要建立有效的营销渠道,还需要根据不同科室所开展的具体临床业务进行进一步分析,调查目标医疗消费者的分布以及经由什么样的途径可以建立起高效的营销渠道。

可见,医疗消费者的流向受到多种因素的影响,而这些因素形成医院的医疗服务流向,从而形成了不同的营销渠道。若这些营销渠道不畅通,出现梗阻或不健全,医院的经营必然受到影响,医疗消费者会减少,市场份额会缩小,经营效益会降低,甚至出现严重的后果。因此,市场营销的渠道策略是医院经营管理面临的策略之一。

第二节　医院营销渠道策略

一、直接渠道

直接渠道又叫零级渠道,是指未经任何其他中间机构,医院就能直接为医疗消费者提供医疗服务的类型,如社区医院、定点医院、网上医院等。大多数医院的销售属于此种类型。

(一)社区医疗服务

社区医院与辖区人群之间的关系就是典型的零层渠道类型。综合性医院为了缩短该医院与辖区内人群的距离,并与之建立起稳固、互信和密切的关系,以利于占领某一区域的医疗服务市场,往往要建立或直接参与建立社区医院,并通过社区医院为社区人群主动提供健康服务。例如体检,通过建立社区健康档案、咨询和指导社区人群的健康行为、引导和刺激社区人群的医疗保健需求等,使社区医院成为综合性医院的前哨和联系人群的纽带,使医疗消费者通过社区医院就可直接与综合性医院建立联系。

社区医院与辖区内人群中的医疗消费者之间这种零层渠道关系,既方便医疗消费者,同时社区医院又有一批稳定的医疗消费人群。这是一种双方都满意的渠道类型,也是发展空间最大的一种类型。例如美国纽约市的社区医院多为私人诊所或护士站,这些诊所与辖区人群就建立了稳固的服务关系,为了同辖区人群建立起同样稳定的关系,该辖区内的综合性医院采取了多种措施:①聘用这些私人诊所或护士站的部分执业医师或执业护士,作为综合性医院的专科医师或专业护士,与之签订聘用合同;②为这些聘用人员安排时间定期到综合性医院(受聘医院)工作;③综合性医院将医疗检测设备作为私人诊所的共享设备,私人诊所的被聘用医师开具的检测申请单,综合性医院直接受理,并为之提供检测服务,而费用则由综合性医院收取;④私人诊所发现需要住院治疗的医疗消费者,直接开具住院申请到综合性医院住院治疗,而费用由综合性医院收取;⑤综合性医院收治的医疗消费者无须继续住院治疗或可由社区医院继续给予诊治的,由综合性医院转到诊所(社区医院)或护士站继续治疗,其有关费用由服务者收取。

建立社区医院和综合性医院与医疗消费者之间的这种零层渠道类型达到了多赢的效果:①社区实现了医疗服务资源共享:综合性医院的设备得到了充分利用,同时成为社区医院(私人诊所)可享用的资源,社区医院(私人诊所)的执业医师成为综合性医院的聘用人员,这样综合性医院就充分利用了其他医院的执业者,实现了人力资源共享;②有利于资源的优化配置,避免了重复建设和浪费;③方便了医疗消费者就医,医疗消费者可以方便快速地获取自身需要的医疗服务;④节约了医疗服务总费用,避免了一些不必要的重复检查;⑤综合性医院利用社区医院与社区人群的关系拓展了医院的营销渠道和市场。

(二)网络医疗服务

网络医疗服务是指医院将医疗服务项目或部分医疗服务项目通过电子网络提供给医疗消费者,以便使医疗服务人员与医疗消费者之间实现一定程度的分离。

社区医疗服务网络是在较小的空间内建立医疗服务零层渠道,而电子网络的建立和应用将会在更大的时间、空间范围内建立医疗服务的零层渠道。因此,综合性或专科医院建立医疗服务电子网络,是新形势下实施零层渠道战略的重要措施。许多医院开始开设网上诊所,将传统医疗业务搬到网络上。网络医疗服务的优势:合理配置医疗资源,跨越时间和地域障碍;降低医疗成本,实现医患之间的有效沟通;减轻医院的营销负担,扩大影响力。很多医院都拥有自己的网站,提供的医疗服务主要有:远程会诊、远程咨询、远程医疗、远程购药、远程挂号等。

（三）定点医疗

定点医院是指经统筹地区劳动保障行政部门审查,且与医疗保险经办机构签订协议,并经社会保险经办机构确定的,为城镇职工基本医疗保险参保人员提供医疗服务,并承担相应责任的医院。由于医疗保险方面的原因,医疗保险机构往往会规定限制投保人员到其指定的医院就医,否则不予认可或付费,因此医院争取成为医疗保险的定点医院除了能增加服务对象的范围外,还具有建立零层营销渠道的重要作用。医疗保险业的发展将会促进医疗保险机构的发展,医院要争取成为多家保险机构的定点医院,开通与各个保险机构和被保险人的医疗服务营销渠道,并缩短其渠道的长度,使保险机构成为医院的营销机构,这是医疗服务在市场经济环境下渠道策略的重要组成部分。

（四）医疗服务预定

这是市场经济体制下迅速发展的一种模式,常见的有两种:一种是企业或集团对医疗服务实行集中招标,通过招投标的方式集体选定该团体人群的医疗服务定点机构,并与医院签订医疗服务预订协议或合同。例如,南京市的10多家大中型企业1999年就采用招标的形式分别选定了各企业职工的定点医院。这些企业与被确定的定点医院签订医疗服务协议书,中标的医院通过竞争开通了医院与企业的直接通道,并与企业建立了稳定的零层渠道医疗服务供销体系。别一种是医院主动与某企业签订健康相关服务协议,通过协议预订该企业团体的健康相关服务项目,并直接开通医院与该团体的营销渠道。

（五）巡回医疗

巡回医疗是指医院主动组织医疗服务技术人员直接到医疗消费者生活、工作、休息的地方和需要的时候巡回出诊。巡回医疗又叫移动医院,实行送医送药上门服务。它可以缩短医疗消费者与医院之间的距离,以最方便、最快捷的方式满足部分人群的医疗服务需求,表现形式有组织巡回医疗队、巡回救护队、家庭病床、家庭医生、免费接送等。

医院公益活动

莆田市中医医院定期与不定期开展健康讲座、义诊、巡回医疗活动。以莆田市武警支队为例,医院高度重视医疗巡回保障服务工作,多次指派医疗小组到支队进行巡回医疗,指导卫生防病,开展训练伤防治、健康教育讲座等活动。

①医院每季派出3～5名专家组成的医疗小分队到支队开展专家会诊、临床诊疗、专题讲座等工作;每年派出专家随支队卫生队深入部队覆盖式巡诊1次,开展健康宣讲、防病指导、心理咨询、医疗服务等活动,及时了解官兵健康状况,做好防病工作。

②与支队卫生队共同研究制订详细的进修培训计划,每年接收支队卫生人员进修、培训,对卫生队在技术方面给予大力支持。

③建立转送绿色通道,在门诊、挂号、收费处设立"军人优先"标牌,支队官兵凭有效证件

给予优先,挂号费、门诊诊疗费、检查费、药材费、床位费等费用给予适当优惠

④对支队年度健康体检工作给予大力支持,体检内容按武警福建省总队年度体检工作的通知要求制定。通过给官兵进行健康体检,及时了解官兵们的身体状况,让他们能够以更加饱满的精神和身体状态投入训练当中。

2018 年 12 月 7 日,武警支队卫生队队长授予莆田市中医医院"同心同德共建军民融合仁心仁术保障官兵健康"锦旗。

(资料来源:莆田市中医医院)

二、间接渠道

(一)单层渠道

事实上,在医疗服务营销管理过程中,一部分医疗消费者最终就医的医院并不是自己的初诊机构,而是由首诊机构推荐或转诊的医院。由此看来,医院不是孤立存在的,而是相互依存的,特别是不同等级的医院、专科医院与综合性医院之间的依存关系成了医院服务营销渠道的重要类型。任何一家医院都必须对此有充分的认识,即不同等级的医院之间既存在竞争,但更多的是相互依存;相同等级的医院之间,竞争是其主要表现形式。

单层渠道,是医院之间的互相转诊渠道,是指一个医院与多个不同等级医院之间的双向转诊关系。单层渠道又称为医疗服务代销渠道。特别是综合性医院、高等级医院和专科医院应同时与多家低等级的医院或社区医疗服务站开通这种单层营销渠道,建立双向互动关系。而处于较低等级的医院也应与较高等级的医院建立转诊(包括技术支持)渠道。

基层医院或诊所是医院渠道的卖场,它同企业产品营销的终端卖场有相似的地方,也有更多的不同。相同的地方是他们都是企业直接接触客户的场所,他们手中都掌握着基层的客户资源,这些客户资源是医院的宝贵财富。不同的地方主要有两个方面。首先,基层医院和诊所不是医疗服务产品的终端卖场,但是,却是医院医疗服务产品的推广、宣传基地。医院的医疗服务产品受到其产品自身特点的限制,不可拿到基层医院和诊所去现场展示和直接交易。因此,医院要同客户发生交易,就必须将客户拉到医院来,在医疗服务产品的生产地进行现场生产和现场交易。其次,一般产品的营销是一种向外、向内、向基层卖场的推力,医院营销是一种向内、向产品生产场所、向上的拉力。造成这种不同的根本原因是交易场所的倒置。这也给医院营销带来更大困难,这根无形的管道距离愈长,医疗消费者在从终端到医院的途中叛逃的可能性愈大。也就是说,即使是在终端已经说服了的客户,在未到达医院之前,都有可能另选其他医院,以至于不能同既定的医院发生交易,医院就损失了客户资源。医院也注意到这种情况,因此,很多医院都纷纷制定免费接送的策略,所谓免费接送,其实就是为了避免客户在途中叛逃到其竞争对手那里去,杜绝客户资源的流失。

建立广泛的单层渠道是医疗服务营销的重要渠道策略之一,怎样建立单层渠道,是实施单层渠道策略的重要内容,通常有多种方法。

1. 与渠道内的医院建立互信关系并签订合作协议,即双向转诊协议

当低等级医院在诊治过程中发现有医疗消费者需要转诊到高等级或专科医院就医时,

172

由低等级医院将医疗消费者转移到高等级医院或专科医院诊治,高等级医院或专科医院及时为其办理转接手续并提供便利;当高等级医院或专科医院在诊疗过程中发现有医疗消费者需要转诊到低等级医院就医时,由高等级医院将医疗消费者转移到低等级医院,低等级医院及时为其办理转接手续,并提供便利;低等级医院在特殊情况下,需要高等级医院给予技术支持时,高等级医院应无条件有偿给予支持。美国纽约的综合性医院与社区医院之间的合作方式就是一个典型的案例。

2. 使低等级医院和诊所同高等级或专科医院一起成长

高等级医院或专科医院为低等级医院培训相关技术人才,通过对低等级医院的人才培训,使低等级医院的技术人员了解高等级医院或专科医院的技术优势与技术能力。较低等级医院的被培训人员,当在工作中发现有疑难杂症时,能及时有目标地转移医疗消费者到某高级医院就医,使低等级医院成为高等级医院最有实效的营销机构。医院给低等级医院免费进修的指标,能够到医院来进修的尽可能都安排到医院来进修。低等级医院和诊所的医务人员到医院进修时,加深了对医院的了解,做营销宣传时能够准确地向客户介绍医院的特色和技术专长。另外,进修人员同带教老师之间通过技术转授会建立起一种十分牢固的情感纽带,从而加深低等级医院同高等级医院之间的情感连接。

3. 在单层渠道的医院之间建立合理的利益分享方案

通过合理的利益分享方案,使渠道内的医院有合理的利益分配机制,并以利益为纽带,保证医院之间的互利互惠和稳定协调。

4. 高等级医院在尽可能的情况下,定期派专家深入低等级医院去义诊

义诊的目的是直接给低等级医院予技术支持,实地进行传帮带。从表面看来,这是对低等级医院的无偿支持,而实际上是医院在基层开辟一个自我宣传的场所。通过支援低等级医院,给低等级医院和自己的医院带来双赢。

(二)多层渠道

多层渠道是指医疗消费者通过多个医院的转诊才到某医院,某医院才能为其提供医疗服务的一种类型。这里的多个医院与某医院之间往往建立有不同类型的网络协作关系。

1. 纵向转诊

纵向转诊即在各个不同等级的医院之间开展的医疗消费者双向转诊,如一级医院发现疑难病症向二级或三级医院转移,二级医院发现疑难病症向三级医院转移,三级医院发现康复期病例向一、二级医院转移。

2. 横向转诊

横向转诊指在同级别医院或专科医院与综合性医院之间通常通过多种形式建立协作关系,甚至是组建医院集团或形成网络,有需要转诊的病例相互进行转诊,包括医务人员的会诊活动也是如此。

3. 医院与保险机构的协作

随着社会保障制度的逐步完善,医院与其他部门的联系,包括与其他组织的协作和联系日益加强,通过与这些部门的协作,可以扩大服务渠道,特别是急救和事故所致人员伤亡的救治。在部分地区还需要与企业、工会或某团体开展协作与联系。例如,主动向某企业或团体提供相关医疗服务,对职工开展健康体检等,这其中医院与保险机构之间的协作越来越重要。医院成为市场主体后,医疗服务要由医院自身去拓展和开辟渠道,再也不可能只靠单纯的坐堂行医模式了,而是需要开辟各种渠道与人群和有关机构发生联系,特别是与各类保险机构的协作和联系。

三、垂直营销渠道

垂直渠道策略主要包括网络协作、组建医疗集团、建立连锁医院等。

(一)网络协作

建立垂直营销渠道的第一种模式是网络协作,又称为技术支持,包括医疗设备、检测设备和在医疗过程中医疗技术人员有偿服务、出诊等,这种模式可以达到"引滦入京"的目的。

建立垂直营销渠道除了和低等级的医院合作之外,还可以选择与一些服务于医疗消费者的企业合作。

1. 医疗中介机构

医疗中介机构是服务于医疗消费者的,是在医疗消费者与医院之间起到桥梁作用的服务机构。医疗中介机构提供的服务是多方位的,但其核心业务就是为医疗消费者提供顾问服务,根据医疗消费者的个人实际情况及其需求,选择最恰当的医院和医护人员为其服务。医疗中介机构的服务对象没有地域和空间的限制,这使得医疗服务中介机构所服务的医院的服务半径大大提高。

2. 健康管理公司

健康管理公司不属于医院,虽然一些健康管理公司也开设体检科,甚至提供健康干预服务,但更多的健康管理公司并不提供医疗服务,而是独立地开展健康体检、健康管理和健康干预服务。与健康管理公司建立合作,一方面可以接收他们在体检中发现的医疗消费者资源,同时还可以接收他们无法完成的很多专业性非常强的检验、检查,通过体检中心送检标本,为体检中心承担部分特殊检验工作,从而分享其客户资源、分销医疗服务项目。

(二)组建医院集团

建立纵向营销渠道的第二种模式是组建医院集团。集团的发起者往往是等级较高的医院或专科医院,而其他成员则是等级较低的医院或诊所,集团的内部仅仅是技术与经济关系,而没有直接行政隶属关系,集团内的成员都是相对独立的社会法人实体。例如北京朝阳医院集团,就是"京城的第一艘医疗航母",该医院由北京的多家医院组成;又如,瑞金医院与卢湾区中心医院、市政医院、闵行区中心医院、台州市中心医院签订了合作、合并协议,组建了瑞金医院集团,在集团内部的医院之间均建立了双向转诊关系。

(三)建立连锁医院

这种类型多是高等级医院或专科医院以自己的医疗服务技术、设备、专利药品、品牌等作为合作的基础或条件与低等级医院合作。例如与低等级医院联办某专科、共同投资某个项目等。利用合作对象已经建立的渠道,把协作医院的营销渠道变成高等级医院的营销渠道,从而达到拓展营销渠道的目的。这种模式属于连锁经营,各家合作医院可以分为连锁门店,常见的表现形式如:

1. 高等级医院或专科医院与较低等级的医院联办合办某专科或某服务项目

陕西省汉中市三二〇一医院与汉中美康康复医院进行医养融合技术合作联合办医,双方就医养结合、养老服务产业建立深度合作机制,共同举办三二〇一医院美康分院,双方将发挥各自人才、技术、服务、品牌、管理、资金优势,共建高品质的医养结合、养老服务机构。

2. 高等级医院或专科医院把较低等级的医院作为参股医院

例如,四川省德阳市腹腔镜治疗中心就是以腹腔镜作为投资项目,与全国数十家医院联办了腹腔镜治疗胆结石项目,通过这个项目的联办和投资,该腹腔镜治疗中心把数十家医院的营销渠道变成了自己的营销渠道,拓展了市场的空间。

3. 生产企业利用设备和技术与多家医院协作,使所有协作的医院形成了连锁医院

例如,深圳市双环灵顿科技发展有限公司是一家从事大型肿瘤放射治疗设备中子刀生产的高科技公司,该公司在全国各地联合当地医院投资建立大型灵顿肿瘤治疗中心,目前在国内已建立多个灵顿肿瘤治疗中心或肿瘤医院,正在形成一个国际化的肿瘤治疗网络。

建立连锁医院,除了前面三种模式外,还可以通过组建行业协会、专业学会、学术团体的力量,凝聚相关医院,确立自身医院的主导地位和影响力,并通过这个影响力去影响相关技术人员和医院,使其主动、自愿成为合作伙伴,建立双向转诊的关系,达到开辟营销渠道的目标。例如,广东三九脑科医院就创建了亚洲神经学科研究会,并通过此来扩展渠道。

四、水平营销系统

水平渠道策略又称为平行渠道,是指两个或两个以上相同类型、相同等级的医院自愿建立短期或长期合作关系,共同抓住新出现的市场营销机会以占领市场的一种合作类型。

建立水平渠道的原因有多个方面:①可能由于担心医院无力单独积聚经营某项医疗服务所必须具备的巨额资金;②可能由于风险太大不愿意单独冒险;③可能由于单个医院没有掌握该项目的全套技术或设施;④可能由于期望能带来更大的协同效应。

同等级或同类型的医院之间天生就是竞争对手,并且可能始终都处于激烈的竞争中。并不是在任何竞争对手之间都可以协作,这是不容争辩的事实,但是在众多的竞争对手中,特别是在不同地区或不同类型的医院间,因为某种利益或上述的某种原因建立水平营销渠道是完全有可能的,特别是跨地区的同等级或同类型医院之间和同地区不同类型医院之间,这种合作有利于借助盟友的力量来扩大自身的优势,同时建立同盟,可对同地区其他竞争者形成压力和构成威胁。

在现实社会中,经常可以见到各种类型的水平渠道合作案例。在地区与地区间,许多友好地区或友好城市就这样建立起来。对医院来说,它们完全可以采取医院与医院、医院与大学、医院与研究所之间建立不同类型的合作关系,如开展某项目需要投资两种大型设备,甲医院投资 A 种设备,乙医院投资 B 种设施,当甲医院需要 B 种设施支持时,乙医院给予甲医院 B 种设施的有偿支持,因而甲乙医院均能开展某种医疗服务,如果他们身处不同地区,或在同一地区该项目的竞争实力均强于其他竞争者,就达到了携手并进、共同获益的目的。

在医疗技术方面,同样可以采取这一策略发挥协作医院已有的技术优势来共同开发新的服务项目。

医疗服务流向如同物质流、信息流、资金流一样有多种渠道,医疗服务具有不可存储性、时间性等特殊性。一家医院需要建立何种营销渠道,或以何种营销渠道为主,以及采取哪些渠道策略,要根据医院的产品类型或医院的条件而定,一般可能有一个统一的模式,可能是多种渠道并存,也可能是只建立某几种营销渠道。医院要根据竞争环境的不断变化,采取措施调整营销渠道的种类和长度,不断开辟新的营销渠道,保证医疗服务的销路畅通。

第三节　医院营销渠道合作、冲突与竞争

医疗服务产品的营销渠道不同于实体商品的渠道相互独立并行,相反,医疗服务产品的营销渠道一般都存在着交叉和重复。医院营销渠道有多种类型,多个渠道之间因为利益的驱使都存在不同程度的合作、冲突和竞争。

一、渠道合作

渠道合作是同一渠道中各成员之间的通常行为,因为渠道是不同机构(或机构与个人)为了相互利益而结成的联盟。成员之间相互取长补短,各取所需,相得益彰。对于每一家医院来说,这种合作关系所带来的利益比各行其是要大得多。

二、渠道冲突

从系统论的观点分析,渠道内成员的合作是利大于弊,然而每个渠道系统内发生渠道冲突是难以避免的,也是必然的。这种冲突可以分为两种类型。

(一)水平渠道冲突

所谓水平渠道冲突,是指同一渠道层次中各个机构之间的冲突。如在纵向渠道中,高等级医院可能同时与 A、B、C、D 等多家较低等级医院联办同一个合作项目(建立了多个连锁医院),而某些医院可能指控其他连锁医院服务质量不高,甚至诊疗方法不当,损害了公众对高等级医院的整体形象。在发生水平渠道冲突的情况下,渠道的领导者应该担当责任,指定明确可行的政策,采取果断的措施来减轻或控制这种冲突。在水平渠道中,特别是零层渠道中的不同保险机构之间,因为医疗保险理赔等原因发生冲突时,医院的营销部门要及时调查分析冲突原因,协调处理,不能让冲突影响到医疗消费者的行为,更不能因为冲突导致医疗消费者的利益受损。

(二)纵向(垂直)渠道冲突

所谓垂直渠道冲突,是指同一渠道系统各个层次间的利益冲突,包括双方违约等,这种冲突比较普遍,如某高等级医院与较低等级医院建立协作关系后,可能因为经营过程中双方利益分配不合理而发生冲突,也可能因为高等级医院没有按照协议为协作医院培训人才,或在协作医院申请派人出诊时未派人出诊,等等,这些冲突发生时,渠道的主导者可以采取以下办法:由渠道的领导者制定出整个系统的总体目标,使每个成员都能获得利益,总体目标应包括降低渠道的总成本,改进系统的信息流程,使各种信息能及时传递与沟通;建立管理机构和协调机制,鼓励渠道成员积极参与,并协助解决冲突;定期召集渠道成员举行联席会

议,并通报渠道运营情况,沟通有关信息。

渠道冲突还包括不同渠道之间的冲突,如水平渠道与垂直渠道之间的冲突、单层渠道与多层渠道之间的冲突,这些冲突都是医院采取复合渠道策略时客观存在的,每家医院的营销管理部门都要及时发现并处理这些问题。

三、渠道竞争

渠道竞争是渠道关系中的另一个现象,它是指各医院间、各系统间为了实现相同目标而进行的正常竞争。渠道竞争可分为水平渠道竞争和渠道系统竞争。水平渠道竞争是指同一个渠道层次的各家医院,如连锁医院为了争夺同一目标市场而进行的竞争,这种竞争可以让医疗消费者在就医地点和价格方面享有充分的选择,因而是有益的。渠道系统竞争是指各个渠道系统之间为了争夺同一目标市场而进行的竞争,这种竞争对医院的扩大经营也是有益的,医院的营销管理者要对这些渠道系统进行动态评估,以利于在渠道策略中做出及时、准确的选择和重新设计。

案例

强到摆脱产业周期,这家公司永远 18 岁

爱尔眼科成立于 2003 年,2009 年在创业板上市,是中国首家 A 股 IPO 的医疗服务公司。截至 2017 年 11 月,爱尔眼科旗下已有 200 余家医院,覆盖全国医保人口超过 70%,年门诊量超过 400 万人。并且,在美国、欧洲国家,也开设了 80 余家眼科医院。

爱尔眼科的商业模式主要是分级连锁机制和人才培养体系体制,加上近年来盛行的合伙人模式,这三大块构成了爱尔眼科强大的"护城河"。爱尔之所以能够在近几年愈战愈勇,加速度成长,跟它的"分级连锁＋并购基金"战略有着密切关系。

中国的医疗难题,有一个解不开的结:医疗消费者居住地和优质医疗资源的巨大区域不平衡。一方面,70% 以上的人口都集中在三四线以下的地级县市,另一方面,90% 以上的优质医疗资源都集中在一二线中心城市。正是这个矛盾,导致了老百姓"看病难"的问题。传统的医疗体制,是很难解决这个矛盾的,但爱尔可以,这个办法就是品牌分级连锁机制。

从中心城市医院—省会医院—地级市医院—县级医院,都建立起爱尔的连锁机构,满足不同医疗消费者的需求。

第一级为中心城市医院,主要解决疑难杂症,并且作为科研学术中心,提高品牌影响力。

第二级为省会城市医院,可以开展全眼科服务,向下收治三级医院转诊的重症、疑难杂症医疗消费者,同时向上转诊,承上启下。

第三级为各地市的医院,开展常规眼科业务,同时向上级医院转诊。

第四级为县级医院,开展基础眼健康服务,并向上级医院输送手术医疗消费者,促进品牌在基层的渗透。

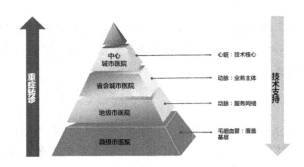

每一层之间,上级医院对下级可以进行支援和定期培训,下级医院又可以通过低成本为上级医院获取客户,让整体运营效率得以优化。

这套体系一打出来,更加让那些单打独斗的眼科医院失去了抗衡的资本,只能沦为被收编的对象。

还有一个绝招,就是与之配套的并购基金。

2014年起,爱尔眼科陆续设立了爱尔东方合伙并购基金等4家专职投资眼科医院的并购基金。

爱尔对体外医院注入体内,采取"成熟一家收购一家"的模式,先以并购基金在体外投资眼科医院并度过孵化期,等医院实现盈利后,逐步分批从并购基金注入上市公司。

效果是非常明显的。

2009—2013年这段时间,爱尔平均每年新开设门店数仅为6家,并购基金设立之后,2014—2016年新开门店数年均达34家。扩张效率骤然加快。

医院名称	成立时间	连锁规模	连锁布局
爱尔眼科	2003年	200+	全国连锁
华厦眼科	1997年	约50家	福建、北京、上海、重庆、深圳、江苏、浙江、广东、山东、湖北、安徽、贵州、四川
普瑞眼科	2005年	14	北京、上海、重庆、成都、武汉、昆明、兰州、合肥、郑州、南昌、乌鲁木齐、哈尔滨、济南、西安
新视界眼科	2004年	12	上海、重庆、成都、南昌、郑州、青岛、济南、合肥、呼和浩特、西安、沈阳、无锡
爱瑞阳光眼科	2008年	12	重庆、四川
何氏眼科	1995年	7	沈阳、大连、葫芦岛、锦州、铁岭、营口、盘锦
艾格眼科	2003年	6	武汉、鄂州

目前,爱尔的中心城市和省会医院布局基本已经完成了,接下来的重点,主要为地县级医院网络的建设。

按照爱尔的规划,到2020年年底要建设200家地级市医院、1000家县级医院,覆盖10亿以上人口,让基层百姓能够就近看病。

目前的爱尔眼科,跟排名第二的竞争对手比起来,规模差距已是其4倍之多,绝对领先。

眼科作为技术驱动的行业,规模上能取得竞争优势的前提必然是技术领先,而人才则是技术的基础。

我们看看爱尔的人才库。

首先是全职眼科医生的数量,有3000多名,为全国最多。

2013年,爱尔跟中南大学合作共建了"中南大学爱尔眼科学院",聘请了中科院杨雄里院士、苏国辉院士、德国图宾根眼科研究所 Frank Schaeffel 教授、香港中文大学彭智培教授、中华医学会眼科学分会前主任委员王宁利教授等一批知名专家教授。

　　有没有一种跟阿里组建的"达摩院"类似的感觉?!

　　这两年,爱尔陆续开展全球并购,陆续收购了中国香港地区的亚洲医疗、美国的 AW Healthcare Management、欧洲的 Clinica Baviera 等一系列高端眼科机构。

　　目的,其实主要不是当地的市场,而是吸纳全球最好的眼科人才和技术能力。

　　这个世界级眼科平台一旦搭建起来,基本上就是处于无人匹敌的地位。

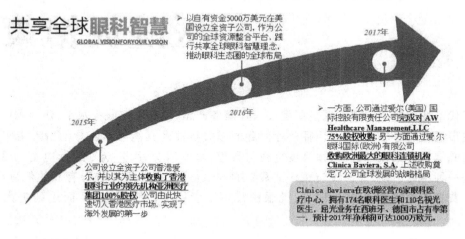

（资料来源:网络,网址:http://www.360doc.com/content/17/1221/13/50109039_715059185.shtml,有所删减）

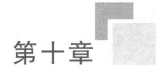

第十章
医院促销策略

现代市场营销不仅要求医院要发展医疗服务产品、提高医疗服务水平,还要求医院要控制其在市场上的形象,设计并传播医疗服务的相关特性及其能够给医疗消费者带来的利益等方面的信息。因此,医院必须高度重视与渠道、医疗消费者、公众等进行沟通。促销实际上就是一种沟通活动,即医院与医疗消费者的沟通,通过多种媒介进行有效的信息沟通,向医疗消费者传递医院的服务信息,说服医疗消费者购买医疗服务,从而达到扩大市场的目的。

第一节　医院促销组合

促销组合是指医院根据促销的需要,对广告、销售促进、推销与公共关系等各种促销方式进行适当选择和综合编配。医院运用促销组合来接触医疗消费者及各种公众;医疗消费者彼此之间、消费者与其他公众之间则进行口碑传播;同时,各群体也对其他群体进行沟通反馈。

一、促销组合的构成

促销组合的构成要素可从广义和狭义两个角度来考察。广义上,市场营销组合中的各个因素都可归入促销组合,诸如产品的式样、包装的颜色与外观、价格等都传播了某些信息。狭义上,促销组合只包括具有沟通性质的促销工具,主要包括各种形式的广告、包装、展销会、购买现场陈列、销售辅助物(目录、说明书、视频等)、劝诱工具(竞赛、赠品、抽奖、样品试用)、公共关系等。

二、促销组合的分配

医院在制定促销战略时,首先会遇到两个主要问题:一是如何在众多的促销工具之间分配投资;二是在什么场合下加大促销投入。

(一)营销组合因素之间的投入分配

医院在制定促销战略之前,需估计用于促销的支出是否比用于新产品开发、降低价格、改进分销渠道等方面的效益更好。如果是否定的,那么促销支出就不能太多。事实上,增加医疗服务新产品开发、降低医疗价格、改进医疗分销渠道等方面的费用支出,一定程度上都会使医疗消费者在心目中认为可得到更多的实在价值,从而使之产生实惠感。然而,促销也是医院必须进行的市场营销活动之一,通过促销可以帮助医疗消费者认识医疗服务产品、认识医院品牌,进而影响其消费选择,并且由于促销的影响,医疗消费者购买后心理上的满足感也会增强。从这个意义上讲,促销也是一种实在价值的创造过程。所以对一个现代医院来讲,问题不在于医院是否应进行促销活动,而在于应花多少资源来进行促销活动。

(二)加大促销投入的力度

一般来讲,在下述情况下,促销活动会比其他营销活动具有更大的作用,因而在下列情况下企业应适当多投资。

①新建的医院或医院刚刚进入一个新的市场的时候,医疗消费者对医院不熟悉、不了解,这时候需要大规模地开展促销活动。

②目标市场上的医院竞争激烈的时候,医院有意在医疗消费者心理上造成差异印象的时候,应大规模地开展促销活动,多投资金,多采取措施。

③在医疗服务产品生命周期的导入期应多采取促销策略,因为在这一阶段,医疗消费者对产品及其优势还不熟悉,不敢轻易尝试,需要医院进行大规模的促销活动来介绍医疗服务产品并引起医疗消费者的兴趣。

三、促销资源和促销目标

确定最佳促销组合,尚需考虑促销资源和促销目标。不同的促销组合策略,其成本效益会有所不同。人员推销要考虑医院现有人力资源的状况,广告需要庞大的预算,销售促进需要考虑项目的边际毛利空间,而公共关系则需要相当的社会资源。在促进医疗消费者对企业及其医疗服务产品的了解方面,广告的成本效益最好,人员推销次之。广告、销售促进在建立医院知名度方面要比人员推销的效果要好得多。医疗消费者对医院及其医疗服务产品的信任度,很大程度上受人员推销的影响,其次才是广告。新建的医院或民营医院刚刚进入一个新的市场的时候,往往需要采取广告的促销方式来短时间内增加其知名度;比较成熟的医院通常利用公共关系的促销方式来提升医院的形象。旨在建立医院营销渠道,一般采取人员推销的方式比较合理,因为可以当场获得信息反馈,也比较容易评估促销的效果。而销售促进则更适用于对医疗消费者的医疗健康体检服务。所有促销目标都靠一种促销工具去实现是不切实际的,不同的促销组合策略用于不同的促销目标。

四、促销组合的新趋势:整合营销传播

整合营销是一种对各种营销工具和手段的系统化结合,根据环境进行即时性的动态修正,以使交换双方在交互中实现价值增值的营销理念与方法。美国市场营销学教授唐·舒尔茨(Don Schultz)认为整合营销传播的核心思想是:以整合企业内外部所有资源为手段,

再造企业的生产行为与市场行为,充分调动一切积极因素以实现企业统一的传播目标。整合营销传播强调与顾客进行多方面的接触,并通过接触点向消费者传播一致的清晰的企业形象。

整合就是把各种独立的营销综合成一个整体,以产生协同效应。这些独立的营销工作包括广告、直接营销、销售促进、人员推销、包装、事件、赞助、客户服务等。战略性地审视整合营销体系、行业、产品及客户,从而制定出符合企业实际情况的整合营销策略。每一种传播手段都有其独特的价值,怎样综合运用,并结合医院自身的其他资源,就是整合营销传播需要研究的课题。

对医院来说,实施整合营销传播可收到如下效果:

1. 整合传播工具

整合营销传播可以使医院的广告、促销、直销、公关等所有的营销活动及其传播程序都具有整合感。这种独特的价值体现,可以使包括医疗消费者、医护人员、医院投资者、竞争对手、社区、大众媒体、政府机构、各种社会团体等在内的利益相关者更容易理解医院信息,更便于医院与利益相关者沟通。

2. 优化传播效果

整合营销传播是一种经济合理地运用营销手段或营销传播费用的有效方法。适当地减少或整合若干种传播工具,医院的组织效率、业务能力和竞争实力都会得到明显改善,从而以较少的营销传播费用取得更好的传播效果。

3. 减少交易费用

减少交易费用的最合理和最持久的方法应该是过程的整合。借助完善的整合营销传播活动,可使所有利益相关者的交易费用切实有效地降低。

4. 聚焦目标医疗消费者

整合营销传播就是通过市场营销活动,使医院与利益相关者的沟通更有效率,这意味着把包括广告、推销、宣传、公关等在内的所有营销活动和传播活动的焦点尽可能定位于目标消费者。当医院营销者和医疗消费者能够互相理解、密切合作时,就可以说营销和营销传播完全整合了。

第二节 医院人员推销

人员推销是最传统的,也是最不可或缺的促销方式。企业进行人员推销决策时,要制定销售队伍的组织结构、人员规模和职责等。另外,销售人员也是企业的资源和财富,如果由企业花费很多时间和金钱培养起来的优秀销售人员因故离开了该企业,将会给企业造成巨大损失。因此,企业还必须加强对销售人员的管理,如招聘、培训、激励、考评等。

由于医疗服务的特点和性质,直接聘请营销人员进行人员推销策略运用得比较少,医院主要通过建立品牌和稳定的转诊关系,增加定点医疗单位等形式来稳定医疗服务顾客,医院的营销人员也并非直接销售医疗服务产品,他们的主要任务是建立医疗服务的营销渠道。这并不意味着医院没有用到人员推销的策略,相反,人员推销对医院的发展有着重要的作用。

一、医院全员营销

全员营销即企业所有员工对企业的"产品、价格、渠道、促销"(product、price、place、promotion,4P)和"需求、成本、便利、服务"(customer、cost、convenience、communication,4C)等可控因素进行互相配合,选取最佳组合以满足顾客的各项需求(即指营销手段的整合性);同时全体员工应以营销部门为核心,研发、生产、财务、行政、物流等各部门统一以市场为中心,以顾客为导向,进行营销管理(营销主体的整合性)。所有员工关注或参加企业的整个营销活动的分析、规划和控制,尽量为顾客创造最大的让渡价值,使顾客满意度最大化,使公司从中获得市场竞争力,以从中获得长期利润及长远发展。

(一)全员营销的内涵

人人营销、事事营销、时时营销、处处营销、内部营销、外部营销……营销的本质是"服务",创造"好感",是"创造并传播影响力",影响他人的"思想和行为"。营销是一系列的"过程"组成的,是一系列的"活动"组成的。营销,就是要做一系列的事情,影响他人的观念和行为,以达到推广商品和服务的目的。

据有关资料分析,保持顾客比赢得顾客更重要。开发一个新顾客的投入是老客户的5～8倍,在90%以上的医院中,60%的利润是由忠实的老医疗消费者带来的。在每个医生的从医经历中,都会有不少的"熟病人""老患者""回头客",这类医疗消费者的多寡,对医生的个人发展及医院都有重要作用。一个医生的医疗消费者的多寡,不全为医术所左右。同等技术下,一个平易近人、善于与医疗消费者沟通的医生,显然会给医疗消费者更好的感受,会得到医疗消费者更好的配合,会得到医疗消费者更多的信赖。同时,无论是专题演讲、义诊、科普讲座等面对普通医疗消费者的营销活动,还是病例讨论、学术研讨、专业培训等面对同行的营销活动,都只能以医务人员为主,由此可见医务人员在营销活动中的重要性。如果医生在注重专业知识的同时,也能自觉加强对沟通技巧、医疗消费者心理、医疗消费者需求的研究和学习,医院也多提供此方面的培训,使医生营销自己的能力得到提高,在日常工作中注重、善于营销自己,那么,医院也会赢得更多的青睐。在对医院部分科室医疗消费者来源的调查统计中发现:由医院员工熟人介绍来的医疗消费者达1/3。中国人的就医行为中,一直有找熟人的习惯,医院的员工和他们的亲朋好友,构成了一个极其庞大的社会网络,若能发挥好广大职工转诊节点的作用,将会给医院带来更多的病源。

(二)医院全员营销的要素

对医院而言,所有员工必须首先知晓医院的服务理念、发展战略、特色科室和一切能满足医疗消费者需求的医疗服务产品;同时,全体员工在严格做好本职工作的同时,应关注或参加医院的整体营销活动分析、规划和控制,尽量为医疗消费者创造最大的需求价值,使医疗消费者满意度最大化,使医院从中获得市场竞争力,以从中获得长远的发展。

1.树立全员营销观念

医院全员营销观念很重要,各科室要使员工从观念上重视起来。要在平时的例会当中不断宣传,让员工从心理到实际行动都要"全员营销"。例如,自媒体时代的今天,医院的内务人员也可以开微信,宣传自家医院的优势项目。不需要学习很多的医疗专业知识,但是如果将每篇微信文章和图片都绑定医院微信公众平台的推广和宣传,坚持下来也会有不小的收获。

2. 强化全员营销意识

(1)自觉关注和了解医院特色产品的意识

医院的特色产品主要包括特色医疗、特色服务、就医流程、医疗价格等。作为营销主体,必须清楚医院的产品;了解各科室的特色医疗和服务;清楚"产品"的目标定位,它吸引的是哪类或哪几类消费群体,这样的消费群体消费实力如何,易于接受怎样的价格;理解医院的就诊流程及价格优势等。因为只有这样,医院的全体员工才能最大化为医疗消费者提供消费的便利性,有了主动挖掘和推介医院的素材,以此采取促进医疗消费的各种手段,调动一切能量资源推动终端销售额的提高,以服务推动医疗消费者的消费附加值,这样能最大化吸引医疗消费者以提高销售量。

(2)必须树立工作的本身就在营销的意识

一件习以为常的小事却蕴含着朴素的营销哲理,体现个人的素质和做人风格。也许医生护士的一个微笑、一次耐心的解释,医疗消费者会永久感念,但如果医生护士不在意或者粗心而忽略了医疗消费者的要求,医疗消费者也会永久地"记住"医院和医务人员,由此带来的负面效应却是巨大的。

医疗消费者在就诊的过程中,难免与相关的部门进行协作、交流、互动,这就给医院推行全员营销提供了机会。医院要充分利用这个便利条件,既要做好本职工作,体现医院较高的服务品质,同时,主动出击,适时适量地做一些营销工作,往往会收到比较好的营销效果。

3. 不断规范、充实"全员营销"项目

医院全员营销的内容,刚开始时,可能只是个概念,没有多少实质的内容,但在观念建立起来后,全员营销的内容将会不断地被充实和完善。例如,电话接线员做的就是电话营销,导医做的是服务营销,网络维护员做的是网络营销,最终使整个医院成为一个有强战斗力的营销整体。

4. 提升员工的专业程度

做任何工作,首先得做成专才,然后才有可能取得成功。对参与全员营销的所有员工来讲,也需要做成专才,才能在这样一个营销会战中取得成功。绝大多数的医疗消费者对医学知识知之甚少,他们只好把对医疗质量和医疗安全的期待诉之于医院专业服务人员,特别是在技术含量高、自己失去自觉决策能力的项目上,他们只能无奈地将决策权托付于专业人员。专业人员营销有着营销人员不可企求的特殊效果,这是他们的岗位和技术威望赋予的便利。因此,医院的员工要不断地提升自己的专业程度,来提高医疗消费者对医院的信任度。

5. 完善激励机制,有奖有罚,全面促进医院全员营销的落实

良好的激励机制和措施是医院全员营销的重要推力和决定因素,很多医院在推动全员营销时,往往感觉推动乏力或是缺乏效果,这其实除了领导层的重视程度和员工执行力不够等因素外,最重要的就是激励机制的不完善和落实不到位。比如说,医院可以公开表扬员工,每月评选优秀服务明星等。建设完备的服务团队是展开有效营销工作的根本。但是在很多医院里,全员营销被简化成了全体人员做营销,医院给全体员工规定销售或营销指标,完不成指标,就对员工进行处罚。这种变了味的全员营销成为员工牢骚满腹、怨声载道的全

"怨"营销。

医院全员营销不仅仅强调医院全体员工积极参与,更主要的是要在医院内部树立市场观念和以医疗消费者为中心的观念,形成自觉营销的意识,将营销融入医院服务的全部工作流程。此外,全员营销还得有激励措施相配套,才能保证全院营销工作长期有效地开展。

二、医疗消费者的口碑营销

菲利普·科特勒将 21 世纪的口碑传播定义为:由生产者以外的个人通过明示或暗示的方法,不经过第三方处理、加工,传递关于某一特定或某一种类的产品、品牌、厂商、销售者,以及能够使人联想到上述对象的任何组织或个人信息,从而导致受众获得信息、改变态度,甚至影响购买行为的一种双向互动传播行为。口碑的源头一定是光顾过医院产品和服务的医疗消费者,他们代表的是最真实和最可信的营销信息。在激烈的医疗市场竞争中,医院越来越重视口碑营销,口碑是医院营销最行之有效的手段。

(一)口碑营销的优势

与广告相比,医疗消费者的口碑传播具有以下明显的优势。

1. 宣传费用低

口碑就是众人口头上称颂的,网络时代更多指人们对医院的医技实力或医院服务的看法。口碑不仅带动了医院的市场份额,同时也为医院的长期发展节省了大量的广告宣传费用。一家医院如果拥有了良好的口碑,人们就会不经意间对其进行主动传播。口碑营销的成本主要集中于教育和刺激小部分传播样本人群上,因此成本比面对大众人群的其他广告形式要低得多,效果也往往更好。一般而言,在今天信息更充分的互联网时代,靠广告推广医院已经越来越难,成本也越来越高,性价比远远不如口碑传播。

2. 可信度高

在当今社会,人们每年都会不可避免地接触到各类广告,这其中一些有用的信息可以为消费者创造价值,极大地节省人们的时间和精力,而一些垃圾信息不但会浪费时间,还可能存在陷阱。所以人们对媒体广告的信赖度在下降。

口碑传播则不同,口碑传播发生在亲友、同事、同学等关系较为亲近或密切的群体之间。在口碑传播的过程之前,他们已经建立了一种特殊的关系和友谊,相对于纯粹的广告,可信度要更加高。

3. 具有针对性

医院的医技实力强大或者医院服务很好,都可以让医院形成良好的口碑,然后被广为传播。口碑营销具有很强的针对性,并不像广告那样千篇一律,无视接受者个体的差异。口碑传播是一种人们之间一对一的传播方式,口碑传播的双方一定是互相之间都有所了解的。这种状态下,信息的传播就可以针对被传播者的具体情况,选择适当的传播内容和形式。一般情况下,都会是对方感兴趣的、需要的,因此,口碑传播更加具有煽动力。

4. 更具亲和力

口碑营销从本质上说也是一种广告,但与传统的营销手段相比,却具有与众不同的亲和力和感染力。相比广告宣传而言,口碑传播者传递的信息被认为是客观和独立的,被受传者所信任,从而使其跳过怀疑、观望、等待、试探的阶段,并进一步促成购买行为。

5.提升医院形象

一家口碑很差的医院是无法长期发展的。口碑传播不同于广告宣传,口碑是医院的形象特征,而广告宣传仅仅是一种商业行为。口碑传播是人们对医院有一个较高满意度的表现,而夸张的广告宣传反而会引起消费者的反感。当一家医院拥有了良好的口碑时,其知名度和美誉度都会非常高,这样医院就拥有了良好的外在形象。这种良好的外在形象一旦形成,就会成为医院的一笔巨大的无形资产,对医院的长远发展有着积极的促进作用。

(二)医院口碑营销

医院口碑营销要想成功,就必须具有"传播性"。换句话说,必须有一个原因让人们愿意去为医院做宣传。

1.完善医疗服务品质

医疗服务品质是口碑营销的基础保证,如果没有良好的医疗服务品质,口碑营销只会放大医院医疗服务的"缺点"。对医疗消费者来讲,良好的医疗服务技术水平是就医选择的基础。对医院来讲,为医疗消费者提供优质、高效、便捷的医疗服务是医院的可持续发展的根本。

2.提供口碑传播内容

医院品牌要懂得创造医疗消费者的自我强化价值、创造刺激感和情感联系,那么口碑自然会产生。医院需要竭尽所能,找到一些点子,可以让医疗消费者觉得值得"分享"的。哪怕只是一个小的创意,都能让医疗消费者"自我强化",成为被"关注"的信源。例如在某些特殊场合或者节日时,通过各种方式给医疗消费者更多的惊喜,"惊喜"永远比"满意"好。

3.创造情感联系

创造与医疗消费者的情感联系,这就是共鸣。绝大部分人都有生病看病的经历,他们或者是爸爸、妈妈、小孩,都曾经看过病,托人找过医生,在医院都会发生点滴事件。围绕这些人和发生的事情,往往能产生回忆、联想等共鸣。通过感动服务来触动医疗消费者的情感,展现医院对医疗消费者与生命的敬重,是一种很难评估其价值的医学人文与情怀。这就是"跟我有关"的重要性,人喜欢把跟自己有关的东西分享和传递。

4.建立意见领袖

信息的源头就是权力,这是千古不变的道理。作为意见领袖,不仅能得到其他人的尊敬,还能给其他人建议或者引荐医生。医院可以从一些医疗顾客中寻找潜在的意见领袖,如病友群的群主,向这些人普及更多的医学专业知识与医院服务特点。

三、专职销售人员推广策略

专职销售人员是医院促销活动实现"临门一脚,实效促销"的最主要人员,也是促销活动的最终落实者。医院专职销售人员的主要工作任务有两个方面,一是为医院建立各种营销渠道,二是医院有形化产品的销售。与此同时,还负责医院的市场调研和分析,并为组织客户提供各种服务,处理各种可能发生的问题。

(一)建立营销渠道

建立营销渠道是医院专职销售人员的主要职责。销售人员的拜访工作,是医院争取大型组织机构客户的有效途径。无论是社区公关活动、企业定点医疗、各种横向和纵向的转诊关系的建立等工作，都需要专职的销售人员逐个单位进行拜访才可能完成。一些比较成熟的、已经拥有市场垄断地位的大型医院，在横向扩张受到限制的情况下，可通过提升服务定位，争取更多高端客户或推广新的医疗服务项目等，这些都需要由专职的销售人员来参与工作。而对于新建立的医院，更需要通过渠道的建设来快速赢得市场份额和吸引足够的医疗消费者。

（二）组织客户的服务

为了维护营销渠道中那些组织客户的长期稳定合作关系，销售人员需要经常性地拜访那些组织客户的有关负责人员，处理好日常的事务性工作（如有些组织客户可能需要处理财务往来的工作），有计划地开展些有针对性的科普宣传或专题培训工作，处理可能出现的纠纷等。

（三）有形化产品销售

销售人员还承担着医院各种有形化产品的销售。服务产品有形化，可以使医疗服务像普通商品那样销售、储存，消费者可以将之作为礼品馈赠给亲朋好友，以促进医疗服务消费。

（四）市场调研与分析

由于销售人员长期在外与客户打交道，他们自然有更多机会了解市场、了解客户。因此，医院制定各项决策前的市场调研分析工作自然落到了他们身上。

第三节　医院广告策略

随着传统媒体和新媒体广告渠道的不断增多，越来越多的广告开始吸引消费者的眼球，现在，我们生活在一个广告无处不在的年代。

医疗广告是现代医院特别是民营医院在医疗市场竞争中不可或缺的重要竞争手段，在医院的宣传中有着不可替代的作用。广告是民营医院营销的主要手段，有两个方面的原因：一是民营医院历史短，知名度较低，不做广告老百姓不知道有这么一家医院。二是民营医院服务产品需要推销。民营医院的服务产品需要迅速推销出处，必须借助媒体的推力进行促销，要促销就离不开广告。提高知名度虽然不只有广告一条途径，但是广告是提高新进入市场医院知名度最有效的途径。对进入市场一段时间之后的医院来说，广告促销也是非常重要的工具。一个品牌从培育到逐步成熟、走向市场再到被广大公众所认识接受，需要一个进程和途径；广泛宣传是实施品牌策略的重要工作之一，可通过广播、电视、报刊等媒体将医院品牌的信息带进千家万户。

广告对医院的传播价值更多地体现为一种长期性的品牌塑造、提升品牌资产的作用。主要包括以下几个方面：最直接的作用是增加了品牌接触点，品牌接触点增加的直接效果就是可以有效的提升医院品牌知名度。在获取品牌知名度的同时，有效地提升医院的品牌认知质量。这种品牌认知质量提升不仅仅针对医院外部,对医院内部而言也同样有效。可以丰满医院的品牌形象,让各种消费者产生更多的品牌联想,进而提升医院的品牌忠诚度。当然,品牌资产的塑造更多来源于就诊者对医院产品和服务的体验。

由于医疗服务行业的特殊性,医院发布的广告都有相应的严格的规范和限制。

一、医院广告的目标和预算

医院广告目标是指医院通过广告活动要达到的目的,其实质就是要在特定的时间对特定的医疗受众(包括听众、观众和读者)完成特定内容的信息沟通任务。广告目标是广告策略的起点,它的确定必须与医院的市场定位、目标市场的选择以及医院的市场营销组合策略相适应。广告目标必须明确,只有这样才能够起到指导整个广告运动的作用。医院可以为了不同的具体目标进行广告活动,对一家医院来说,在不同时期、不同的情况下可以确定不同的广告目标。

医院在制定广告目标时,参考的主要方面有:

①提高医院或医院产品的知名度和认知度。

②加强社会公众对医院及其医疗产品品牌的印象。

③提高医疗消费者对医院品牌的指名购买率。

④维持和扩大医院品牌的市场占有率。

⑤向社会公众传播医院的品牌形象、理念。

⑥加强医院产品的宣传,普及新产品知识,介绍新产品的独特之处。

⑦纠正社会公众对医院及其品牌的认知偏差,排除销售上的障碍。

⑧提高医院的美誉度,树立医院良好的品牌形象。

⑨以广告宣传扩大医院的影响、造就声势,鼓舞医院员工的士气以提高工作的积极性和创造性。

⑩创造市场,挖掘潜在市场目标。

医院确定了广告目标后,就要确定广告的预算,即确定医院广告活动的费用开支计划。它规定了广告计划期内开展广告活动所需的费用总额、使用范围和使用方法。广告预算不但是广告计划的重要组成部分,而且是确保广告活动有计划地顺利地展开的基础。广告预算编制额度过大,就会造成资金的浪费,编制额度过小,又无法实现广告宣传的预期效果。广告预算是企业财务活动的主要内容之一。广告预算支撑着广告计划,它关系着广告计划能否落实和广告活动效果的大小。

二、医院广告受众分析

广告受众是广告信息传播的对象,是广告信息的接受者。成功的广告能吸引广告受众的注意,调动他们的购买欲望,把他们由被动的宣传对象变成主动的购买者。广告要取得好的效果,离不开对广告受众心理的理解和把握。任何广告,只有满足受众的心理需求,才能被社会认可。因此,要明确目标人群的相关信息,其内容包括目标人群产生某种疾病的原因、症状、主要痛苦表现是什么?疾病会使他们产生何种心理变化?他们就医的原因和动机是什么?他们对疾病的相关知识了解多少?他们对医院、对专家、对诊疗设备及治疗方法是否了解及了解多少?他们可能会选择哪些医院、哪些医生、哪些诊疗设备、哪种治疗方法?

为什么会这样选择？他们对服务水平、对收费标准有何要求？干扰他们就诊和选择的因素有哪些⋯⋯

三、医院广告媒体选择

随着医院品牌建设的不断深入、科学技术的日新月异,广告传播的渠道和方式也在发生变化,在不同的时期,广告的效果也千差万别。最近十来年,医院营销大部分为广告营销,仅小部分为非广告地面营销(如转诊、体检、普查、公益)。广告营销最常见的不外乎报纸、杂志、户外大牌、公交车、社区电梯、电视、网络等,媒体没有好坏之分,只有适不适合。

(一)报纸

2009年的报纸广告一般是主打价格的促销广告,在当时的中国,这样的报纸广告效果还是很明显的,因为抓住了医疗消费者贪图便宜的心理。以价格为促销手段的报纸广告代表了一个时代的特征,在那个时代,报纸一打出"免费普查""10元检查""公益援助"等内容,医院就人满为患。可惜,这个时代没多久就终结了。到了2011年,这样的报纸内容就几乎是无人问津了,因为医疗消费者已经被各位同行"调教"得很聪明睿智了,不再轻易相信主要以价格为促销手段的报纸广告。当然,这期间还是不乏很多优秀的报纸广告,他们不再赤裸裸地叫卖,而是更注重人文与创意的相结合,不仅针对性强,还包含人文关怀,同时给读者紧迫性,这样的报纸广告效果还是不错的。

(二)医疗杂志

医疗杂志,曾经被无数医院奉为救命草,从早期的见人就发(在广州有一种夸张的说法:从广州街头到街尾走过,能收到一书包的杂志,说明杂志的效果好,人人用,也说明杂志的泛滥),到现在的杂志渠道发放。

目前,杂志仍可以作为医院宣传的一个重要方式,但不是唯一的方式。特别是一些疾病,如近视、整形美容等,不像其他急性的严重疾病不能拖,可以今天就诊也可以明天就诊,还可以一个月甚至几个月后考虑好了再去就诊;可以在这个医院看,也可以去那个医院看,可以不限时、不限地点地多方选择,每个医疗消费者在去医院就诊之前,都是经过很多考虑和比较的。针对医疗消费者这样的心理,在网络新媒体大行其道的时代,杂志反而可以适应医疗消费者的这种心理。杂志以刊物的形式,容易为医疗消费者接受,又因其可读性强的特点,容易被医疗消费者保存;医院可以在这个特殊的平台上,精心打造医院的品牌形象、传递医院更具优势的医疗信息;而对有就诊需求的人来说,他接到杂志后,对医院就有了一个良好的印象,他会从杂志上找到医院发布的对他有用的信息,从而刺激医疗消费者的就诊欲望,促成就诊行为。

(三)户外大牌广告

走在都市里,做户外墙体广告的不外乎房地产、医疗、公益广告,户外大牌广告资源投入高,效果不是立竿见影的。例如,珠海六和口腔医院2010年开业时,为了短期打出知名度,在一繁华的T型路口不惜血本做了一块户外大牌广告,画面以蓝色为背景,放上医院大楼,文案:"68位口腔专家,只为你的32颗牙"。展示了差不多半年,没看到效果就终止合同了。

这次广告投放似乎就被遗忘了,没有激起一点浪花。一年后,珠海六和口腔医院在对一些来看牙的顾客调查后,发现他们很多是看到当年那块户外大牌知道的医院,就连过来应聘工作的求职者也是通过那块大牌了解珠海六和口腔医院。所以,不能单纯在某一阶段去衡量广告效果。

一家医院的生存,离不开户外大牌广告,可能短期效果不明显,但从长远来看,对医院的品牌发展至关重要。一家医院要想长远发展下去,一定要考虑在一些繁华地段设置户外大牌。户外大牌铺设的原则是不求多,但求精。

(四)公交车

如果医院品牌想做大,必须要有公交车广告,公交车穿梭于都市各个角落,可以很好地彰显医院的品牌实力。公交车广告效果不是立竿见影的,与户外大牌一样,需要一个长期的积累。公交车身广告设计的要求与户外大牌一样,要求底色单一醒目,文案言简意赅。对医院来说,公交车身广告所要传达的信息就是医院名称、电话、特色项目,其他都是次要的。很多医院车身广告将各种信息堆砌在一起,毫无主次,这是把自身的档次降低。

(五)社区电梯

有城市的地方就有高楼,有高楼的地方就有电梯。社区电梯,针对的主要是家庭,在医院广告营销中起着举足轻重的作用,尤其是在推出促销活动的时候。

例如,口腔医院两大主要项目是矫正牙和种植牙,两大项目针对的就是家庭,因此可以考虑做社区电梯广告。社区电梯广告投入小、更新速度快、针对性强、传达信息直接,因为这些特点,有些医院每个月都会投放大量社区电梯广告,保证了稳定的咨询量和上门量。

(六)电视

随着社会的不断发展,电视广告开始衰退了,专门做医疗电视广告的公司业绩下滑厉害。究其原因,一是单纯的硬广毫无吸引力,二是网络时代,看电视的人越来越少。和电视台广告搭配的,是请明星代言。即便是在如今的移动互联网时代,明星代言加上电视广告依然能发挥巨大势能,为医院带来广泛的知名度和认知度。但不是所有医院都能请得起大明星,这时候就要换一种思路,包装医院的技术、设备和专家。资金有限的话,很多医院会在各个视频媒体平台上进行传播,让群众熟知。每个城市都有一档民生栏目,一般在晚饭时间,收视率较高,可以把医疗广告以新闻的形式植入其中。举办种植学术交流会,请电视台媒体过来采访报道,以新闻的形式植入民生栏目中,说服力高、权威,效果比硬广强多了。

(七)网络广告

当下的广告营销,互联网传播是医院宣传推广的主要手段,市场拼争正酣(详见第十一章)。

由于不同的媒体存在着不同的优势和缺陷,营销人员常采取几种媒体广告组合起来相互配合,相互取长补短,即媒体组合。采用不同的媒体组合发布广告,营销人员可以根据不同媒体的受众定制特定的广告,使得媒体所对应的细分目标受众获得针对性更强的广告信息;部分受众可从不同媒体获得相同的广告信息(即受众重复),从而加强对广告内容的记忆。

四、医院广告设计及其效果

在明确了广告的目标、受众、媒体的基础上，要开始进行广告的设计。广告设计是广告的主题、创意、语言文字、形象、衬托五个要素构成的组合安排，是从创意到制作的整个中间过程。医疗广告的设计不仅要具有很强的宣传性，如向公众介绍医院的诊疗服务，包括特色、专家、技术、服务、环境、费用等；还必须具有很强的可读性，常用的方式有新闻报道、专访、采访问答、故事、科普、散文等。同时，医疗广告还要注重创新性。随着医疗市场竞争日益扩张、竞争不断升级，医疗广告也不再单单是"媒体大战""投入大战"，而是广告创意的竞争。一则好的广告语，也是医疗广告获得成功的重要因素。广告语，是塑造医院特色的重要手段，也是医院核心价值点的体现和表达，对提高医院的知名度和塑造标签化认知意义重大。

一个好广告的计划和控制在很大程度上取决于对医疗广告效果的测定。测定和评价医疗广告效果，是一个完整的医疗广告活动中不可或缺的部分。所谓医疗广告效果，就是广告经媒体传播之后可能给医院带来的影响，这种影响主要包括传播相关和销售效果。

五、医院广告存在的问题

广告大战如火如荼，曾经广告营销创造辉煌，给民营医院带来巨大的名利双收效应。但市场非昨天，"广告创富时代"一去不返，广告营销虽给民营医院引来了医疗消费者，但同时也引发了社会广泛质疑和抨击。随着国内市民维权意识提高和媒体对医疗虚假广告深度报道，2015 年 4 月 24 日第十二届全国人民代表大会常务委员会第十四次会议对《中华人民共和国广告法》进行修订。新修订的《中华人民共和国广告法》于 2015 年 9 月 1 日起正式施行。这是广告法实施 20 年来首次修订。此次广告法修改的幅度非常大，其中包括明确虚假广告的定义和典型形态，新增广告代言人的法律义务和责任，强化对大众传播媒介广告发布行为的监管力度等多个方面。新广告法对医疗营销这块和老广告法有一定的区别，大部分是完善，另外对互联网广告和电视、广播广告有所规定。今天的民营医院处在"信誉恶化"的环境下，广告营销操作不当便会适得其反，如果还停留在"粗制滥造"阶段，或依靠单一广告营销来"拉客"的原始阶段，那么等待的就是民营医院的"穷途末路"。

《医疗广告管理办法（修订稿）》

第一条　为加强医疗广告管理，保障人民身体健康，根据《中华人民共和国广告法》（以下简称《广告法》）、《医疗机构管理条例》、《中医药条例》等法律法规的规定，制定本办法。

第二条　本办法所称医疗广告，是指利用各种媒介或者形式直接或间接介绍医疗机构或医疗服务的广告。

第三条　医疗机构发布医疗广告，应当在发布前申请医疗广告审查。未取得《医疗广告审查证明》，不得发布医疗广告。

第四条　工商行政管理机关负责医疗广告的监督管理。

卫生行政部门、中医药管理部门负责医疗广告的审查，并对医疗机构进行监督管理。

第五条　非医疗机构不得发布医疗广告，医疗机构不得以内部科室名义发布医疗广告。

第六条　医疗广告的表现形式不得含有下列内容：

（一）表示功效、安全性的断言或者保证；

（二）说明治愈率或者有效率；

（三）与其他药品、医疗器械的功效和安全性或者其他医疗机构比较；

（四）利用广告代言人作推荐、证明；

（五）涉及医疗技术、诊疗方法、疾病名称、药物的；

（六）淫秽、迷信、荒诞的；

（七）使用解放军和武警部队名义的；

（八）利用患者、卫生技术人员、医学教育科研机构及人员以及其他社会社团、组织的名义、形象作证明的。

第七条　医疗机构发布医疗广告，应当向其所在地省级卫生行政部门申请，并提交以下材料：

（一）《医疗广告审查申请表》；

（二）《医疗机构执业许可证》副本原件和复印件，复印件应当加盖核发其《医疗机构执业许可证》的卫生行政部门公章；

（三）医疗广告成品样件。电视、广播广告可以先提交镜头脚本和广播文稿。

中医、中西医结合、民族医医疗机构发布医疗广告，应当向其所在地省级中医药管理部门申请。

第八条　省级卫生行政部门、中医药管理部门应当自受理之日起20日内对医疗广告成品样件内容进行审查。卫生行政部门、中医药管理部门需要请有关专家进行审查的，可延长10日。

对审查合格的医疗广告，省级卫生行政部门、中医药管理部门发给《医疗广告审查证明》，并将通过审查的医疗广告样件和核发的《医疗广告审查证明》向社会公布；对审查不合格的医疗广告，应当书面通知医疗机构并告知理由。

第九条　省级卫生行政部门、中医药管理部门应对已审查的医疗广告成品样件和审查意见予以备案保存，保存时间自《医疗广告审查证明》生效之日起至少两年。

第十条　《医疗广告审查申请表》、《医疗广告审查证明》的格式由国家卫生与计划生育委员会、国家中医药管理局规定。

第十一条　省级卫生行政部门、中医药管理部门应在核发《医疗广告审查证明》之日起五个工作日内，将《医疗广告审查证明》抄送本地同级工商行政管理机关。

第十二条　《医疗广告审查证明》的有效期为一年。到期后仍需继续发布医疗广告的，应重新提出审查申请。

第十三条　发布医疗广告应当标注医疗机构第一名称和《医疗广告审查证明》文号。

第十四条　医疗机构在其法定控制地带标示仅含有医疗机构名称、标识、联系方式的自设性户外广告，无须申请医疗广告审查。

第十五条　禁止利用新闻报道形式、医疗资讯服务类专题节(栏)目或以介绍健康、养生知识等形式发布或变相发布医疗广告。

有关医疗机构的人物专访、专题报道等宣传内容，可以出现医疗机构名称，但不得出现有关医疗机构的地址、联系方式等医疗广告内容；不得在同一媒介的同一时间段或者版面发布该医疗机构的广告。

第十六条 医疗机构应当按照《医疗广告审查证明》核准的广告成品样件内容与媒体类别发布医疗广告。

医疗广告内容需要改动或者医疗机构的执业情况发生变化,与经审查的医疗广告成品样件内容不符的,医疗机构应当重新提出审查申请。

第十七条 广告经营者、广告发布者发布医疗广告,应当由其广告审查员查验《医疗广告审查证明》,核对广告内容。

第十八条 有下列情况之一的,省级卫生行政部门、中医药管理部门应当收回《医疗广告审查证明》,并告知有关医疗机构:

(一)医疗机构受到停业整顿、吊销《医疗机构执业许可证》的;

(二)医疗机构停业、歇业或被注销的;

(三)其他应当收回《医疗广告审查证明》的情形。

第十九条 医疗机构违反本办法规定发布医疗广告,县级以上地方卫生行政部门、中医药管理部门应责令其限期改正,给予警告;情节严重的,撤销广告审查批准文件、一年内不受理其广告审查申请,并可以责令其停业整顿、吊销有关诊疗科目,直至吊销《医疗机构执业许可证》。

未取得《医疗机构执业许可证》发布医疗广告的,按非法行医处罚。

第二十条 医疗机构篡改《医疗广告审查证明》内容发布医疗广告的,省级卫生行政部门、中医药管理部门应当撤销《医疗广告审查证明》,并在一年内不受理该医疗机构的广告审查申请。

省级卫生行政部门、中医药管理部门撤销《医疗广告审查证明》后,应当自做出行政处理决定之日起5个工作日内通知同级工商行政管理机关,工商行政管理机关应当依法予以查处。

第二十一条 违反本办法规定发布广告,《广告法》及其他法律法规有规定的,依法予以处罚;没有具体规定的,对负有责任的广告主、广告经营者、广告发布者,处以一万元以下罚款;有违法所得的,处以违法所得三倍以下但不超过三万元的罚款。

医疗广告内容涉嫌虚假的,工商行政管理机关可根据需要会同卫生行政部门、中医药管理部门做出认定。

第二十二条 本办法自2015年9月1日起施行。2006年11月10日国家工商行政管理总局、卫生部令第26号发布的《医疗广告管理办法》同时废止。

医疗广告的管制越来越严,效果也越来越差,相关单位常常被罚。经调查:90%左右的被调研者对目前医疗广告持不信任态度,从长远来看,"诚信危机"的阴影笼罩着整个行业,"诚信缺失"已使得民营医院陷入发展困境,涉嫌虚假的医疗广告中,有80%以上来自民营医院。广告信息已铺天盖地,无孔不入,但是大多数的广告信息都被人忽略,不屑一顾,甚至被人为地屏蔽和排斥。例如,地铁里看到形形色色各类广告信息充斥着眼球,但大多数广告信息平淡无奇,过目即忘,无法在消费者心中留下深刻记忆,一方面是因为广告信息的海量增长与传播途径的多元化与碎片化,另一方面是因为许多广告创意平庸,缺失科学的品牌定位和品牌元素的整合,所以根本没有什么记忆点和传播点。从电视、报媒杂志、宣传品、互联网等来看,很多医疗广告更是如此,投入产出比失衡,广告效益越来越低。

2017年12月,国家工商总局对外公布了2017年第三批虚假违法广告典型案例,多家涉及医疗机构被罚。工商总局近期查处的部分典型案例公布如下:

一、利川市长江医院发布违法医疗广告案

当事人未经医疗广告审查机关审查,利用宣传册和户外广告对其医疗服务进行宣传,广告内容含有表示功效、安全性的断言或者保证,违反了《广告法》第十六条等规定。2017年7月,利川市工商局做出行政处罚,责令当事人停止发布违法广告,在相应范围内消除影响,罚款22万元。

二、广州市南珠医疗美容门诊有限公司发布违法广告案

当事人为推销其经营的医疗美容服务,通过官方网站、微信公众号及张贴宣传画板等形式发布广告对外进行宣传。广告含有与事实不符或者缺乏事实依据、容易误导消费者的虚假内容,违反了《广告法》第二十八条等规定。2017年10月,广州市海珠区市场和质量监督管理局做出行政处罚,责令当事人停止发布违法广告,在相应范围内消除影响,罚款95万元。

三、南宁协和医院有限责任公司发布违法广告案

当事人以虚假荣誉证书授予的称号发布医疗广告,欺骗、误导消费者,违反了《广告法》第二十八条规定。2017年11月,玉林市工商局做出行政处罚,责令当事人停止发布违法广告,在相应范围内消除影响,罚款20万元。

四、新疆电视台发布违法食品、保健食品广告案

当事人发布"老院长祛斑方""藏宝保健滋补液"等食品、保健品广告,广告中含有涉及疾病治疗功能、医疗用语等内容,违反了《广告法》第十七条规定。2017年7月,新疆维吾尔自治区工商局做出行政处罚,责令当事人停止发布违法广告,罚款20万元。

五、云南广播电视台发布违法医疗器械广告案

当事人与郑州康金瑞健康产业有限公司签订广告发布合同,在云南卫视频道发布"糖御医牌远红外贴"广告,该广告未按广告审查批准内容播出,含有表示功效、安全性的断言或者保证,出现了专家、患者名义作证明等内容,违反了《广告法》第十六条等规定。2017年9月,云南省工商局分别对云南广播电视台、广告主郑州康金瑞健康产业有限公司做出行政处罚,罚款合计21.06万元。

六、威海市广播电视台发布违法保健食品广告案

当事人在所属频道发布"红阳盐藻""千菌方""爱体养心口服液""阳气肽"保健食品广告,广告中利用专家、患者的名义和形象作证明,含有表示功效、安全性的断言或者保证,并利用健康讲座形式变相发布保健食品广告,违反了《广告法》第十六条等规定。2017年8月,威海市工商局做出行政处罚,罚款合计78.8万余元。

七、双鸭山广播电视台发布违法广告案

当事人在所属新闻综合广播、交通广播频道发布"百合康越橘叶黄素软胶囊""本元首脑胶囊"等 10 个产品违法广告,当事人未健全广告承接登记、审核管理制度,未认真履行广告审查义务,以健康讲座形式变相发布广告,对药品的功效、治愈率、有效率、安全性做出保证性承诺,对商品的功能、用途、成分进行虚假宣传,欺骗、误导消费者,违反了《广告法》第十六条、第十九条、第二十八条等规定。2017 年 11 月,双鸭山市市场监督管理局做出行政处罚,责令当事人停止发布违法广告,罚款 88 万元。

(资料来源:工商总局网站,时间 2017 年 12 月 23 日)

　　一个行业的"诚信危机"是可怕的,它意味着在这样的环境下,民营医院的努力宣传和传播活动处处被打折扣,于是不得不带上"伪面具"去搏得医疗消费市场的信任,将广告内容伪装成电视栏目,借助各种媒体公信力来侥幸回避"信任"问题,这种"透支"医疗消费者"信任"的做法无异于掩耳盗铃,甚至会形成恶性循环。

　　当今广告投入费用越来越高,更要追求投入产出比,而很多医疗广告没有整体传播规划,只是为了拉升客源、带动销售、扩大知名度,所以广告内容、广告形式、广告主题层出不穷、频繁更换,不论诉求还是创意表现大都手法雷同,以致无法实现传播资源的累积。从技术品牌和服务品牌来看,大多数民营医院都在宣传自己进口高级设备、权威专家学者、星级式服务、×××第一品牌、×××革命者、×××领航者等,这些雷同空洞的定位和表达,起不到吸引消费者的目的,很难给消费者留下深刻的印象,而且经常简单重复地出现,使消费者产生一定程度的厌恶感,使广告效力大打折扣。广告并不是单纯为了销售开道、拉来客源、促进销售,或者只为打响知名度,这些对民营医院来说只是短期效应。广告营销的最终目的和价值是为医院的品牌建设做积累,为品牌传播做加法,是医院品牌资产的累积。如果没有自身科学的品牌定位,没有系统地进行品牌元素整合,就不要盲目做广告,否则广告投入便是一种浪费行为。当广告浪费已成企业最大的浪费时,企业应当自我诊断、反省。而民营医院的宣传工作和广告费大多被浪费掉了。要想让广告有效地俘获目标消费者的心,一方面要求广告创意要突破,另一方面,也必须恪守广告管理法则,否则,广告投放低效,广告支出浪费也成必然。

　　民营医院的现状问题是社会大众关注的焦点,来自民众的呼声使得相关部门的监管越来越紧。从全国医疗市场整体走势来看,广告禁令让医疗广告的路越走越窄,广告的真实效果也在渐行渐暗,根本无法达到预期。广告投入,本身便是民营医院的一种经营负担,急于求成往往不能求成,甚至适得其反。当民营医院无客源、开支急剧膨胀时,医院不免陷入亏损的恶性循环怪圈中,不投入可能没产出,高投入则高风险,势必消耗医院资金,减缓医疗设备等硬件的投入,使医院利润率下降,从而影响医院的设备与技术的再投资,这些又制约了医院的发展;更没有精力和财力去抓技术力量和规模化发展,加重恶性循环。既然在夹缝中生存,那民营医院最终靠什么在这场改革潮流里屹立不倒呢?从眼前来说,广告营销具有一些短期效应,但从长远来看,单一广告营销没有太大作用,不能走出"诚信困局",更不是灵丹妙药。

　　医疗服务质量和医疗消费者的口碑就是医院最好的广告,医疗消费者选择医院时最看重的也是医疗服务质量。医院只有把资金花在科研、医疗服务质量等和医疗息息相关的领域,才能让医疗消费者从中受益。广告和宣传只是辅助工具,不能给医疗消费者带来真正的价值,只有高质量的医疗服务才有话语权。

第四节　医院销售促进

销售促进是指能够刺激顾客的强烈反应,促进短期购买行为的各项促销措施。

一、医疗消费者的销售促进

(一)免费赠送

免费向医疗消费者提供医疗产品或服务。例如,医院的促销活动可免费赠送部分体检项目来增加医院的医疗消费者流动量。

(二)优惠券

持有者在购买某项特定服务时,可以凭借优惠券按规定少付一部分钱。这种优惠券促销措施比较适合民营医院(非医保医院)定点挂钩提供医疗服务时针对某些项目实施。

(三)套餐式服务

向医疗消费者提供特定的几个项目的组合服务,其综合价格低于单独提供服务的总价格。例如向孕妇提供产前、生产及产后三个月的套餐式服务,向出生儿童提供从出生到1岁的保健套餐式服务,向60岁以上的老年人提供组合套餐服务等。

(四)积分计划

医院可对本院消费达到一定金额的自费医疗消费者提供额外的服务,如免挂号费或送专家门诊一次;赠送某些医疗用品或者提供一定数额的医疗费用折扣。

(五)服务保证

医院做出承诺,如果医疗消费者不满意的话,医院可以提供第二次服务的机会。

(六)保健知识竞赛

医院可以与大众媒体合作,联合举办保健知识竞赛,优胜者可获得某些免费的医疗服务,如美容、全身检查、眼科或牙科检查服务等。

(七)医疗保健卡

医疗消费者可以预购保健卡,每次就医的医疗费用将从卡中扣除,同时购卡者可享受一定的折扣和优惠。

(八)展览

医院通过展览介绍医院的知名专家、医疗特色、服务流程和服务设施,使医疗消费者增加对医院的熟悉感和信任度。

二、营销渠道的销售促进

显然,医疗服务无法像实体产品那样拿出去批发。但建立营销渠道时,需针对这些渠道的中间环节,适当地予以激励,以保证营销渠道的通畅和稳定。因此,对于横向和纵向转诊渠道的医院,应在建立合作关系之初即商谈好一定的利益互惠机制,形成利益均站,以鼓励转诊单位的积极性。医疗服务的营销渠道具有多样性的特点,营销人员应当针对不同的营销渠道设计出不同的,销售促进方案。

卡式营销

营销卡成本更低、见效更快、更满足个性需求、更易培养忠诚患者。卡式营销的主要作用(医院角度):低成本、长期性、可增值性。

目前,京东中美医院营销卡有全家福卡(居民小区)、莘莘学子卡(各大专院校学生)、高知银卡(高中、大专院校老师)、阳光宝贝卡(婴儿、儿童)、夕阳红温馨卡(中老年人)、月亮女人卡(女性)、思乡情卡(打工人群)、尊贵金卡(政府要员、社会名流)。

每种类型的营销卡都规定了不同种类的优惠条款,如《思乡情卡》优惠条款:请持卡人在挂号处和收费处两处出示。持本卡就诊免专家挂号费,门诊检查、化验费优惠10%。持本卡来我院住院治疗,床位费优惠20%;注射各种疫苗优惠10%;夜间急诊接诊免费用车、免急诊费50元。持本卡来医院健康体检可享受各种体检套餐的8折优惠。京东中美医院对此卡有最终解释权(不定期予以通告)。营销卡使用效果分析:据京东中美医院经营部提供数据,每种营销卡发放到2万张以上,其使用频率每天提高15～20人,即门诊量每天增长15～20人。

医院营销卡前景预测:卡式营销效应分析如下。

①长期忠诚客户(培养品牌认知、医疗习惯、忠诚客户)。

②带动效应(消费带动、口碑相传、1带3效应)。

③长期效益(享受长期高品质服务、医疗消费定向)。

卡式营销效应的重要因素和医院营销半径理论紧密相连,和医院的医疗质量、服务水准密切相关。

(资料来源:网络,网址:http://blog.sina.com.cn/u/1496765462)

充值送精品公寓

深圳医保定点医院深圳曙光医院年末推出促销——消费者只需往深圳曙光医院的储值卡中充够80万人民币,即可获赠深圳东部30平方米以内精品公寓。深圳曙光医院经营院长张涵女士透露,该措施自2014年11月20日推出以来,相关的咨询十分火爆,不少消费者当天便预约前来充值,截至目前充值人数达数十位之多,相关公寓正在紧张地订购之中。

公寓是深圳东的 30 平方米以内(市场价格)的商品房,具体地区和小区由充值者与院方沟通商定。充值者充值 80 万后,30 个工作日内凭个人身份证和资料直接办理房产证即可,不需要办理过户手续。由于一次性付清款项,所以公寓不受限购政策的束缚。

前来充值的林女士表示:"现在经济形势不乐观,做别的投资风险是很大的,不过投资健康是个不错的选择,在曙光充值我既能变得健康美丽,又能在深圳赚得一个固定资产,可以租出去也可以给亲戚住,说不定以后还可以升值,何乐而不为呢?"

充值送公寓是曙光医院"美丽风暴月第五季"的优惠措施之一,除了送公寓之外,还有充 50 万送 smart 轿车、充 10 万送 iPhone 5 手机,以及消费满一定金额送现金卡(万元以下)等促销措施。此外,医院还将于 12 月 9 日、22 日和 23 日分别举办 4 场健康讲座,届时的折扣价格将会达到全年最低。与赠送公寓类似,所赠汽车均为 Smart 标配汽车,所有充值满 50 万的客户均可获赠,充值者将拥有汽车的所有权。由于深圳不限牌,因此充值者只需凭身份证便可上牌照。

(资料来源:美通社,发表时间 2012 年 12 月 7 日)

第五节　医院公共关系

公共关系策略是指医院通过有效的政策、行动和手段,改善与社会公众的关系,促进公众对医院的认识、了解和支持,并树立医院良好形象的各种管理活动与职能。公共关系的目标是为医院的发展创造最佳的社会关系环境。

公共关系在医院中占有重要的地位。因为医院是救死扶伤的机构,它的目的不仅包括营利,还包括承担整个社会的公共卫生责任。因此,医院的经营管理既要注重经济效益还要注重社会效益,而公共关系能够促进医院和公众之间形成良好的合作关系。

一、医院公关出版物

医院公关出版物包括疾病预防手册、病人自我护理手册等。潜在的医疗消费者群,限于条件不可能对医院进行详尽的了解,尤其对医院的专长和特色科室缺乏认识,如果医院通过有效的手段将此类出版物传递到医疗消费者的手中,就可以增加医院的学术权威性,并会在潜在的医疗消费者群中留下深刻的记忆。当医疗消费者需要医疗服务时,这种记忆会使医疗消费者产生优先选择的动机。要达到这样的效果,前提是医院公共出版物不能粗制滥造,形式和内容一定要精美、上档次,不能像电线杆上的牛皮癣广告,否则,将会起到相反的效果。

二、公益活动

鉴于医院的特殊社会职能,公益活动是医院必不可少的应经常开展的品牌塑造手段。医院可采用捐钱、捐物或免费提供医疗服务的方式,提高社会评价和医院的美誉度。湖北一家医院改制后,新上任的管理层推行以公益活动为先导的经营策略,以免费为全市市民开展体检的手段吸引市民的眼球关注,效果显著,该医院的门诊量从原来每天不足 200 人,一跃上升到千人以上。媒体用整版的篇幅连续报道,为该院树立了良好的公众形象,同时也带来了广告所无法产生的经济效益。

三、新闻互动

一家有良好品牌的医院,一定和媒体有着良好的关系。在医院品牌塑造中,医院的公关人员应多发布真实的对医院、医疗或有关医务人员的有利新闻,提高医院的声誉。例如中外学术交流会、医学研讨会、公关活动、公益活动等都是极好的新闻素材,都可形成新闻热点。每个医院都会发生一些感人的事件或故事,但如果仅仅内部消化,则只能形成当事人的激励,如果变成新闻,就能形成医院品牌的效力。湖北那家医院的公益活动和新闻媒体的互动,就是品牌塑造工具最有效的发挥。这种互动的效果,不仅可以节约大笔的广告费用,且实际的宣传效用远远超出硬性广告的可信度和赞誉度。

四、科普软文

无论是何种媒体,都留有一定的版面为公众介绍医学科普知识。在医院品牌的塑造中,如果医院能组织专人撰写科普软文,不断地在媒体上出现,医院的技术含量和影响力就会极大地辐射。这种有效的工具,无疑是提高医院品牌影响力的有效方式。

五、社区网络

过去"坐堂应诊"式的营销方法,显然已经不符合现代医院营销思维。医院公关人员应走出医院,变被动营销为主动销售,采取有效的措施,如发放优惠卡、便利卡,采取专项保健、定期体检、流行疾病预防、医学科普宣传等形式,建立一定地域涵盖面的医疗服务网络,使医院的销售对象形成一个宽泛的相对固定的群体。

六、网站沟通

网络时代的特征之一便是网络的普及,网络成为现代人生活必不可少的内容和信息接收源。一家易于搜索的医院并不反映该院的综合实力,但一家没有自己网站的医院,在医疗消费者的心里,则肯定会留下没有实力的印象。无论是医院品牌的塑造还是医院营销的推行,网络的建设对现代医院来说,都有着极其重要的意义。网络的互动,不仅能使医疗消费者快捷地了解医院的特色和长项,更便于医疗消费者与医院之间进行信息交流。

莆田市中医医院的公益活动

一家医院要想长久发展,在追求经济效益的同时,一定不要忘了社会效益。莆田市中医医院从开业那天起,就经常定期和不定期地开展健康讲座、义诊、巡回医疗等活动。

①义诊咨询,主要在比较偏远的农村举办。例如,2019年4月24日在华亭镇后塘村村委会举行"防治胃癌,从筛查开始"的主题义诊活动;2018年4月27日,荔城区新度镇卫生院开展"敬老文明号"65周岁及以上老年人免费健康体检活动,老人只需凭借一张身份证就可以扫码进行量血压、内外科、心电图检查、测视力、双肾B超检查、生化全套检查、中医体质辨识等多个体检项目;2018年12月27日赴秀屿区山亭镇开展便民义诊活动,进行健康知识宣传;2018年5月31日进老年大学开展"关爱老年人,健康公益行"义诊活动。

②健康讲座,邀请知名医生来开展健康讲座。例如,2017年4月15日至21日,开展了以"科学抗癌关爱生命——加强健康教育,远离不良习惯"为主题的全国肿瘤防治宣传周系列活动,开展防癌科普讲座、防癌健康查体等活动;2019年5月16日,内镜中心举行"爱胃不烧心,胃爱不反流"为主题的健康讲座。

③深化院校合作,促进健康产业发展。与福建卫生技术职业学院就院校合作、人才培养和健康产业发展初步达成共识。

④创建微信公众号,不断科普、分享关于健康养生等方面的知识。例如,关于癌症自查及预防指南;家有萌娃的护理小常识;孕妇感冒咳嗽怎么办;春季养肝;肿瘤标志物筛查。

(资料来源:莆田市中医医院微信公众号)

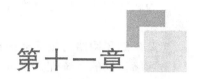

第十一章
民营医院网络营销

在以网络技术为核心的信息传播技术的推动下,医院的营销也发生着日新月异的变化。新闻信息生产和传播方式发生了重大的演变,特别是手机功能的逐渐完善与增多,极大地提升了信息传播的速度,丰富了信息传播的内容。尤其是新媒体,它能够随时随地交流信息和分享体验,提高信息传播的有效到达率和实时接收率。同时,医院信息传播与文化建设也受到了前所未有的关注,这无形中也对医院的经营发展产生强大的舆论监督态势。

随着现代信息技术的发展,民营医院网络营销经历了一段高速发展的时期,然而,现在遇到了发展瓶颈。推广费用的飙升、人才的匮乏、营销思路的僵化、缺乏品牌营销网络化意识等,无不制约着民营医院网络营销的发展。

第一节　民营医院网络营销概述

一、网络营销概述

(一)网络营销的内涵

网络营销是基于互联网络及社会关系网络连接企业、用户及公众,向用户及公众传递有价值的信息和服务,为实现顾客价值及企业营销目标所进行的规划、实施及运营管理活动。网络营销不是网上销售,不等于网站推广,网络营销是手段而不是目的,它不局限于网上,也不等于电子商务,它不是孤立存在的,不能脱离一般营销环境而存在,它应该被看作是传统营销理论在互联网环境中的应用和发展。

网络营销的定义体现了一些新的特点:

1. 体现了网络营销的生态思维

网络营销以互联网为技术基础,但连接的不仅仅是电脑和其他智能设备,更重要的是建立了企业与用户及公众的连接,连接成为网络营销的基础。

2. 突出了网络营销中人的核心地位

通过互联网建立的社会关系网络,核心是人,人是网络营销的核心,一切以人为出发点,而不是网络技术、设备、程序或网页内容。

3.强调了网络营销的顾客价值

为顾客创造价值是网络营销的出发点和目标,网络营销是一个以顾客为核心的价值关系网络。

4.延续了网络营销活动的系统性

网络营销的系统性是经过长期实践检验的基本原则之一。网络营销的内容包括规划、实施及运营管理,而不仅仅是某种方法或某个平台的应用,只见树木、不见森林的操作模式是对网络营销的片面认识。

(二)网络营销的特点

因为互联网具有营销所要求的某些特性,所以网络营销呈现出以下一些特点:

1.跨时空

营销的最终目的是占有市场份额,由于互联网能够超越时间的约束和空间限制进行信息交换,因此营销脱离时空限制进行交易变成可能,企业有了更多的时间和更大的空间进行营销,可每周 7 天、每天 24 小时随时随地提供全球性营销服务。

2.多媒体

互联网被设计成可以传输多种媒体的信息,如文字、声音、图像等信息,使得为达成交易进行的信息交换能以多种形式存在和交换,可以充分发挥营销人员的创造性和能动性。

3.交互

互联网可展示商品图像,商品信息资料库可提供有关的查询,从而实现供需互动与双向沟通。还可以进行产品测试与消费者满意调查等活动。互联网为产品联合设计、商品信息发布以及各项技术服务提供最佳工具。

4.人性化

互联网上的促销是一对一的、理性的、消费者主导的、非强迫性的、循序渐进式的,而且是一种低成本与人性化的促销,避免了推销员强势推销的干扰,并通过信息提供与交互式交谈,与消费者建立良好的长期关系。

5.成长性

互联网使用者数量快速成长并遍及全球,使用者多属年轻、中产阶级、高教育水准,由于这部分群体购买力强而且具有很强的市场影响力,因此这是一个极具开发潜力的市场渠道。

6.整合性

一方面,互联网上的营销可由商品信息至收款、售后服务一气呵成,因此也是一种全程的营销渠道,另一方面,企业可以借助互联网将不同的传播营销活动进行统一设计规划和协调实施,以统一的传播内容向消费者传达信息,避免不同传播中不一致性产生的消极影响。

7.超前性

互联网是一种功能最强大的营销工具,它同时兼具渠道、促销、电子交易、互动顾客服务、市场信息分析与提供等多种功能。它所具备的一对一营销能力,正符合了定制营销与直复营销的未来趋势。

8.高效性

计算机可储存大量的信息,供消费者查询,可传送的信息数量与精确度,远超过其他媒体,并能响应市场需求,及时更新产品或调整价格,因此能及时有效地了解并满足顾客的需求。

9. 经济性

通过互联网进行信息交换,代替以前的实物交换,一方面可以减少印刷与雇佣成本,可以无店面销售,免交租金,节约水电与人工成本,另一方面可以减少由多次迂回交换带来的损耗。

10. 技术性

网络营销大部分是通过网上工作者的一系列宣传、推广来实现的,这其中的技术含量相对较低,对客户来说是小成本、大产出的经营活动。

二、互联网对传统医疗的影响

互联网在人们生活的各个领域的渗透引起了一场跨界融合的狂潮,最受关注的医疗领域,自然也被卷入了这场狂潮之中。2018 年 3 月 5 日,李克强总理在 2018 年政府工作报告中明确提出要实施大数据发展行动,加强新一代人工智能研发应用,在医疗、养老等多领域推进"互联网+"进程。互联网对传统医疗的影响巨大,主要表现在以下六个方面。

(一)信息能量促供需关系变化

互联网信息化医疗建设主要有三个作用:
①互联网信息化医疗建设有利于建立实用、共享的医药卫生信息系统;
②有利于缓解中国医疗资源不平衡矛盾;
③有利于解决人们日益增长的医疗健康需求。

(二)传统医疗开始拥抱大数据

当大数据应用到医疗领域后,医疗相关的各种事物都建立起了联系,很好地解决了信息不对称的问题。从传统医疗到在线医疗,医疗产生的数据越来越多。如果只是简单地将这些数据存储起来,那么数据本身就不具有任何价值。传统医疗拥抱大数据,是因为大数据应用到医疗上,可以帮助人类快速识别生物标志物和研发药物、快速筛选未知病源和发现可以致病的微生物、快速实时了解人们的健康问题并进行管理等,通过对医疗大数据的筛选和挖掘,人们可以得到更好的生活指导。

(三)医疗产业链视角发生改变

互联网已经覆盖到了医疗行业中所能够涉及的各个环节,包括健康管理、自诊、导诊、候诊、用药、康复等。一个完整的医疗服务体系正在互联网上形成,在线医疗的产生使人们观察医疗产业链的视角也随之发生改变。

(四)信息不对称问题有效缓解

传统医疗存在很多痛点与矛盾,信息不对称首当其冲。互联网医疗和移动医疗的出现,有效缓解了这种信息不对称的问题,互联网让信息更加透明化,医疗消费者也具备了更多的选择性。例如在移动医疗 APP 上,医疗消费者可以根据自身的情况,向不同的医生咨询治疗方案或者用药方案等。很多民营医院都在大力发展在线医疗服务,因此移动医疗的服务也在向更人性化靠拢。例如面对医疗消费者,很多医生都会非常耐心地对医疗消费者提出的问题进行解答,遇到某些医学知识,医生也会向医疗消费者进行简单的讲解,帮助医疗消费者了解病理和药理。这比在大医院里,专家"2分钟会诊"形式更让医疗消费者放心。

(五)医疗资源分配得更加均匀

互联网医疗的本质就是连接一切,包括医生、医疗消费者、可穿戴设备、医院等。互联网的到来,让医疗资源分配更均匀,同时也提高了医疗资源的利用率,主要表现在三个方面。

①提高普及性,跨地区远程诊疗突破了医疗资源的地理障碍,如边远山区的医疗消费者也能通过移动医疗平台享受到大城市医生的问诊。

②提高管理效率,移动医疗端智能化的医患匹配让医生资源得到了更有效的利用。

③使医疗资源分配更均匀,以往医院专家要诊断很多医疗消费者,而年轻的医生往往无人问津,移动医疗让更多年轻医生可以拥有自己的医疗消费者。

(六)商业模式呈现出新的业态

移动互联网改变了传统医疗商业模式,医院不再是唯一的医疗服务提供商,伴随着远程医疗技术的发展和兴起,很多医疗平台从线上到线下,打造出自己的诊所和医院。这种移动医疗平台的线下布局打破了传统医院的运营模式,让传统医疗面临危机,不得不改变自身的商业模式来适应大环境下的医疗现状。

三、民营医院的网络营销

公立医院不断地被出售、科室不断被承包,越来越多的医院被私有化,成为民营医疗的一个前奏,医院从公立走向民营,需要更多的创新去解救。互联网就是民营医疗战略发展中一个比较重要的组成部分。一直以来,医疗行业,特别是一些新的民营医院,经常由于其行业局限性而采取诸如电视、报纸、杂志等借助传统媒体的推广营销方式。很多年前,贴个小广告,小型的门诊部生意就已经非常好,只是后来做的人多了,市场希望拓展更广,科室项目也希望发展更广,传统意义的营销手段已经满足不了。然而个体民营医院局限于传统媒体的民营医院营销方式已经远远不能适应社会,特别是医院自身发展的需要。

随着计算机不断渗入市场,上网的人数越来越增多,网民的需求越来越多,网上的信息量也越来越多,在网络上获取客户是民营医院一个非常重要的客户来源。虽然那个时候有些民营医院已经有属于自己的网站,可都是非常简陋的。很多民营医院的网站依然处在起步阶段,尽管在这些民营医院的网站动态上经常会有新的状态和新闻出现。同时,随着时代的发展,越来越多的民营医院开始将营销重点由电视、报纸等传统媒体转向网络,整个行业之中网络营销的发展呈现出了趋势良好、势头迅猛的状态,整体较为乐观。民营医疗的网络营销和其他传统企业相比,相对先进,绝大部分的民营医院都意识到了网络的巨大潜力和极高的投资回报率,纷纷组建网络团队,进行网络营销的相关工作。而近几年在集团医院的兴起上网络营销确实是功不可没,如博生、明爱等集团的兴起,在有前人试水的情况下,在相当一段时间内,98%的民营医院都选择网络营销这一成本低、见效快的营销方法。网络营销成为民营医院生存的方式之一。

第二节　民营医院网络营销的主要方式

网络营销从广义上来讲方式有很多,下面来看看适合医疗营销的几个主要的网络营销手段。

一、民营医院网站

在大数据时代,人们想了解一个事物通常都是从网络的搜索得来的,而像民营医院这样的服务类企业,民营医院网站是人们了解这家民营医院的第一步,是民营医院的"门面",如果民营医院给人留下的第一印象不错的话,自然而然就迈出了营销的一小步、民营医院推广的一大步。可以说,民营医院网站的好坏,决定了很多医疗消费者的意愿导向,这非常重要。

(一)网站颜色

注意用色搭配协调,尽量与企划宣传运用的主色一致。现在有不少的网站主色调模糊,首页图片较多、色彩较杂,且相容性不好。而医疗行业需要尽量多的科技感及正规的感受,所以应将色彩细节展现出来,把色块边角修饰好,如现在主流的网站多使用高斯模糊、玻璃效果或者扁平化风格。

(二)网站结构

为了应对竞价及自然优化的需求,网站及站群切忌结构盘根错节。有些民营医院的网站,各个板块的内容被分散得很厉害,用户打开某个网站浏览内容时,不经意就会跳转到别的网站上,降低了用户体验。更严重的是,相同的内容被用到各种网站上,作为竞价着陆页的内容重复性太强,难以区分转化的好坏。一个页面调整其他也会跟着改变,假如其中一个网站打不开,那几个竞价账户都要停止推广,出现的损失就大了。另外,内容重复度太大的几个网站,优化的效果也会比较差,毕竟搜索引擎不喜欢重复的内容。

(三)网站内容

网站的首页还有内页焦点位置应该放置医疗消费者最关心及需要的内容,而不是民营医院最想说的内容。可以通过优势项目的宣传和院内治疗安全的展示来树立医疗消费者对民营医院的信心。

很多医疗消费者对民营医院网站关注比较多的是网站提供了什么样的内容,如果网站中不重视内容营销,可能会失去很多潜在客户。目前很多网站的内容营销,是建立在"软文"的基础上,就是展现给医疗消费者的内容,无论是网站内部内容更新,还是在其他平台发布的新闻,都是以宣传为主,以吸引流量。民营医院网站的建立是有营销目的的,而网站内容是营销的关键点,好的文章内容可以带来不俗的用户转化,提高民营医院的竞争力。对民营医院网站的内容运营,可以从两方面来改进。

1. 网站内容加工

在网站运营一段时间,有了一定的活跃度和访问量的时候,就可以开始对内容进行针对性的加工,也就是网站内容加工阶段。网站内容加工是指按照一定的规则制定内容,这些内容一方面根据行业特点,另一方面基于网站的运营数据分析,考虑到网站的用户需求,做出有针对性的内容。

具体来说,个性化内容可以根据用户喜好,把合适的内容推荐给有需要的用户,以此达到个性化推荐的目的。然后是用户内容组织,如果网站的活跃人群,有自发创作内容的情况,那就可以把这些当成素材,整理后由网站的用户完成,也可以通过一些激励政策,来鼓励用户的创作热情。

2. 网站内容互动

用户看完网站的文章内容,一般会往下继续翻,看看别人的评价或是意见,如果没有,那可能就没有关注,如果有一部分人开始互动了,比如说出内容的瑕疵或是自身的经验,那就会带动其他用户进行互动。此外,一样的内容,发在普通网站和知名网站上的效果是不一样的。知名网站较容易获得多人转发和评价。内容互动还包括名人策略和激励机制:一篇文章如果是网络名人转载了,或者评论了,会带动他的粉丝关注,从而引起关注;激励机制就是通过任务或是游戏给用户一定的奖励,从而达到内容互动的目的。

二、微信

微信有接近 11 亿的用户量,毫无疑问已经是整个移动互联网对用户覆盖最为全面的产品,其 C 端流量"超级入口"的地位不容置疑。各大民营医院纷纷开始创建微信公众号,传递民营医院品牌价值。民营医院网络公众号已成为一家民营医院扩大医院影响力和塑造医院品牌形象的重要渠道,其影响力不容小觑。创建医院公众号,可以在公众号上搭建在线挂号、在线检验单查询、医院导航、医院专家介绍等功能,如此一来不仅方便了医疗消费者,也提高了民营医院的工作效率。作为民营医院,微信营销应该做成医院的品牌根据地。

(一)微信营销的优势

1. 实时性推广

微信推广营销与其他的营销方式最大的区别在于其他营销方式都是被动的,而微信推广却是实时主动的,微信用户群几乎每天都在线,企业只要一推广,用户就能立马收到信息。

2. 一对一推广

微信的一对一推广营销方式,是指企业推送完信息后,用户若查看信息就只能查看这一个信息,不会与其他信息混杂起来,增强了查阅时的专注度。

3. 百分之百到达

微信推广能确保每条信息准确无误地到达用户手机里,不会出现信息被大量多余信息淹没的情况,保证了百分之百的到达率。

4. 低成本运作

微信提供免费的微信账号注册和认证,所以对企业来说,微信营销推广的成本几乎为零,而需要投入的成本大概就是雇佣平台维护人员的费用。

5. 精准用户群体

微信最大的优势在于高质量的用户群体,因为用户订阅企业公众号都是建立在兴趣的前提下,因此通过微信,企业能够获得更精准的用户群体。

(二)微信营销的主要方式

1. 朋友圈

最古老、最火爆的推广方式就是朋友圈。在朋友圈中,可以看到各种心种心情、故事、软文以及链接,在线医疗企业推广的方式包括小视频、分享链接、动态图片、纯软文文字等。

2. 公众号

通过民营医院的微信公众号,民营医院可以将模块和理念相结合,打造出符合民营医院自身发展方向的营销模式,既能满足大众需求,又能提升自己的品牌形象。民营医院应该充分利用公众号这个平台,把它打造成线上线下互动的开放应用平台,以宣传自己的产品,发扬企业文化,增加黏性用户量,为用户提供更好的服务。

(三)如何做好微信公众号

做好微信公众号,首先要吸引更多人关注民营医院的公众号,成为医院的普通粉丝。但是微信公众号并非粉丝越多越好,而是要看粉丝的质量,也就是说粉丝的精准性,精准粉丝的数量越多,民营医院潜在的商机也就越大。其次要通过内容和沟通将普通粉丝转化为忠实粉丝,这是一个长期的积累经验和培养用户感情的过程。最后,粉丝认可品牌,建立信任,自然而然会转化为民营医院的消费者。在这个过程中,每一个步骤都很重要。

在这个过程中要注意以下几点:

首先,微信不是为民营医院服务的,而是为医疗消费者服务的,只有了解医疗消费者想要了解的内容,才能让医疗消费者忠实于你的医院。因此,微信公众号推送的文章内容至关重要,内容为王。文章的内容既要结合医院的特点,又要从医疗消费者的角度去考虑,而不是一味只推送医院自己的内容。同时,内容最好保证精耕细作,以高质量的原创和优质的文字编排版面为宜,这样才能保证高效转载率和精准粉丝提升率。推送的形式可以多种多样,如图文专题式、短文本、小调查等。

其次,即时互动。微信的本质是沟通平台,沟通需要有来有往,所以人工互动是必不可少的,只有跟医疗消费者互动了才能更了解他们。例如可以定期开展一些小调查,询问医疗消费者对文章的内容、推送的时间等方面的建议,及时回答医疗消费者提出的问题。例如发布一些医院的优惠活动、定期不定期开展相应的咨询活动和义诊活动等。同时也可以不定期开展线下的活动,从沟通的效果而言,见面显然是效果最好的方法,也更容易拉近感情。微信营销线上线下活动结合的意义在于面对面的交流更容易培训忠实的粉丝,产生更鲜活、更接地气的内容,这样的微信公众号才会显得更有真实,更有亲和力。微信光靠自然增长用户会很有限,线下活动也是增加微信用户的重要手段。

最后,贵在运营。短平快不利于长期的品牌维护,微信营销不能靠一招鲜,拼的是投入和执行力,要长期坚持下去。这是一个积累经验和培养用户感情的过程,心急吃不了热豆腐。

三、医疗 APP

伴随着中国移动互联网技术高速发展,基于移动终端涌现出了种类繁多的移动医疗APP,为百姓提供着便捷及时的医疗资讯和诊疗服务。

在中国,医疗供需不平衡、医疗人力资源短缺、人们对医疗健康的需求日益增长的情况下,移动医疗 APP 的出现,为人们带来了一种有别于传统医疗卫生服务模式的有效方法。通过移动端医疗 APP,医疗消费者可以实现"在家看病""在家取体检报告单""在家挂号预约""在家学习医疗健康知识",在一定程度上优化了诊疗流程,提升了医疗效率。而得益于知识付费理念的普及和医药电商政策放开,移动医疗产业市场规模快速增长,整个市场从2013 年的 19.8 亿元猛增至 2017 年的 230.7 亿元,年复合增长率高达 84.8%。根据易观2018 年的预测,市场整体增长率有所放缓,但仍然将保持较高的增长水平,2020 年整体市场规模将突破 500 亿元。

目前,国内移动医疗应用 APP 的种类繁多,根据艾瑞研究报告,目前国内的移动医疗APP 已达 2000 多款,主要分为 5 种。

①医药产品电商应用:满足专业人士了解专业信息和查询医学参考资料需求的应用。

②满足寻医问诊需求的应用,如怡成健康小秘书。

③预约挂号及导医。

④咨询和点评服务平台。

⑤细分功能产品。

在健康和医疗类信息能在互联网上更轻松获得的今天,用户更需要的不是唾手可得的互联网资讯,更深层次的需求是和医生专家直接地沟通和交流。在中国移动医疗 APP 各细分类别用户中,寻医问诊类 APP 的用户使用率最高,高达 41.5%,而健康管理类 APP 的用户使用率最低,低至 8.4%(图 11-1 和图 11-2)。

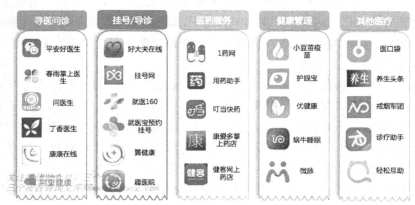

图 11-1　中国主要移动 APP 的分类

2018年医疗 APP 排行榜

排名	名称	主营业务
1	春雨医生	快速问诊、智能咨询、健康方案
2	微医	医院挂号、在线看病、健康咨询
3	平安好医生	专家问诊、预约体检、一站式购药
4	好大夫在线	医疗信息查询、转诊、分享
5	1药网	购药送药、预约挂号
6	康康在线	在线咨询、体检报告查询
7	丁香园	提供医学、医疗的交流平台
8	叮当快药	提供O2O服务的医药健康类产品
9	掌上药店	药师咨询、药品查询
10	就医160	预约挂号、导医、咨询点评
11	微脉	在线购药、预约挂号
12	华医通	预约挂号、网络门诊
13	趣医院	预约挂号、病友互助
14	妈咪知道	在线问医、私人儿科诊断
15	亿家健康	报告查询、智能导诊
16	冬日中医	互联网中医数据共享平台
17	百度医生	医患双选、预约咨询
18	拇指医生	提供一对一个性化的辅诊服务
19	39健康	预约挂号、在线问诊
20	必然中医	中医专家个人平台

2018《互联网周刊》& eNet研究院选择排行

图 11-2　2018 年医疗 APP 排行榜

春雨医生 APP

春雨医生原名春雨掌上医生，由原网易新闻客户端负责人张锐在2011年7月创立。作为移动医疗行业的开拓者，春雨医生首先推出了在线问诊服务，之后陆续推出空中医院、电子健康档案等服务，逐渐发展成为互联网诊疗平台。

2014年春雨开始接入各种数据采集设备，包括可穿戴设备和家用医疗器械。春雨将用户在平台上的提问数据和采集到的数据沉淀下来，做用户电子健康档案。并根据用户健康档案制定用户个性化健康服务。在2015年下半年，春雨医生推出了预约春雨诊所服务，该诊所为春雨医生自营，尝试打通线下，形成服务闭环。遗憾的是经过不到1年的尝试，各地的春雨诊所相继关闭，相关功能也被迫下线。之后，公司调整了线下布局的战略，采用与知名医院合作的方式进行，并在APP首页建立专门的入口"网络医院"来区别于问诊功能，用户可以通过该功能享受挂号、复诊提醒等服务。从定位和发展方向上看，春雨医生正在尝试积极连接线下的各个环节，通过线上流量的引导，将服务覆盖至如智能健康监测设备、第三

209

方医疗监测机构、医院信息化系统、医药电商平台和医保支付平台等,业务前景更有想象空间。

春雨医生 APP 导航采用经典的底部导航栏(Tabbar)形式,分为春雨、科普、我的咨询、个人中心四个版块。

春雨板块顶部设置了快速提问、找医生、症状自诊、快速购药、网络医院、医生话题 6 个主要功能的入口,布局清晰合理,用户可以在第一时间准确地找到所需要的服务。页面下拉后用户可以看到春雨热卖、热门服务、医生话题、患者好评、春雨小讲堂、推荐工具等功能,展示的内容较为简洁,保持了最大限度的克制。症状自诊是春雨医生最有特点的服务,APP 会根据用户所选择的症状判断可能患病的结果,并提供就诊科室、治疗方案、医生推荐等信息,在用户遇到常见病如感冒发烧时,不失为一个方便快捷的解决途径。

科普板块主要展示科普性质的读物,主要分为热点、话题、生活等子版块,其中话题板块的文章由知名医生发布,更具权威性,而其他板块的文章内容由春雨医生和第三方团队发布(类似于公众号)。大部分文章为纯科普读物,也有部分文章类似于"软文",引导读者购买咨询服务。

我的咨询板块可以查看问诊过程的记录、咨询过的医生以及历史服务记录。

个人中心则包括常见的健康档案、我的收藏、设置与帮助、春雨客服等功能。该板块两个特色功能分别为金币商城和健康档案。金币商城通过"我的金币"进入,用户可以用签到或邀请好友获得的金币兑换礼品。健康档案功能中用户可以填写个人资料以及生活习惯,在线下合作医院就诊后还可以查看自己的专属档案,方便患者医后管理。

"春雨医生"凭借"自诊"和"问诊"两大核心功能,经过 6 年多的沉淀和积累,逐步进化为健康领域高频次使用的人工智能"健康大脑"及互联网医疗的"连接器"。前者可提供包括自我诊断、机器导诊、众包分诊、辅助追问、辅助决策等多项功能;后者除通过移动端实时连接医患关系外,还提供诸如智能健康监测设备、第三方医疗监测机构、医院信息化系统、医药电商平台和医保支付平台等功能。自诊功能是春雨医生 APP 最具特色的功能,在 2012 年 7 月份上线,通过大数据的支持帮助用户实现自查自诊。APP 会根据用户所选择的症状判断可能患病的结果,并提供就诊科室、治疗方案、医生推荐等信息。在自诊系统上,用户可以根据年龄、性别和症状来查询患病概率,还能针对疾病、药品、化验单进行检索和查询。春雨医生在尝试与更多的医院达成合作,利用互联网基因赋能线上医院,优化诊疗流程,提高运营效率,用户通过 APP 就能享受从预约挂号到诊后管理的全方位服务。

截至 2017 年 8 月,"春雨医生"已发展成为覆盖 17 个一级科室、吸引 50 万＋公立医院执业医师、服务患者 2 亿＋人次并积累数亿条健康数据信息的大型移动医疗服务平台。

(资料来源:春雨医生 APP)

四、问答推广

问答推广是用户通过搜索引擎搜索某一个词,以用户和用户之间的互动达到推广的目的。常见的问答平台如百度知道、知乎、新浪爱问、360 问答、搜狗问答、太平洋、天涯等。在这些平台中,百度知道背靠百度搜索平台,成为民营医院的第一选择,预算充足的情况下,可以覆盖各个平台。问答推广的好处主要有以下几方面。

1. 自然排名好

问答平台再各自的大平台里的资料排名都比较好,比较容易到搜索引擎首页。而且时间越长,排名越稳定。

2. 信息覆盖现广

信息投放平台覆盖了95％以上的互联网用户,受众比较广泛,面对不同用户,总能找到潜在客户。

3. 品牌精准营销

在问答平台提问题的用户,每个问题都会阐述出自己想要了解的事情。医院营销人员可以把每个问题看作一个长尾关键词,回答者的回复就是一个问题引导。医院营销人员就可以利用这个回答把用户精准的引导到医院的网站或产品。

4. 快速建立良好的口碑

用户自己根据需求有针对性地提出问题,医院可根据用户的需求去做专业的回答,答案被采纳后,别人搜索类似问题时,就会看到该答案,增加品牌曝光度,建立良好口碑。

5. 迅速提高品牌可信度

因为问答推广的模式是以真实用户互动的,提问者和回答者之间都存在互动,而回答者一般是以过来人的身份去回答提问者的问题,答案更具有可信度,同时回答者代表的是企业品牌,进而增加品牌的可信度。

问答营销作为一种新型的成本低、流量精准、品牌营销效果突出的网络推广方式,是颇受民营医院的欢迎。但是操作较累,要人每天职守随时回答。

五、新闻源推广

新闻源的特点是可以提高民营医院在外界的信任度以及文章排名高,其主要特点分为以下几点:

1. 海量转载

新闻源正规、合法,网络领域地位无可取代,国内网络媒体转载源头,海量转载。

2. 最具公信力与权威性

行业地位具有举足轻重意义的新闻源,发布的新闻最具公信力与权威性。

3. 卓越品牌体现

新闻源站作为企业品牌传播基地,辐射传播至国内媒体网络,被消费者和同行业认可,自身品牌价值得以彰显。

新闻以其独特的优势,历来是医院品牌宣传的重要方式。可以在医院门诊住院处挖掘一些正能量的新闻,如医患之间的故事、医生的故事、病房的故事等。如果医院的正能量新闻能被各大媒体广泛传播,那将会给医院带来可观的曝光量。

六、团购推广

团购和淘宝交易平台一样,改变了人们的消费模式,同时团购因为人多往往产品可以优惠到5％～60％,所以医院的体检套餐就很适合团购,走普通流程去医院检查需要交纳上千元,但是如果通过团购,只需要交100元左右就可以享受。再加上团购网站的流量大,不光在线上会成交产品,在线下也会成交产品(因为还有一部分人不会使用网银,如果这些人又想享受优惠就会通过直接到店交费的方式前来体验）。

七、行业广告

行业网站针对性强,消费者要买一个产品自然就想到了淘宝、京东等电子商务网站,同理,如果消费者生病了那么他也会想到有没有这类网站可以查看自己的病情,所以与行业网站的合作也很有必要,目前运营比较成功的行业网站有:39健康网、有问必答网、寻医问药网、好大夫等。

医院发布的帖子不一定只在医疗行业中。其实,很多行业之间都存在着密切的关系,比如医疗行业会涉及医药、医疗器材等。医院也可以在这些行业内进行推广。行业广告的关键是医院的相关信息要尽量出现在潜在客户面前。

八、其他推广

(一)收藏夹推广

把一些精彩专题或者精彩的软文内容的页面添加到 QQ 书签、百度收藏、雅虎收藏等,让喜欢这些内容的网民去阅读、收藏。

(二)视频推广

将医院的宣传片、广告片、治疗视频、效果对照视频等发到各大视频站。目前主要视频网站有:优酷、爱奇艺、腾讯视频、抖音短视频等。

在月活跃量 5 亿、日活跃量超过 2.5 亿的抖音,在仅有的 15 秒内容策划上,通过医院场景、医护段子、专家访谈等拍摄形式,将医院品牌服务视频化,利用新颖的创意为医院获取更多的流量。

(三)热门事件营销

这是一个热点的时代,即使是百度这样的搜索引擎也要在它的主页面上摆出当天的热点新闻,而其他媒体更是充斥着各类热点事件。医院网络营销可以从热门事件出发,以此节约大量广告费。

在这个充满挑战和竞争的医疗市场环境中,想要不被淘汰,就要充分运用网络营销,通过这些网络营销方式对医院进行全方位、立体化的宣传。

"中国医疗机构互联网品牌影响力指数"(HIBIC index)排行榜,是由医学界联合新媒体大数据权威平台清博指数、知名全国就医指导平台微医和上海复旦大学健康传播研究所共同发布,是对全国 4000 多家医疗机构品牌宣传工作做年度盘点和评价,主要从三个渠道——社交网络、搜索引擎和在线医疗平台的品牌传播及影响力进行为期 1 年的数据跟踪,从"整体传播力、篇均传播力、头条传播力、峰值传播力"四个维度,对医疗机构互联网品牌影响力进行评价。该排行榜旨在帮助医院了解当年的工作成果,同时也为医院领导、医院行政管理、党群管理、市场运营管理等部门负责人提供未来品牌建设工作方向,以及当下最佳实践案例和参考范例。中国医疗机构互联网品牌影响力全国百强榜至今已连续发布 4 年,数据客观准确,已经成为众多卫生行业主管部门、高校教育机构、行业服务机构、医疗机构的重要参考。

2018年度中国医疗机构互联网品牌传播力全国百强榜
中国医疗品牌研究院

医院官方名称	省份	级别	性质	服务	排名
浙江大学医学院附属邵逸夫医院	浙江	省级城市	公立	综合	1
四川大学华西医院	四川	省级城市	公立	综合	2
南昌大学第二附属医院	江西	省级城市	公立	综合	3
东阳市人民医院	浙江	县级市	公立	综合	4
广东省中医院	广东	省级城市	公立	中医专科	5
山西省中医院	山西	省级城市	公立	中医专科	6
湖南省儿童医院	湖南	省级城市	公立	妇儿类	7
北京大学第三医院	北京	省级城市	公立	综合	8
深圳市儿童医院	广东	省级城市	公立	妇儿类	9
中南大学湘雅医院	湖南	省级城市	公立	综合	10
华中科技大学同济医学院附属同济医院	湖北	省级城市	公立	综合	11
南通大学附属医院	江苏	地级市	公立	综合	12
中山大学附属第一医院	广东	省级城市	公立	综合	13
佛山市中医院	广东	地级市	公立	中医专科	14
复旦大学附属肿瘤医院	上海	省级城市	公立	肿瘤专科	15
浙江大学医学院附属第二医院	浙江	省级城市	公立	综合	16
江西中医药大学附属医院	江西	省级城市	公立	中医专科	17
广州中医药大学第一附属医院	广东	省级城市	公立	中医专科	18
昆明市儿童医院	云南	省级城市	公立	妇儿类	19
北京协和医院	北京	省级城市	公立	综合	20
武汉协和医院	湖北	省级城市	公立	综合	21
中山市博爱医院	广东	地级市	公立	综合	22
上海交通大学医学院附属瑞金医院	上海	省级城市	公立	综合	23
上海交通大学医学院附属第九人民医院	上海	省级城市	公立	综合	24
惠州市中心人民医院	广东	地级市	公立	综合	25

资料来源:《医学界》

第三节　民营医院网络营销发展现状与展望

一、民营医院网络营销的现状

目前,医疗行业的竞争已经达到了白热化的状态,这不仅是因为竞争对手越来越多,有许多间接的因素也加剧了这个行业竞争的惨烈度。

医院自身对网络营销的认识不深入、缺乏专业的人才配备,加上网络营销效果的实现需要一定的周期,导致很多医院的网络营销效果并不理想。

二、民营医院网络营销展望

突破网络营销绝对是民营医疗发展的大趋势,但互联网竞争太过残酷,新形态崛起之后,如果做不到彻底变形,而只停留在原有营销模式的修修补补上,那衰亡就是个时间问题。可以从以下几方面进行思考。

(一)寻求多元

根据民营医院的特定性质,如医院大小、新医院或成熟医院、医院所处地区、医院业绩要求等不同,可进行合理的渠道选择及网络营销人员架构搭建。民营医院网络营销媒体选择多元化是大势所趋,但选择何种媒体将取决于该媒体所带来的覆盖率/曝光量、转化率及投资回报率。例如规模小的民营医院,应基本放弃竞价,应结合医院的定位选择两三种渠道,集全院之力去做好,有一些早期单独做微博营销的小民营医院发展到现在也发展得很好,也有单独做社交媒体(微信为主)发展得很好的医院,也有主要做医疗 APP 发展得很好的医院。

(二)追求网络营销的精准性

在竞争激烈的行业环境下,未来民营医院网络营销将更加注重品牌曝光度,因此也追求网络营销的精准性。精准营销是指充分利用各种新式媒体,将营销信息推送到比较准确的受众群体中,从而既节省营销成本,又能起到最大化的营销效果,与大数据营销思路相辅相成。对医院来说,精准营销的核心价值就是避免出现"大炮打蚊子"这种浪费资源的行为。具体地说,就是要找准目标客户,也就是处于医院有效服务半径内的具有有效需求的客户。除个别专科医院外,多数医院的经营都受到有效服务半径的制约,因此,精确定位广告覆盖的范围是非常重要的。

(三)互动的重要性

新媒体的迅速崛起就在于它强大的社交属性,使人们获得信息、传播信息和交换信息的方式发生了改变。在这个过程中呈现出两大特点:一是消费者对品牌信息的接收从被动注意转向主动共鸣;二是用户不只是接收信息,更积极通过社交媒体进行反馈,表达自己的声音。内容上强调共鸣,互动上强调共振,然后形成共同体。

（四）全网营销

民营医院能否做好网络营销是建立在对互联网的了解程度以及适应程度的基础上的。一个医院品牌或者是医疗服务产品要产生很棒的品牌效益,在互联网上进行覆盖性的推广是最好的选择,且不能死守着自以为有用的网络营销方式而忽略其他的网络营销方式。网络营销是一个庞大的复杂的工作过程,一定要坚持系统的原则,要站在一定的高度整体地俯瞰网络营销,对网络营销中的每一个环节都要做好细致的准备工作,并对各个要素进行整合与优化。根据行业的特点和网络营销的特性来做网络营销,才能使得医疗行业的整体推广与网络营销相得益彰,从而更好地建立市场品牌。

（五）网络营销中多进行线上线下联动

新常态下的网络营销需要线上线下的联动,医院的网络营销也是如此。让用户从屏幕前的观众转变成实际的参与者,通过线上线下双渠道联动,彼此互补拉动,带来更多的曝光度和关注度,不失为民营医院提升品牌形象和开发潜在医疗消费者的有效措施。对民营医院来说,没有达到线下的流量引入效果的网络营销肯定是失败的。例如,市场的异业与社群运营相结合。市场的异业板块很多时候是只联系线上谈了合作,然后等人送顾客来,没有做后期的资源融合和人群渗透,没有一起挖掘顾客需求。如果能结合社群运营,把谈好合作的异业中的顾客资源导入社群中去运营,就能更好地挖掘顾客需求。

医院进入网络营销一直走在网络营销行业的前端,医院在网络营销的投入也越来越大,随着技术营销进入白热化竞争,竞价价格持续升高,很多医院的网络营销工作遭遇了瓶颈,迷失了营销方向,盲目地跟随竞争。在进行"医院的定位营销手段"的时候,忽略了"医院的服务营销手段""医院的形象营销手段"的重要性。未来不懂互联网营销的民营医院,最终会被有互联网营销知识的民营医院击败,陷入恶性竞争循环。

参考文献

[1]郭国庆.市场营销学通论[M].4 版.北京:中国人民大学出版社,2009.

[2]陈钦兰,苏朝晖,胡劲.市场营销学 [M].2 版.北京:清华大学出版社,2017。

[3]吴群红,毛静馥.基于顾客价值导向的医院营销理论与实践[M].北京:人民卫生出版社,2012.

[4]李东贤.现代医院营销[M].北京:清华大学出版社,2008.

[5]龚健毅.新医改与医院营销[M].上海:上海科学技术出版社,2010.

[6]海天电商金融研究中心.一本书读懂在线医疗[M].北京:清华大学出版社,2016.

[7]朱恒鑫.现代医院经营策略[M].3 版.北京:清华大学出版社,2015.

[8]利奥纳多·L·贝.向世界最好的医院学管理[M].北京:机械工业出版社,2009.